Andreas Heller, Katharina Heimerl, Stein Husebö (Hrsg.)

Wenn nichts mehr zu machen ist, ist noch viel zu tun –
Wie alte Menschen würdig sterben können

W0063799

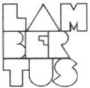

Andreas Heller, Katharina Heimerl,
Stein Husebö (Hrsg.)

Wenn nichts mehr zu machen ist,
ist noch viel zu tun –
Wie alte Menschen würdig sterben können

Lambertus

Palliative Care und Organisationales Lernen
Band 2
Herausgegeben von Peter Fässler-Weibel, Katharina Heimerl, Andreas
Heller, Stein Husebö, Christian Metz, Elisabeth Seidl und Hildegard Teuschl

Die Deutsche Bibliothek - CIP-Einheitsaufnahme

Ein Titeldatensatz für diese Publikation ist bei
Der Deutschen Bibliothek erhältlich

2. Auflage
Alle Rechte vorbehalten
© 2000, Lambertus-Verlag, Freiburg im Breisgau
Umschlaggestaltung: Christa Berger, Solingen
Satz und Layout: texte + töne, Emmendingen
Herstellung: Druckerei F.X. Stückle, Ettenheim
ISBN 3-7841-1261-7

Inhalt

Inhalt

Vorwort

Das Jahr 1999 wurde von den Vereinten Nationen zum „Internationalen Jahr der älteren Menschen" ausgerufen. Die Intention des Aufrufs ist eindeutig. Alte Menschen haben Potentiale, Vitalität und Ressourcen, sie sind aktiv ins gesellschaftliche Leben einzubeziehen. Einer stehenden Formel entsprechend sollen die Jahre, die dem Leben hinzugefügt werden, mit Leben gefüllt, alte Menschen als Bereicherung und nicht als Belastung gesehen werden. Sicherzustellen sei beispielsweise, daß „die älteren Frauen eine angemessene Unterstützung für ihre weitgehend unbeachteten Beiträge zur Wirtschaft und zum Wohl der Gesellschaft erhalten; daß die älteren Männer ermutigt werden, soziale, kulturelle und emotionale Fähigkeiten zu entwickeln, an deren Entfaltung sie möglicherweise während ihres Erwerbslebens gehindert waren."[1]

Aus dem Dokument der Vereinten Nationen geht auch eines eindeutig hervor: Alte Menschen sterben nicht. Mit keinem einzigen Satz wird das Sterben thematisiert. Aber tagtäglich sterben alte Menschen. Und sie sterben eher nicht zu Hause, sondern in den Heimen, die ihnen vielleicht ein Zuhause geworden sind. Erst recht sterben ältere Frauen, die verwitwet sind, nicht daheim, sondern in „ihrer letzten Wohnung", dem Alten- oder Pflegeheim. Und in Zukunft werden viel mehr Menschen in Alten- und Pflegeheimen sterben. Wie werden sie sterben? Wie würden sie selbst sterben wollen? Unter welchen Bedingungen verbringen sie ihre letzten Lebensjahre? Was kann getan werden, wenn „nichts mehr zu machen" ist? Wie lassen sich Bedürfnisse, Vorstellungen von älteren Menschen zu ihrem Sterben und Tod identifizieren? Und wie können Träger von Alten- und Pflegeheimen bewohnerorientiert ihre Versorgungsleistungen entwickeln? Was müssen Ärzte, Hausärzte, die häufig die medizinische Betreuung in der geriatrischen Versorgung leisten, wissen, um Menschen in den letzten Tagen und Stunden gut zu versorgen? Welche Medikamentierungen, welche Schmerzmittel sind angemessen, wie kann eine gute menschliche Begleitung aufgebaut werden? Welche Initiativen sind in Alten- und Pflegeheimen möglich, um Menschlichkeit bis zuletzt zu wahren? Welche Kompetenzen sind für Helferinnen und Helfer erforderlich?

Die Artikel in diesem Buch beschäftigen sich mit solchen Fragen. Sie sind aus unterschiedlichen Kontexten entstanden und verdichten Erfahrungen

---

[1] Vgl. 'Grundsätze der Vereinten Nationen für die älteren Menschen', United Nations, General Assembly ed.,: A/RES/47/5 vom 11. November 1992.

aus vier europäischen Ländern. Das bescheidene Ziel ist es, Beiträge zur Würde im Alter, zu einem menschenwürdigen Sterben älterer Menschen, zu einer palliativen Geriatrie zu leisten. Die sich aus der Hospizbewegung entwickelnde palliative Versorgung findet in der Aufmerksamkeit für die älteren Menschen in der letzten Lebensphase eine besondere Herausforderung. Ein Danke an Frau Helga Trittinger und Mag. Irene Berlach-Pobitzer für die sorgfältige Betreuung des Manuskripts und wichtige „Hintergrundarbeit".

Wien, Bergen, Juli 1999

Andreas Heller, Katharina Heimerl, Stein Husebö

VORWORT ZUR ZWEITEN AUFLAGE

Das Buch hat eine erfreuliche Resonanz gefunden. Palliative Geriatrie wird ein wichtiges Thema. Die Herausforderungen bleiben immens. Alle Bemühungen müssen letztlich das eine Ziel verfolgen, unseren Auftraggebern, den Patientinnen und Patienten, den alten Menschen besser gerecht zu werden.

Wien, Bergen im März 2000

Andreas Heller, Katharina Heimerl, Stein Husebö

Die Einmaligkeit von Menschen verstehen und bis zuletzt bedienen
Palliative Versorgung und ihre Prinzipien

Andreas Heller

Eine der bemerkenswertesten Bürgerbewegungen der 80er und 90er Jahre im deutschsprachigen Raum, die Hospizbewegung, steht vor einschneidenden Veränderungen. Im Umfeld der Hospizbewegung[1] engagieren sich Menschen für Menschen, um ein würdiges, menschlicheres Sterben in unserer Gesellschaft zu ermöglichen. In zahlreichen Initiativen drückte sich diese Faszination von Menschen aus, daß mehr Menschlichkeit in der letzten Lebensphase nicht nur als Appell gefordert, sondern tatsächlich in die Praxis übersetzt werden kann. Galt über Jahre die Rede, Sterben werde in unserer Kultur umschwiegen, so hat die Hospizbewegung dazu beigetragen, daß Schneisen in den Wald des Schweigens und der Tabuisierung geschlagen wurden. Während der saisonalen Höhepunkte in den medialen Berichterstattungen – zu Ostern und im November – gehört es zum guten journalistischen Standard, über gelingende Modelle einer alternativen Praxis im Umgang mit Sterbenden zu berichten. Das war nicht immer so. Allerdings: Man darf sich keiner Illusion hingeben, Sterben ist einsam und macht einsam. Und das Sterben von Menschen wirft uns immer wieder neu auf uns zurück, macht betroffen, hilflos und sprachlos. „In der Gegenwart von Sterbenden – auch von Trauernden – zeigt sich daher mit besonderer Schärfe ein für die heutige Stufe des Zivilisationsprozesses charakteristisches Dilemma. Ein Informalisierungsschub im Rahmen dieses Prozesses hat dazu geführt, daß eine ganze Reihe herkömmlicher Verhaltensroutinen, darunter auch der Gebrauch ritueller Floskeln, in den großen Krisensituationen des menschlichen Lebens für viele Menschen suspekt und zum Teil peinlich geworden sind. Die Aufgabe, das richtige Wort und die richtige Geste zu finden, fällt also, wie gesagt, auf den Einzelnen zurück. ... Der Sprachschatz für den Gebrauch in dieser Situation ist verhältnismäßig arm. Peinlichkeitsgefühle halten die Worte zurück. Für die Sterbenden selbst kann das recht bitter sein. Noch lebend, sind sie bereits verlassen."[2]

---

[1] Vgl. A. Heller, W. Schwens, Hospizbewegung – wohin? Einschätzungen zur Situation und Entwicklung eines alternativen Umgangs mit Sterbenden, in: ThpQu143 (1995) 30-40.

[2] Norbert Elias, Über die Einsamkeit der Sterbenden in unseren Tagen, Frankfurt 1982, 45;39, suhrkamp.

Das Suchen und Ringen um Ausdrucksfähigkeit angesichts von Sterbenden und Trauernden, die Entwicklung von Solidarität und der Bereitschaft zu helfen, das Schaffen von geeigneten professionellen und organisationalen Rahmenbedingungen – das alles charakterisiert die Hospizbewegung. Nun zeichnet sich ein nachhaltiger Paradigmenwechsel ab, der für viele Hospiz-Einrichtungen einen Neuanfang oder möglicherweise auch das Ende ihrer Organisationen bedeuten kann. Waren bisher die Hospizinitiativen und die Hospize Inseln der Sterbebegleitung im Meer der Krankenversorgung, so läßt sich eine grundlegende Transformation beobachten: Was der modellhafte Ausnahmefall war, wird langsam zum Regelfall, zum Teil der Regelversorgung. Entscheidend wird hierbei sein, wie und ob es gelingt, die Erfahrungen und das Wissen aus den Hospizmodellen in die Regelversorgung einzubringen und ob es möglich ist, „ein gutes Sterben" nicht nur für kleine Minderheiten zu sichern, sondern zum Standard und zum Indikator von Humanität der Gesellschaft auch in allen anderen Versorgungskontexten zu machen.

Ein aktuelles Beispiel für diesen Transformationsprozeß liefert der älteste Hospizverein Deutschlands, der Christophorus-Hospizverein in München. Immer schon beispielgebend für eine enge Verknüpfung von Praxis und Theorie, von Professionellen und Laienmitarbeiterinnen, soll im Rahmen einer neuzugründenden Christophorus-Akademie die Aus- und Fortbildung ausgebaut und intensiviert werden. Die Namensgebung stand zunächst offensichtlich in der Tradition des St. Christopher Hospizes in London, das seinerseits eine legendenhafte Figur aus den ersten Jahrhunderten des Christentums als Patron auswählte. Bekanntlich wurde und wird Christophorus als Patron der Reisenden und als Nothelfer verehrt. Sein Lebensprogramm bestand darin, dem mächtigsten Menschen der Welt dienen zu wollen – nur fand er ihn nicht. Schließlich trägt er ein Kind auf den Schultern durch einen Fluß, das sich ihm als Christus offenbart. Damit ist ihm klar, er soll den Menschen dienen. In gewisser Weise steht die Figur Christophorus dafür, sich radikal in den Dienst von Menschen nehmen zu lassen. In einer aktualisierten Interpretation im Kontext einer nachchristlichen Gesellschaft steht Christophorus für Dienstleistung.

Die geplante Hospiz-Akademie steht zwar historisch und sicherlich auch ideell in der Tradition der Hospizbewegung, gleichzeitig sollte die Idee und Philosophie der Palliativversorgung aufgenommen werden. Die Transformation hat sich schließlich in einer Namensänderung niedergeschlagen: Die Akademie heißt jetzt „Akademie für Palliativmedizin, Palliativpflege und Hospizarbeit" (Leitung: Bernadette Fittkau-Tönnesmann). Der Wandel ist begrifflich realisiert, von einem christentümlichen Kontext in einen weltanschaulich-pluralen, von der Hospizdominanz zum Zueinander von Palliativ- und Hospizversorgung.

Was hier en miniature sichtbar ist, wird sich in den nächsten Jahren strukturell in verschiedenen Bereichen vollziehen. Wie bezieht sich Hospizarbeit auf die palliative Versorgung und umgekehrt? Wie kann eine Bürgerbewegung Teil des Versorgungssystems werden, wie können sich Regelfinanzierung und Spendenfinanzierung befördern? Wie entwickelt sich eine neue Versorgungslogik durch Professionelle, die sich wesentlich der Initiative von Freiwilligen und Ehrenamtlichen verdankt und wie werden diese beteiligt? Wie werden die Erfahrungen aus der Geschichte genutzt, gewürdigt und weiterentwickelt? Wie gelingt es, die Werte, Haltungen und Erfahrungen, für die die Hospizbewegung steht, in einem akademisch-wissenschaftlichen Kontext zu tradieren? Hospize werden nicht überflüssig und hoffentlich nicht von der Palliativmedizin inhaliert.[3] Die Hospize haben wichtige beispielstiftende Funktionen. Das Wissen und umfassende Lernen in diesem Bereich wird jetzt und in den nächsten Jahren stärker standardisiert und in das Regelsystem integriert werden müssen. Das zwingt die Hospizinitiativen zu einer kreativen Neupositionierung. Sie sollten sich beteiligen an „runden Tischen der palliativen Versorgung", an Qualitätsnetzwerken, an Modellprojekten, die dazu dienen, Mindeststandards der qualitativen Versorgung von Schwerkranken und Sterbenden ins Sozial- und Krankenversorgungssystem zu integrieren und politisch zu finanzieren. Es geht darum, eine aus der Hospizbewegung entwickelte und von der Palliativversorgung aufgenommene Haltung und ein komplexes Wissen zum Bestandteil der Qualität der Versorgung im gesamten Krankenversorgungssystem zu machen. Vielleicht werden sie auch als Laienbewegung zum kritischen Korrektiv des professionellen Medizinsystems. Es muß ein gesellschaftlicher Anspruch und eine soziale Selbstverständlichkeit der Menschlichkeit dieses Systems werden, daß Menschen nicht erster, zweiter, dritter oder vierter Klasse sterben.

Was sind die minimalen Erfordernisse eines menschenwürdigen Sterbens? Wie lassen sie sich formulieren, identifizieren, wie in den unterschiedlichen

---

[3] Differenzierungsbedürftig ist die Ausssage „Die Palliativmedizin ist entstanden durch die Integration der Hospizidee in die Schulmedizin." Eberhard Klaschik, Friedemann Nauck, Martina Kern, Palliativmedizin, in: Z.ärztl. Fortbild. Qual.sich, 1998/92: 53-56, 55.

Versorgungskontexten etablieren und implementieren und vor dem Zufall schützen? Was brauchte es dazu an Qualifizierung, an fachlicher professioneller Kompetenz, an organisationaler Kompetenz? Und wie kann man dieses Lernen lernen? Der Rahmen, in dem diese Innovation stattfindet, heißt *palliative care*.[4]

Palliative care ist eine Praxis und Theorie der Versorgung schwerkranker und sterbender Menschen. Eine angemessene Übersetzung des Begriffs ins Deutsche ist schwierig. *Care* ist mehr als Pflege. Es geht im weitesten Sinn um eine umfassende Versorgung von Schwerkranken und Sterbenden in der letzten Lebensphase. Logik und Fachlichkeit dieser nicht-kurativen Versorgung haben ihre Wurzeln in der Hospizbewegung und der Palliativmedizin.[5]

PRINZIPIEN VON *PALLIATIVE CARE*

Der Begriff *palliativ* leitet sich vom Lateinischen „pallium" – der Mantel ab. Die Verwendung dieses Begriffs zielt auf eine aktive Versorgung von Personen, deren Lebenssituation nicht mehr durch kurative Behandlungen verbesserbar ist. In den letzten zwanzig Jahren stellt die Versorgung von Patientinnen mit fortschreitenden Erkrankungen eine zentrale Herausforderung für das gesamte Versorgungssystem dar. In vielen Ländern sind weltweit palliative Versorgungsdienste entstanden.[6]

Die Bezeichnung *palliative care* hat ihren Ursprung in Kanada. Dr. Balfour Mount, ein Urologe und Onkologe, zeigte 1974 die Notwendigkeit eines Palliativdienstes im Royal Victoria Hospital in Montreal, ein Lehrkrankenhaus der Mc Gill University und prägte den Ausdruck im Jahr 1975, „als ihm von franko-kanadischen Kollegen mitgeteilt wurde, daß der gängigere Ausdruck von „hospice care" zur Bezeichnung von Programmen, die sich

---

[4] Vgl. Eberhard Aulbert, Detelev Zech (Hg.), Lehrbuch der Palliativmedizin, Stuttgart-New York: Schattauer 1997; das umfassendste Standardwerk in deutscher Sprache. Das internationale Standardwerk ist: Derek Doyle, Geoffrey W.C. Hanks, Neil Mac Donald (Eds.), Oxford Textbook of Palliative Medicine, Oxford-New York – Tokio: Oxford University Press; s.a. Stein Husebö, Eberhard Klaschik, Palliativmedizin, Berlin-Heidelberg: Springer 1998.

[5] Vgl. Stein Husebö, Eberhard Klaschik, Palliativmedizin, Berlin: Springer 1998.

[6] Vgl. Irene Higginson, Palliative Care: a review of past changes and future trends, in: Journal of Public Health Medicine 15/1 (1993) 3-8.- Dies. (Ed.), Clinical Audit in Palliative Care, Oxford: Radcliffe Medical Press 1993.

mit der Betreuung Sterbender befaßten, bei französischsprachigen Kollegen nicht sehr gut aufgenommen würde. In der Übersetzung suggeriert der (ältere) Begriff eher ein passives Programm, das nicht im Einklang stand mit der positiven Botschaft und dem aktiven Betreuungsmodell, das Dr. Mount einführen wollte. Seit ihren Anfängen ist die kanadische Palliativbetreuung durch ein aktives Management-Modell gekennzeichnet; ein Modell, bei dem der Tätigkeitsschwerpunkt verlagert wurde: Weg von den Versuchen, das Leben des Patienten zu verlängern oder ihn zu heilen und hin zu den engagierten Ansätzen, die psychosozialen und körperlichen Probleme anzugehen, die mit dem Sterben verbunden sind."[7] Wenn erkannt worden ist, daß die Erkrankung nicht mehr kurativ behandelbar ist, richten sich alle Bemühungen eines koordinierten Versorgungssystems von Professionellen, Laien und Organisationen darauf, die Verbesserung der Lebensqualität und die Linderung von Schmerzen zu erreichen. Der Tod wird weder beschleunigt noch dethematisiert. *Palliative care* integriert psycho-soziale und spirituelle Aspekte in die Versorgung und bietet ein Unterstützungssystem an, um Bezugspersonen und Angehörigen zu helfen, mit der Situation von Abschied, Verlust und Trauer leben zu können.[8] Geleitet von einem Bild des Menschen als bio-psychosoziale und spirituelle Einheit, besteht die Aufgabe der Professionellen und Laien (Ärzte, Pflegepersonen, Sozialarbeiter, Psychologen, Freiwilligenarbeiter (=Ehrenamtliche), spirituelle Begleiter, Angehörige), und der entsprechenden Versorgungsorganisationen darin, mit und für diese Menschen eine adäquate, individuelle Betreuung, eine Lebensqualität bis zuletzt zu entwickeln.

---

[7] Neil Mac Donald, Palliativbetreuung in Kanada, in: Sterben als Teil des Lebens. Humane Sterbebegleitung als gesellschaftliche Herausforderung. Ein internationaler Dialog. Eine Tagung der Friedrich-Ebert-Stiftung am 30. Oktober 1996 in Bonn, Bonn 1997, 47-69, 50.

[8] Vgl. Standing Medical Advisory Committee and Standing Nursing and Midwifery Advisory Committee, The principles and provision of palliative care. Joint report of the Standing Medical Advisory Committee and Standing Nursing and Midwifery Advisory Committee, London 1992. „Palliative care is active total care offered to a patient with a progressive disease and their family when it is recognised that the illness is no longer curable, in order to concentrate on the quality of life and the alleviation of distressing symptoms within the framework of a co-ordinated service. Palliative care neither hastens nor postpones death, it provides relief from pain and other distressing symptoms, integrates the psychological and spiritual aspects of care. In addition it offers a support system to help relatives and friends cope during the patient's illness and in bereavement."

Gleichzeitig setzt diese Betreuung voraus, daß eine Verständigung über die begrenzte Lebenserwartung immer wieder erfolgen muß und darüber, wie Rahmenbedingungen geschaffen werden, die ein Leben in Würde bis zuletzt ermöglichen.[9] Ich gehe davon aus, daß *palliative care* das Dach ist, unter dem sich verschiedene Disziplinen und Professionen unterschiedlichster Versorgungskontexte, Laien und Professionelle versammeln. Um der ganzheitlichen Betreuung der Menschen willen, wird die Ergänzungsbedürftigkeit der eigenen Sichtweise zum Ausgangspunkt des Denkens und Handelns. Die Dominanz der Medizin und ihrer Behandlungslogik ist zugunsten neuer systemischer Kooperationsformen und Kommunikationen zwischen den Disziplinen, Professionen und Organisationen zu relativieren.

Prinzip: Radikale Patientenorientierung

Was heißt eigentlich, Patientenorientierung radikal ernstzunehmen? Patientenorientierung meint ja nicht mehr und nicht weniger, als den Anderen, den Fremden, den Kranken, den Sterbenden als Subjekt seines Lebens zu betrachten und mit ihm in eine Beziehung einzutreten. Die Anerkennung des Anderen um seiner selbst willen, ist die angemessene ethische Haltung in dieser Beziehungsaufnahme. Auf dem zweiten Kongreß der Deutschen Gesellschaft für Palliativmedizin 1998 in Berlin wurde offenkundig, wie schwierig es ist, diese Beziehungsaufnahme zu realisieren und gleichzeitig zu nutzen, um Wissen für eine angemessene, individuelle und qualitativ standardisierte Versorgung zu gewinnen.

In einer Mischung aus Ratlosigkeit und augenzwinkernder Kollegialität gestanden mehrere Referierende ein, daß es bekanntlich sehr schwierig sei „moribundes Patientengut (sic!)" zu befragen. Deshalb (sic!) (warum ist das eigentlich eine Alternative?) präsentiere man eine Telefonumfrage unter Kollegen.

---

[9] In Australien, Kanada und auch auf Europaebene hat sich übrigens begrifflich die Terminologie *palliative care* durchgesetzt. Australian association for Hospice and Palliative care, PO BOX 275, Balair SA 5052, Australia; Canadian Palliative Care Association, Suite 11, 43 Bruyère, Ottawa, Ontario KIN 5C8, Kanada; European Association for Palliative Care. National Cancer Institute, Milan, Via Venezia 1, 20133 Milano, Italia. In Deutschland existiert die *Deutsche Gesellschaft für Palliativmedizin*, die unter dem Dach der Medizin auch andere Disziplinen und Professionen aufnimmt oder subsumiert. In Österreich führte eine Diskussion, ob die Medizin die Leitwissenschaft sei oder unterschiedliche Disziplinen kooperativ und komplementär zusammenwirken, zur Gründung der Österreichischen Palliativgesellschaft.

Jene, die sich um Sterbende bemühen, haben eines gemeinsam: Das Wissen und die Haltung, die Cicely Saunders beschreibt, wenn sie sagt: „Wir stehen alle auf tönernen Füßen".[10] Auch die Helfenden sind sterblich und haben Angst, sind unsicher, wissen nicht, was sie sagen sollen, aber sie wissen, daß es keine Rezepte und keine Schemata gibt. Jede Situation ist neu, jeder Mensch anders. Mit jedem Sterbenden werde ich mit meinem eigenen Sterben konfrontiert, mit der eigenen Endlichkeit, dem eigenen offenen unvollendeten Leben.

Ohne ein Wissen und Fühlen um diesen schwankenden Boden kann es keine Beziehung zwischen Menschen geben, ohne Beziehung keine Identifikation der Bedürfnisse anderer. Die Qualität der Beziehung besteht ja immer darin, daß sich die Helfenden riskieren, daß sie sich aussetzen, daß sie wahrnehmbar werden in ihrer eigenen Gebrochenheit und Begrenzung. Der helfende Mensch selbst ist ja ein Medium, ein Schlüssel dieser Beziehung; die handelnden Personen stellen nicht nur abstrakt Wissen, Professionalität, Kompetenz zur Verfügung, sondern immer auch sich selbst.

Gleichzeitig ist klar, daß für die Angehörigen und die Helfenden *ein* Mensch stirbt, für den, der stirbt aber, sterben *alle* Menschen, stirbt die ganze Welt. Dieser Graben ist unüberwindbar. Vor dieser Kluft stehen wir. Begleitung muß sich dieser Kluft, der Chancen und Grenzen bewußt sein.

Eine Einsicht ist ernstzunehmen: *Es gibt kein Schema des Sterbens.* Phasierungen können die Individualität der Situation nicht relativieren. Das Sterben ist vielgesichtig. Leben und Qualität des Lebens können ganz unterschiedlich sein. Diese scheinbar banale Einsicht hat radikale Konsequenzen, weil nicht nur die Individualität des jeweils Sterbenden aufgenommen werden muß: Vielmehr müssen die unterschiedlichen Professionellen und die Versorgungskontexte vom Krankenhaus bis zum Pflegeheim ihre Handlungen, Regeln, Verfahren und Muster entwickeln, um die Wahrnehmung dieser Individualität zu ermöglichen und ihre Dienstleistungen entsprechend zu organisieren. Letztlich geht es einzig und allein darum, einen an den Bedürfnissen der jeweiligen Person entlang entwickelten umfassenden Prozeß der Versorgung zu gestalten.[11] Kruse formuliert unmißver-

---

[10] Vgl. Cicely Saunders, Brücke in eine andere Welt. Was hinter der Hospizidee steht; hgg. V. Christoph Hörl, Freiburg:Herder 1999, passim.
[11] Vgl. Andreas Kruse, Wie erleben ältere Menschen den herannahenden Tod, in: Sterben und Sterbebegleitung. Ein interdisziplinäres Gespräch. Schriftenreihe des Bundesministeriums für Familie, Senioren, Frauen und Jugend, Bd. 122, Stuttgart: Kohlhammer 2. unver. Auflage 1996, 139-162.

ständlich in seinen Empfehlungen: „Das Sterben ist als individueller Prozeß zu begreifen, der in hohem Maße vom Lebenslauf des Patienten beeinflußt ist ... Es gibt keinen allgemein gültigen Kodex von Formen des Sterbebeistandes. Maßstab ist immer der sterbende Mensch in seiner Individualität." Palliative Versorgung nimmt die Einzigartigkeit und Individualität eines Patienten als Kind, Frau oder Mann auf. Versorgung als Haltung speist sich aus dem Wissen um die Unaustauschbarkeit des jeweiligen Menschen, der als Patient nicht ein interessanter „Fall" mit einer Krankheit, mit multimorbiden Erkrankungen ist und der fachlichen Behandlung bedarf. Behandlung geht ein in ein umfassendes Verständnis, eine Haltung von Sorgen und Versorgen. Versorgung in der letzten Lebensphase umfassend zu realisieren, bedeutet, den Menschen in seiner bio-psychosozialen und spirituellen Ganzheit zu sehen. Der „ganze Mensch" gerät in den Blick. Ihm Bedeutung und Zugehörigkeit zu vermitteln, Individualität aufzunehmen, Unterschiede und Besonderheiten wahrzunehmen, darum geht es in den Versorgungsorganisationen, die stark durch Standardisierung und Regelhaftigkeit, durch die Abstraktion vom Individuellen gekennzeichnet ist: „Die meisten Menschen, die sich um Patienten kümmern, wollen die Unterschiede und Besonderheiten des einzelnen nicht wahrhaben, da dieser Prozeß zeitraubend ist. Das Erkennen derartiger Unterschiede erfordert Engagement, während Verallgemeinerungen meist einfacher sind. Es ist effizient, Patienten in Kategorien zu stecken; je weniger, desto besser; jede Kategorie bekommt eine standardisierte Behandlung; *eine Größe für alle*".[12]
Es erleichtert, das Handeln zu standardisieren, obwohl zurecht behauptet werden kann, daß es keine Standards geben kann, was in einer jeweiligen Situation zu tun oder zu lassen ist. Gleichzeitig kann sich keine Organisation die Auseinandersetzung damit ersparen, daß der Selbstanspruch von ganzheitlicher Begleitung von Schwerkranken und Sterbenden bestimmte Verläßlichkeiten, Sicherheiten, Routinen, Regeln und Standards braucht.

Prinzip: Interdisziplinarität

In der gesellschaftlichen und wissenschaftlichen Diskussion wurde „das Sterben" immer schon aus der Perspektive unterschiedlicher Disziplinen

---

[12] A. Frank, At the will of the Body. Reflections on Illness, Boston: Houghton Mifflin 1991.

(Sozialgeschichte, Medizin, Philosophie, Ethik, Pflegewissenschaft, Recht, Sozialwissenschaft, Gesundheitsökonomie, Theologie, etc.) angeschaut. Immer stehen interessante Aspekte nebeneinander. Aber die Integration des Wissens, die Brückenschläge zwischen den Segmenten der Erkenntnis mußten und müssen in der Regel von den Teilnehmenden der Tagungen, den Lesenden solcher Tagungsberichte und Bücher geleistet werden. Die Herausforderung besteht nicht in der Addition von Fachperspektiven, sondern in der Integration, Balancierung von Widersprüchen und Unterschieden zugunsten eines gemeinsamen Ziels, einer gemeinsamen Haltung zugunsten des Kranken. Wie können diese unterschiedlichen Perspektiven aufeinander bezogen werden? Wie läßt sich eine gemeinsame, interdisziplinäre Sprache finden, in der sich nicht nur die Experten miteinander verständigen können, sondern die auch im Kontakt mit Kranken und Angehörigen gesprochen werden kann? Interdisziplinarität impliziert immer auch die Relativierung der eigenen Disziplin und faktisch der eigenen Person. Das narzißtische Bedürfnis nach Geltung und Anerkennung, nach Bedeutung und Unentbehrlichkeit wird neu positioniert. Intellektuelle und soziale Bescheidenheit, ja Demut, sind angemessene Haltungen interdisziplinären Arbeitens. Natürlich stellt sich die Herausforderung darin, wie eine verstehende Sprache entwickelt und eine intelligente Verknüpfung von relevanten Wissensbeständen realisiert werden kann. Schließlich muß interdisziplinäres Wissen auch wirksam sein.[13]

Prinzip: Interprofessionalität

Es besteht weithin Übereinkunft darin, daß das Team, das aus Personen unterschiedlicher Professionen besteht, die operative Kerneinheit der palliativen Versorgung bildet. Unterschiedliche Berufsgruppen beziehen sich partnerschaftlich und kollegial aufeinander. Ein Team ist mehr als eine Ansammlung von Menschen, die zufällig auf einer Station einer Klinik arbeiten. Damit sich Personen zielgerichtet einer gemeinsamen Aufgabe widmen können, braucht es Investitionen in den Aufbau von Kommunikation, in Teamstrukturen, Vereinbarungen und Regeln.

---

[13] Vgl. dazu Ralph Grossmann, Wie wird Wissen wirksam?, Iff-texte 1, Wien: Springer, 1998.

Ein Instrument ist die „psychosoziale Sitzung". Die Idee besteht darin, daß alle „am Patienten" arbeitenden Berufe sich regelmäßig einmal in der Woche zusammensetzen, um ihre Beobachtungen auszutauschen. Auf der Basis einer solchen integrierenden Multidisziplinarität kann interprofessionelle Kooperation und Kommunikation besser gelingen.[14] Solche Sitzungen brauchen Zeit, eine Leitung, einen Ort und Raum, sie brauchen Ressourcen und eine Tagesordnung, und sie müssen von der Leitung des jeweiligen Kontextes gewollt und gewünscht sein, ja als ein wichtiger Bestandteil der qualitativen Dienstleistung betrachtet werden.[15] Wichtig sind in diesem Zusammenhang die Grundlagen ethischen Handelns und die Rahmenbedingungen ethischer Entscheidungsfindung. Gerade durch die individuell unterschiedlichen Erfahrungen des Lebensendes werden heute differenzierte ethische Parameter diskutiert. Der meines Erachtens derzeit herausforderndste Beitrag stammt von Hans-Martin Sass, Medizinethiker an der Universität Bochum.

„Nicht mehr Autonomie, in Konfrontation mit Paternalismus, ist das Leitprinzip, das der Patient einklagt, sondern Respekt, Redlichkeit, Solidarität und Mitgefühl. Er bringt nicht mehr 'Menschenwürde in Selbstbestimmung' in die Szenarien in der Nähe des Todes ein, sondern 'Menschenwürde in Schwäche'. Von den ihn Umgebenden werden Zeit und Zuspruch, Beistand und Begleitung als mitmenschliche Leistung sowie Linderung und Erleichterung, Stärkung und Stützung als professionelle Leistung einer Medizin und Umgebung erwartet, die nicht mehr heilen kann, aber die Schmerzen beseitigen und den Sterbeprozeß durch menschliche Zuwendung und medizinische Intervention erleichtern kann. Wir müssen ein neues Ethos der menschlichen und medizinischen Begleitung Todkranker und Sterbender entwickeln."[16]

---

[14] In Österreich ist einer der Pioniere dieses Modells der Orthopäde Prof. Dr. Martin Salzer gewesen vgl. Monika Salzer, Joachim Guba (Hg.), Zwischen den Welten. Medizin im Dialog (FS für Martin Salzer) Wien: rebell-Verlag 1996.
[15] Vgl. Josef Schmandt, Kommunikation im Team und interdisziplinäres Arbeiten, in: Eberhardt Aulbert, Detlev Zech (Hg.), Lehrbuch der Palliativmedizin, 947ff.; s.a.Monika Müller, Bedeutung der Kommunikation im palliativmedizinischen Team, in: Ebd., 67-81.
[16] Hans-Martin Sass, Unser Umgang mit Tod und Sterben – Podiumsdiskussion, in: Sterben und Sterbebegleitung. Ein interdisziplinäres Gespräch = Bd. 122. Schriftenreihe des Bundesministeriums für Familie, Senioren, Frauen und Jugend, Stuttgart: Kohlhammer 2. unver. Auflage 1996, 197.

Prinzip: Interorganisationalität

Sich auf Qualität einzulassen impliziert die Bereitschaft, an der Entwicklung der eigenen Organisation, des jeweiligen Versorgungskontextes systematisch zu arbeiten. Es gilt die fundamentale Einsicht aus der Organisationsentwicklung: Es gibt keinen Dienst am Menschen ohne eine Dienstleistung an der Organisation.

Ein in der gesamten Literatur zum Thema Sterben und Palliativversorgung nahezu völlig vernachlässigtes Thema tut sich mit dem Prinzip Interorganisationalität auf. Ganz lapidar gesprochen beeinflußt der jeweilige Versorgungskontext (Akutkrankenhaus, Altenheim, Hospiz, Hauskrankenpflege) die Bedingungen des Sterbens nachhaltig. Es macht einen gravierenden strukturell-organisationalen Unterschied aus, an welchem Ort ich sterbe.[17] Der Kontext, die Organisationsform des Sterbens ist nicht gleichgültig für den Tod, der gestorben wird.

Die Professionellen haben eine doppelte Aufmerksamkeit für die Personen und für die Organisation, für Strukturen, Prozesse, Abläufe zu entwickeln. Eigenes Handeln und Projekte mit Hilfe von multiperspektivischer Evaluation zu reflektieren, sind hier ebenso unverzichtbare Elemente wie die Gestaltung von Kommunikationsstrukturen, der Aufbau von Wissensmanagement und das Bezugnehmen auf relevante Normen und Werte der Organisationen.[18] Betreuungskontinuität erfordert ein Wissen und einen Umgang mit der jeweiligen Logik des Versorgungskontextes. Die Steuerung von Ablaufprozessen, die Entwicklung eines Schnittstellenmanagements etwa zwischen Hauskrankenpflege und Krankenhaus, zwischen Spital und Pflegeheim, zwischen Altenheim und Hausärzten[19] gehören zu den herausragenden Qualitätsindikatoren und derzeit zu den großen Herausforderungen.

---

[17] Johannes Wiedmann, Altenheime als Orte des Sterbens in: Sterben und Sterbebegleitung. Ein interdisziplinäres Gespräch = Bd. 122. Schriftenreihe des Bundesministeriums für Familie, Senioren, Frauen und Jugend, Stuttgart: Kohlhammer 2. unver. Auflage 1996, 75-82.- Kay Blumenthal-Barby, Sterbeort Krankenhaus und Frage der Sterbeaufklärung, in: Ebd., 83-88.

[18] Vgl. Andreas Heller, Sterben in Organisationen. Menschenwürdig sterben als Herausforderung der Organisationsentwicklung, in: Ralph Grossmann (Hg.), Gesundheitsförderung und Public Health. Öffentliche Gesundheit durch Organisation entwickeln, Wien: facultas-universitätsverlag 1996, 214-225.

[19] Vgl. Raphael Gaßmann, Eckart Schnabel, Die Betreuung Sterbender durch den Hausarzt im Kontext medizinischer, pflegerischer und psychosozialer Versorgung, Berlin: DZA 1996.

Ambulante, teilstationäre und stationäre Versorgungseinrichtungen spielen eine wichtige Rolle und sollten ihre Angebote kooperativ mit den Betroffenen entwickeln. Lebensqualität heißt immer auch Betreuungskontinuität zwischen den Versorgungskontexten. Die Qualität der Versorgung wird sich daran entscheiden, ob es gelingt, hier zu gemeinsamen aufeinander abgestimmten Handlungen und Dokumentationen zu kommen. Betreuungsqualität bedeutet eben auch die Versorgungsorganisationen qualitativ weiterzuentwickeln. Nur in solchen Prozessen organisationalen Lernens lassen sich Qualität und Standards flächendeckend entwickeln. Gleichzeitig muß man festhalten: Das Sterben ist kein Faktor in der Wertschöpfungskette des Krankenhauses. Menschenwürdig sterben kostet Geld, das nicht vorhanden ist in unserem Gesundheitssystem oder in anderen Bereichen erwirtschaftet werden muß,[20] noch zu oft ist eine altruistische Zusatzleistung von Engagierten nötig.

Prinzip: Interreligiosität

Die moderne Hospizbewegung erwächst aus den Wurzeln christlicher Traditionen von Barmherzigkeit. Das Gebot der Nächstenliebe und seine Konkretisierung, Kranke zu besuchen, Sterbenden beizustehen, Trauernde zu trösten und Tote zu begraben, realisiert sich in immer wieder neuen For-

---

[20] „Wir alle können derzeit beobachten, wie schwierig es ist, die Begeisterung, den innovativen Geist, das liebevolle Interesse, das die Palliativbetreuung auszeichnet und einen Teil ihrer Anziehungskraft ausmacht, zu quantifizieren oder überhaupt den neuen Managern zu erklären, von denen viele keine direkte praktische Erfahrung mit Gesundheits – und Sozialdiensten haben und die hier die mechanistischen Vorgehensweisen, die sie in ihren Wirtschaftsschulen gelernt haben, anwenden wollen. Es ist eine weit verbreitete Meinung, daß die medizinische Versorgung ein viel zu wichtiges Gebiet ist als daß man es Managern überlassen könnte, die nach Checklisten und nicht Überzeugung arbeiten und die meinen, Betreuung könnte wie ein Stück Seife hergestellt, gekauft und verkauft werden. ... In einer Zeit, in der bei einer immer älter werdenden Bevölkerung die an Gesundheits- und Sozialleistungen gestellten Ansprüche steigen, scheint es so zu sein, daß wir eine neue Welle der Begeisterung brauchen, vergleichbar mit der, die die Hospize ins Leben gerufen hat, wenn wir sicherstellen wollen, daß alle Patienten, ungeachtet ihrer Diagnose oder Zukunft, Leistungen in Anspruch nehmen können, die ihnen selbst und den ihnen nahestehenden Menschen Lebensqualität ermöglichen." Gilian Ford, Entstehungsgeschichte und Entwicklung der Palliativbetreuung im Vereinigten Königreich, in: Sterben als Teil des Lebens, 17-33, 32-33.

men. Nicht zuletzt aus diesen Motiven haben die Kirchen, kirchliche Trägerorganisationen die Idee bis heute in starkem Ausmaß gefördert, nachdem sie historisch gesehen zunächst gegen die Einrichtung von Hospizen votierten.[21] Gleichzeitig ist es ein Prinzip palliativer Versorgung, die Religion oder die weltanschauliche Bindung von Patienten zu respektieren und zu beachten. Jede Form religiösen Kolonialismus steht theoretisch und praktisch in Widerspruch zum Selbstverständnis von Würde und Freiheit und Autonomie.[22] Auch die interreligiösen Traditionen einer „Palliativen Spiritualität" (Birgit Heller, Christian Metz) sind auszuloten, auszusprechen und auszuhalten. Das Problem ist: „Es ist schwieriger geworden, Leiden auszusprechen, für Leidende eine helfende Sprache zu finden, Leiden im Medium der Sprache zu bearbeiten. Faktisch verschlägt Leiden heute die Sprache und man ist zunehmend Ohnmachtsbedingungen ausgesetzt. Und wenn sich auf Grund solcher Ohnmachtserfahrungen oft Schweigen und Verstummen einstellt, ist auch damit die helfende Bewegung erschwert. Vielleicht könnte Schweigen und Verstummen besser sein als ein „frommer" und Leiden zudeckender Trost. Aber: auch Schweigen und Verstummen wird eher Barrieren schaffen und kaum als „Sprache" der Betroffenheit verstanden; vielleicht wird der, der auf Hilfe wartet, damit eher den „hilflosen Helfer" erfahren und das Gefühl haben, er werde in seinem Leiden nicht angenommen. Wie kann unter den Bedingungen der Neuzeit eine authentische Helfersprache gefunden werden?"[23] Eine Herausforderung besteht darin, unterschiedliche Konzeptionen und Denkvorstellungen, Theologien und ethische Überzeugungen in den religiösen Traditionen aufzunehmen und vergleichend für den ethischen Diskurs und die ethischen Entscheidungen zu nutzen.[24]

---

[21] Vgl. dazu Lukas Radbruch, Detlev Zech, Definition, Entwicklung und Ziele der Palliativmedizin, in: Lehrbuch der Palliativmedizin, 1-11.

[22] Ein schönes Beispiel sensiblen und allgemeinverständlichen Zugangs zur eigenen religiösen Tradition bietet Heinrich Pera, Sterbende verstehen. Ein praktischer Leitfaden zur Sterbebegleitung, Freiburg: Herder 1995.

[23] Kurt Lüthi, Therapeutische Sprache, in: Medizin im Dialog, 143-164, 160. – Vgl. Silvia Käppeli, Zwischen Leiden und Erlösung Religiöse Motive in der Leidenserfahrung von krebskranken Juden und Christen, Bern: Huber 1998.

[24] Vgl. Birgit Heller, Leben bewahren – Sterben zulassen. Euthanasie und Weltreligionen, unver. Mskr. Wien 1999.

Prinzip: Interkompetenzen

Was angesichts dieses Problemaufrisses notwendig ist, ist ein neues Denken und Handeln, das Interkompetenzen trainiert. Auch die Weiterbildungslandschaft braucht natürlich Curricula.[25] Mindestens genauso wichtig ist das Zueinander von Wissen und Handeln, von wissenschaftlichem Wissen und Erfahrungswissen, von Rationalität und Emotionalität, von fachlicher Kompetenz und sozial-kommunikativer und organisationaler Kompetenz, von Praxis und Theorie. Neben der Spezialisierung braucht es die Generalisierung. Auszugehen ist von der Einsicht, daß „die Praxis die ganze Theorie enthält" (E. Kappler). Lernprozesse sind so anzulegen, daß sie Wissen und Erfahrung aus der Praxis aufnehmen und theoretisch verdichten, konfrontieren und weiterführen. In solchen prozessualen Lernvorgängen ist die Aufmerksamkeit für die jeweiligen Personen und für die Versorgungskontexte ebenso strukturbildend wie die Interdisziplinarität auf seiten der Professionellen und die Interprofessionalität in der Zusammensetzung der Gruppe. Natürlich braucht es immer wieder auch berufshomogene Gruppen und Lernkontexte. Palliatives Handeln kann aber ohne „Interkompetenzen" nicht wirklich realisiert werden. Die Kunst der palliativen Versorgung besteht ja gerade darin, den ganzen Menschen zu sehen, den Kontext im Blick zu haben und die Anschlüsse und Brücken zwischen den Personen und Professionen denkend und handelnd miteinzubeziehen. Insofern müßten weniger Funktionen, funktionales Handeln oder allein fachspezifische Wissensbestände verstärkt werden, als vielmehr ein Denken und Handeln in Prozessen in interdisziplinären Kategorien.[26]

PALLIATIVE GERIATRIE

In der Vision, palliative Versorgung in unser Krankenversorgungssystem zu integrieren, liegt der Schlüssel für eine grundlegende Gesundheitsreform, für eine Reform der Aus- und Weiterbildung und für eine Humanisierung unserer Gesellschaft. Wie unter einem Brennglas werden im Sterben

---

[25] Ein wichtiger Baustein, der freilich alle Berufe unter Palliativmedizin subsumiert, stammt von Monika Müller, Martina Kern, Freidhelm Nauck und Eberhard Klaschik, Qualifikation hauptamtlicher Mitarbeiter. Curricula für Ärzte, Pflegende, Sozialarbeiter, Seelsorger in Palliativmedizin = Schriftenreihe 7. Verein zur Betreuung und Begleitung von Schwerstkranken und Tumorpatienten e.V., Bonn: Pallia Med Verlag 1997.

alle Probleme unserer Versorgungslandschaft offenkundig. Die Lösungen, die hier erarbeitet werden, können auch Bedeutung für andere Bereiche der Krankenversorgung gewinnen. Eine besondere Herausforderung liegt freilich in der Aufmerksamkeit für ältere Menschen, die chronisch, multimorbid erkrankt sind und langsam sterben.

In einer bemerkenswerten Studie an der psychiatrischen Klinik der TU München wurden die Muster der Inanspruchnahme von Versorgungseinrichtungen im letzten Jahr vor dem Tode in der deutschen Stadt Mannheim rekonstruiert.[27] Die Daten dieser Analyse und Rekonstruktion sind aufschlußreich und zeigen die enorme Herausforderung, vor der eine gute palliative Versorgung älterer Menschen[28] steht. Im Durchschnitt werden 20,5 Prozent des letzten Lebensjahres im Alten- und Pflegeheim verbracht und nur 9,3 Prozent im Krankenhaus, wobei aber 49,7 Prozent in Krankenhäusern sterben und 21,2 Prozent in Alten- und Pflegeheimen.

Das Sterben hat sich mehrheitlich in Organisationen verlagert, wobei den Alten- und Pflegeheimen eine zunehmende Bedeutung zukommt. Je älter die Menschen werden, desto unwahrscheinlicher ist der Tod im Krankenhaus.

Wer alleine lebt, stirbt selten zu Hause. Verwitwete, Ledige und Geschiedene versterben seltener als Verheiratete außerhalb von Organisationen. Wer im eigenen Haushalt allein lebt, stirbt eher im Krankenhaus (59,2 Prozent) als im Heim (25,8 Prozent.). Je mehr sich die sozialen und familialen Beziehungen ausdifferenzieren, um so wichtiger werden ergänzende Unterstützungs- und Betreuungssysteme. In Krankenhäusern sterben vor allem

---

[26] Diesem Selbstanspruch fühlen wir uns im Österreichischen Palliativlehrgang verpflichtet (Träger bis Ende 1999 Dachverband Hospiz/Österreich und der Caritas Wien; Leitung: Peter Fässler-Weibel, Andreas Heller, Stein Husebö, Elisabeth Lakatha-Müller, Christian Metz, Elisabeth Seidl, Hildegard Teuschl). Näheres vergleiche S. 203. Gleichzeitig bauen wir ein Netzwerk palliativer Versorgungskontexte auf, um den Know-How-Transfer, das Wissensmanagement und die Qualitätsentwicklung in diesem Feld anzuregen und inhaltlich-strukturell zu sichern. Informationen: IFF Palliative Care und Organisationales Lernen, Schottenfeldgasse 29, 1070 Wien. Email: pallorg.iff@univie.ac.at, Homepage: http://www.univie.ac.at/iffpallorg.
[27] Vgl. K. Bickel, Das letzte Lebensjahr. Eine Repräsentativstudie an Verstorbenen. Wohnsituation, Sterbeort Nutzung von Versorgungsangeboten, in: Zeitschrift für Gerontologie und Geriatrie 31 (1998) 193-204.
[28] Vgl. James F. Clearly, Paul P. Carbone, Palliative Medicine in the Elderly, paper presented at Oncology Geriatric Education, San Juan 21.-26.2.1997, American Cancer Society, 1997.

die jüngeren Alten, die Männer und die Verheirateten. In Heimen sterben eher die Hochbetagten, die Frauen, die Ledigen, Geschiedenen und Verwitweten. Der zeitliche Trend deutet auf einen Rückgang von Sterbefällen in Krankenhäusern und auf eine Zunahme in Pflegeheimen hin. Diese nüchternen Daten der Statistik erfordern ein engagiertes Handeln in den Alten- und Pflegeheimen. Sie werden hinkünftig für viele Bürger und Bürgerinnen, der Ort der letzten Lebensphase, der Ort des Sterbens sein. Wie hier vermieden werden kann, was Norbert Elias vor Jahren treffend beschrieb, das ist die Aufgabe nicht zuletzt auch einer umfassenden palliativen Versorgung, einer palliativen Geriatrie.

„Viele Menschen sterben allmählich, sie werden gebrechlich, sie altern. Aber oft beginnt der Abschied von Menschen viel früher. Schon Gebrechen sondern oft die Alternden von den Lebenden. Ihr Verfall isoliert sie. Ihre Kontaktfreudigkeit mag geringer, ihre Gefühlsvalenzen mögen schwächer werden, ohne daß das Bedürfnis nach Menschen erlischt. Das ist das Schwierigste – die stillschweigende Aussonderung der Alternden und der Sterbenden aus der Gemeinschaft der Lebenden, das allmähliche Erkalten der Beziehungen zu Menschen, denen ihre Zuneigung gehörte, der Abschied von Menschen überhaupt, die ihnen Sinn und Geborgenheit bedeuteten. Schwer wird der Verfall nicht nur für die, die Schmerzen haben, sondern auch für die Alleingelassenen. Daß, ohne besondere Absicht, die frühzeitige Vereinsamung der Sterbenden gerade in den entwickelteren Gesellschaften besonders häufig vorkommt, ist eine Schwäche dieser Gesellschaften. Sie zeugt von einer allzu begrenzten Identifizierung der Menschen miteinander."[29]

[29] Norbert Elias, Über die Einsamkeit der Sterbenden in unseren Tagen, 8-9.

Menschliches Sterben von altgewordenen Menschen
Ein Träger macht sich auf den Weg

Hans Bartosch

... daß die Altenheime nicht unversehens wieder zu Siechenhäusern werden, zu Sterbehäusern im klammen und bedrückenden Sinn.

... und daß die Pflege, speziell die Altenpflege nicht zur Entsorgung derer gerät, mit denen sonst keiner mehr etwas anzufangen weiß.

... und daß die Diakonie – immerhin 150 Jahre alt geworden – nicht geradewegs ein Thema und eine Aufgabe verschläft, zu dem sie vielleicht noch mehr zu sagen weiß, als sie selbst manchmal glaubt.

Daher hat sich der Träger *Diakonie in Düsseldorf* auf den Weg gemacht.

Als eine erste Zäsur kann das Jahr 1992 gelten, als auf einer Tagung des Landes Nordrhein-Westfalen zum Thema „Sterben und Hospiz" ausschließlich von Hospiz als passendem und würdigem Sterbeort die Rede war. Von Altenheimen und Krankenhäusern war nur im Negativen die Rede.[1]

Irritation, Ärger und Neugier ließen bei *Diakonie in Düsseldorf* die Frage laut werden: Wie ist es denn bei uns als großem Altenhilfe-Träger um eine Kultur des Sterbens bestellt? Wie sieht unser Alltag aus, welches sind die Ziele, auf die hin wir unsere Organisation verändern und verbessern wollen?

Als eine zweite Zäsur kann das Jahr 1998 gelten. Gemeinsam mit dem IFF entwickelte *Diakonie in Düsseldorf* eine Befragung von BewohnerInnen und PatientInnen ihrer Einrichtungen: Was möchten Sie, wenn es zu Ende geht?[2] Die Veröffentlichung der Ergebnisse brachte innerhalb und außerhalb der Diakonie ein erstaunliches und ermutigendes Echo.

DER RAHMEN

Diakonie in Düsseldorf, gegründet 1916, ist die größte Stadtdiakonie im Rheinland, eine der größten Stadtdiakonien in Deutschland. Im Unterschied

---

[1] Ministerium für Arbeit, Gesundheit und Soziales des Landes Nordrhein-Westfalen, Sterben und Hospiz, Dokumentation der Fachtagung, Düsseldorf, 1992.
[2] S. Heimerl, Heller, Zepke, Zimmermann-Seitz in diesem Band, 39 ff.

zu den großen Einrichtungen der Anstaltsdiakonie (wie Bethel, Rummelsberg, Kaiserswerth, u. v. a. m.) fällt einerseits ihre starke Einbettung in kommunale und stadtteilbezogene Strukturen auf, andererseits der Umstand, daß es die 25 evangelischen Kirchengemeinden Düsseldorfs sind, die unmittelbarer Rechtsträger der Diakonie sind.

Im Stadtgebiet von Düsseldorf (1998: 572.000 Einwohner) arbeitet *Diakonie in Düsseldorf* an ca. 60 Adressen in fast allen Stadtteilen.

Einrichtungen der Jugendhilfe, der Familienhilfe, der Suchtkrankenhilfe, der Wohnungslosenhilfe und der Behindertenhilfe stehen neben dem Fachbereich „Leben im Alter", der zahlenmäßig etwa die Hälfte der Diakonie ausmacht. 1100 hauptamtlichen stehen 750 ehrenamtliche Mitarbeiterinnen und Mitarbeiter zur Seite.

In ihrem 1998 veröffentlichten Leitbild wird die Selbstaussage getroffen, daß *Diakonie in Düsseldorf* ihre zentrale Aufgabe darin sieht, „Sinnperspektiven und die Hoffnung, daß das Leben zu meistern ist, wachzuhalten und erfinderisch zu bleiben für vielfältige Lebensentwürfe und Chancen".

Vor diesem Hintergrund hat sich der spezielle innovative Charakter der Fachabteilung „Leben im Alter" im vergangenen Jahrzehnt herausgebildet, die sich mit der Situation sterbender Menschen auseinandersetzt.

WAS UNRUHIG GEMACHT HAT

Seit die ersten Altenheime in den 20er Jahren eingerichtet wurden, ist es natürlich, daß dort Menschen sterben. Neu allerdings ist das Zahlenverhältnis: Seit ungefähr sieben Jahren sterben jährlich mehr als 200 von den circa 600 Menschen, die in den 'Leben im Alter - Zentren' der Diakonie wohnen und dort stationär gepflegt werden.

Diese schleichende Entwicklung ist vergleichbar mit den Verhältnissen in ähnlichen geriatrischen Versorgungseinrichtungen. Erstaunlich erscheint allerdings, daß alle geriatrischen Versorgungseinrichtungen (einschließlich der *Diakonie in Düsseldorf*) zunächst der Hospizbewegung den Vortritt gelassen haben, um das Thema „Sterben" öffentlichkeitswirksam und profiliert zu thematisieren.

Es bedurfte bei *Diakonie in Düsseldorf* erst der Irritation und des Ärgers bei oben genannter NRW-Tagung zu „Sterben und Hospiz", um auf das Thema aufmerksam zu werden.

Im Zuge der organisatorischen Ausgestaltung und Profilierung der Fachabteilung „Leben im Alter" wurde daraufhin ein „Arbeitskreis Sterbende begleiten" gebildet. Zunächst war dieser Arbeitskreis interdisziplinär besetzt mit verschiedenen Pflegefachkräften, Ärzten, Seelsorgern, und einer Heimleiterin. Er erhielt Supervision unter externer Moderation einer Theologin. Seit 1994 hat der Verfasser diesen Arbeitskreis geleitet.

Auftrag dieses Arbeitskreises war einerseits die Erhebung relevanten Datenmaterials zu „Sterben und Tod in den Einrichtungen der *Diakonie in Düsseldorf*", andererseits die Entwicklung von Standards, Visionen und Maßnahmen zum Umgang mit diesem Thema.

Die zentrale und unruhig stimmende Frage des Arbeitskreises und der Diakonie lautete: Was heißt es, wenn jährlich 200 von 600 Menschen in der stationären Pflege sterben?

Sterben gehört demnach immer deutlicher zum Alltag in den *'Leben im Alter - Zentren'*. Sterben gehört zum Leben genauso wie Essen und Schlafen, wie Besuch empfangen oder unbesucht bleiben, wie Tanzen und Karneval feiern.

Das Sterben ist immer wahrnehmbarer ein Teil des Lebens geworden, sowohl von den äußeren Abläufen in den Einrichtungen als auch vom Erleben und vom Bewußtsein derer, die dort leben, die dort arbeiten und derjenigen, die dort als Gäste oder Lieferanten und andere ein und aus gehen.

Es war schon erstaunlich, daß die Auseinandersetzung mit den nüchternen Zahlen, die in den Statistiken der Heime halb lakonisch halb zynisch als „Abgänge" geführt werden, daß diese Auseinandersetzung sehr aufklärend gewirkt hat.

Vor allem hat diese Auseinandersetzung für die im weiteren Verlauf der 90er Jahre sich noch beschleunigende Entwicklung sensibilisiert. Die durchschnittliche Verweildauer der Menschen in den Heimen hat sich allein zwischen 1992 und 1996 um knapp 1 ½ Jahre verkürzt auf ca. 2 Jahre. Das Eintrittsalter in die Einrichtungen ist im selben Zeitraum (!) um 1 ½ Jahre auf ca. 85,2 Jahre gestiegen. Vergleicht man diese Daten von Verweildauer und Eintrittsalter mit Daten aus den 60er und 70er Jahren wird deutlich: Die durchschnittliche Verweildauer hat sich mittlerweile halbiert, das durchschnittliche Eintrittsalter liegt um 5-6 Jahre höher. Diese Daten sind gemeinsam mit der Fachhochschule Düsseldorf (Prof. Kähler, Dr. Heidbrink) erhoben worden.[3]

Nach dem 1. Juli 1996, also der Zuständigkeit der Pflegeversicherung für die Leistungsabrechnung von stationärer Pflege, haben sich diese Zahlen

---

[3] Jahresberichte der einzelnen Heime und Einrichtungen der *Diakonie in Düsseldorf* 1990 - 1994, sowie Heidbrink, Sterben im Altenheim, 1995 (unveröffentlicht).

noch ein weiteres Mal dramatisiert. Auf Grund von Umbaumaßnahmen, veränderten Berechnungsmaßstäben und bislang ausstehender externer Begleitung kann hier nur als Beobachtung und vorläufige Analyse wiedergegeben werden, daß die Entwicklung bei „Verweildauer" und „Eintrittsalter" sich weiterhin zuspitzt.[4]

Die nüchternen Zahlen bringen eines zum Ausdruck: Ohne eine öffentliche, politische oder gar leistungsrechtliche Würdigung hat sich der Alltag geriatrischer Versorgungseinrichtungen bedeutsam verschoben. Jede Altenpflegerin und jeder Altenpfleger, viele Angehörige und vor allem viele hochbetagte Bewohnerinnen und Bewohner konnten und können diese Zahlen auf den Punkt bringen: „Hier geht der Tod ein und aus."

Unruhig gemacht hat diese schleichende Entwicklung in ihrer Ambivalenz. Die Alltäglichkeit des Sterbens war für viele zur Normalität geworden, für nicht wenige Bewohner sicherlich auch zur Erlösung und für manche Angehörige zur guten und kompetenten Begleitung.

Zugleich aber hat die öffentliche Auseinandersetzung mit dem Thema „Sterben" erst spät eingesetzt. „Sterben" wurde im Zusammenhang mit AIDS und mit Krebs, mit Kindern und mit Leukämie diskutiert – erstaunlich selten aber mit der „ganz normalen" Hochaltrigkeit. Das Altenheim, oft genug in einem Atemzug mit dem Krankenhaus genannt, stand und steht desungeachtet in dem latenten oder auch laut ausgesprochenen Verdacht, das Sterben unmenschlich, inkompetent und technisch zu bewältigen.[5]

Den Träger der *Diakonie in Düsseldorf* hat diese Entwicklung aufgerüttelt. Im Grunde stand er am Scheideweg. Entweder konnte man sich halb nüchtern, halb resignativ von dem durch demographische Entwicklung und durch leistungsrechtliche Verschiebungen und Verknappungen gezeichneten äußeren Bedingungsrahmen leiten lassen. Oder man könnte fragen: Welche Ressourcen haben wir? Was können wir aktiv gestalten? Welche Wurzeln haben wir und welche Visionen? Welche Verbündete können wir gewinnen?

Diakonie in Düsseldorf entschied sich für die zweite Variante.

---

[4] Vgl. dazu die hervorragende Studie: H. Bickel, „Das letzte Lebensjahr". Eine Repräsentativstudie an Verstorbenen. Wohnsituation, Sterbeort und Nutzung von Versorgungsangeboten, in: Zeitschrift für Gerontologie und Geriatrie 31 (1998) 193-204.

[5] Vgl. als weiterführend an diesem Punkt: Arnold, K. Hospize und die „Hospiz-Idee" in: Einrichtungen der Altenhilfe. Vom Lebenskampf der Orte zum Sterben – ein Tagungsbericht, Nachrichtendienst des Deutschen Vereins, Frankfurt, 2/1998, 59-62.

DIE FRAGE NACH DEN RESSOURCEN

Das Wort „Ressource" stammt aus der Ökonomie und erscheint zunächst ungeeignet, um würdige und angemessene Begleitung sterbender Menschen zum Ausdruck zu bringen.[6] Dennoch soll an dieser Stelle bewußt von „Ressource" gesprochen werden, um auszudrücken, daß im Folgenden von Sterben in Organisationen die Rede ist, also im Bedingungsgefüge von Handlungsabläufen, Organisationszielen und Wirtschaftsfaktoren.

Die entscheidende Größe in Unternehmungen des Gesundheits- und Sozialwesens stellt die Motivation der Mitarbeiterinnen und Mitarbeiter dar, die sich alltäglich, reflektiert oder auch unbewußt in Gesten, Verrichtungen, Worten und Atmosphären ausdrückt. Um in Organisationen etwas zu bewegen, muß sich die Leitungsebene an die Spitze der Bewegung setzen und muß zugleich die Motivation der Mitarbeitenden sensibel ermittelt, unterstützt und impulsiert werden. Um beides hat *Diakonie in Düsseldorf* sich bemüht.

Die Leitungen der 'Leben im Alter – Zentren' haben sehr bald erkannt, daß eine kompetente Auseinandersetzung mit dem Thema „Sterbende begleiten" zu den unverwechselbaren Markenzeichen einer diakonischen Altenpflege – Einrichtung gehören kann und muß. Diese Erkenntnis vollzog sich zwar durchaus im Kontext professioneller Marketinganalysen, rekurrierte aber im bedeutenderen Maße auf der intrinsischen Motivation dieser Leitungsebene.

Wofür man dereinst in den Beruf und schließlich konkret in die Leitungsstelle eingetreten war, das hatte und hat zu tun mit Vorstellungen und Visionen eines würdigen Altwerdens und Lebensabends. Diese Überzeugung ermöglichte über viele Jahre eine ausdrückliche Förderung sämtlicher Fortbildungen, Gespräche und Öffentlichkeitsarbeit zum Thema Sterbebegleitung in den jeweiligen Zentren.

Schließlich haben sich auch die geschäftsführende und die aufsichtliche Leitungsebene mehrfach intensiv mit dem Thema „Sterbebegleitung" beschäftigt, sich öffentlich für alle Entwicklungsschritte eingesetzt und auch die notwendigen Investitionen in Beratung und Fortbildung unterstützt. In Zeiten rigider Sparmaßnahmen ist dies alles andere als selbstverständlich.

---

[6] Auch wenn in Psychologie und Sozialarbeit seit vielen Jahren ebenfalls von „Ressource" gesprochen wird, spitzt vorliegender Beitrag im Kontext des gesamten Buches bewußt die „Ressourcen"-Thematik auf den ökonomischen-organisatorischen Referenzrahmen zu.

So erfreulich die Offenheit der Leitungsebene zu sehen ist, so erstaunlich ist geradezu der Nachdruck, mit dem viele Mitarbeitende der *'Leben im Alter - Zentren'* das Thema nach vorne gebracht sehen wollten.

Der Verfasser hat mehrfach im Rahmen seiner Tätigkeit als Fortbildungsreferent mit den 25 Pflegeteams der *Diakonie in Düsseldorf* (Wohngruppenteams, Häusliche Pflege-Teams, Tagespflege-Teams) in deren Dienstzimmern zusammengesessen, um zunächst den Ist-Stand von Sterbebegleitung zu erheben. Das Erstaunliche dieser Erhebung war die fast uneingeschränkte Bereitschaft, sich diesem Thema zu stellen. Nur ganz wenige Mitarbeiterinnen und Mitarbeiter haben hier „gekniffen" – teilweise aus persönlichen und gut nachvollziehbaren Gründen. Deutlich wurde bei dieser Erhebung, daß in der Mitarbeiterschaft bereits vielfältige Berührungen mit Sterbenden gegeben waren – bei der Diakonie oder auch bei vorhergehenden Arbeitgebern oder auch privat. Es wurde bald klar: Hier sitzen Fachleute – so weit man (und dies ist eine andere Frage) angesichts des Sterbens von Fachleuten reden kann. Diese Fachlichkeit kam zum Ausdruck in einer relativen Sicherheit, Konzepte lindernder Pflege handzuhaben. Das Waschen und Betten, die Mundpflege und die Dekubitus-Prophylaxe stellen die klassischen pflegerischen Begegnungsorte in der Terminalpflege dar und bieten am Lebensende viel an Berührung und Wahrnehmung, andererseits natürlich auch an Anstrengung, Belastung und Konfrontation mit sich selbst.

Ebenfalls fand (und findet) sich in den Pflegeteams eine Offenheit, Angehörige in den umfassenden Pflege- und Betreuungsphasen als notwendige Partner ernst- und anzunehmen. Die Interaktion hat sich hier in den letzten 10 Jahren überwiegend positiv verändert. Über Sterben wurde mit Angehörigen überwiegend offen gesprochen, Gesten des Trostes und der Nähe kamen häufig vor. Die gemeinsame Tasse Kaffee im Dienstzimmer angesichts der Nöte beim Abschiednehmen oder nach eingetretenem Tod stellte auch für die Pflegenden ein wichtiges Moment menschlicher und fachkompetenter Bestätigung dar.

Ferner ergaben diese Erhebungs-Gespräche eine Vertrautheit vieler (nicht aller!) Pflegender mit der Versorgung der Verstorbenen. Waschen und Kleiden, aber auch wachsamer Umgang mit dem Bestattungspersonal waren die Regel. Bis hin zur Nachlaßverwaltung, zum guten Umgang mit hinterlassenen Kleidern und Möbeln, fanden sich praxisnahe und gleichzeitig einfühlsame Erfahrungen.

Dies alles sind erstaunliche und entscheidende Ressourcen. Sie nötigen von selbst Respekt ab vor denjenigen Mitarbeiterinnen und Mitarbeitern, die teilweise über viele Jahre und teilweise sehr häufig mit sterbenden Menschen in Berührung kommen. Überwiegend sind dies die Mitarbeiterinnen und Mitarbeiter aus der Pflege. Aber auch Sozialdienst, Hauswirtschaft, Hausmeister und Verwaltung haben mit dem Thema „Sterben" zu tun. Auch mit diesen Berufsgruppen fanden Gespräche statt, wurden Ressourcen aufgedeckt.

Der Sozialdienst hat in Einzelgesprächen und Einzelbetreuung, aber auch in Gruppenarbeit und bei Angehörigenabenden nicht wenig Berührung mit „Sterben". Die oft langjährigen Mitarbeiterinnen aus der Hauswirtschaft sind als Vertrauenspersonen „abseits der Wohngruppe" bewußt einbezogen. Die Hausmeister haben immer häufiger Nachlaßversorgungen durchzuführen. Für halbwegs sensible Verwaltungsmitarbeitende sind die häufig auch persönlich bekannten Bewohner noch etwas ganz anderes als statistisch zu führende „Abgänge".

Ressourcen ... viele kleine, zunächst unscheinbare Details. Wenn sie zusammengebracht und überhaupt einmal zusammengesehen werden, entsteht für einen Träger Respekt vor einer überwiegend kompetenten und offenen Mitarbeiterschaft und der Wille und die Kraft, eben nicht lethargisch einer Degradierung eines 'Leben im Alter - Zentrums' zum Siechen- und Sterbehaus zuzusehen.

Die Frage nach Gestaltung

So problematisch sich das Wort „Ressource" für die Sterbebegleitung darstellt, so unpassend wird dies u. U. auch bei „Gestaltung" empfunden werden.[7]

Das ganze Wort „Sterbebegleitung" stellt ja letztlich eine Anmaßung dar. Einen Sterbenden kann ich nicht begleiten, seine sämtlichen Empfindungen wirklich zu verstehen, kommt mir nicht an.

In der Auseinandersetzung mit Sterbenden werden zunächst alle pflegefachlichen, seelsorgerischen, therapeutischen und auch ärztlichen Handwerkszeuge aus der Hand geschlagen. Und das ist gut so. Erst danach stellt sich die Frage: Und was tun wir jetzt – mit allem Wissen um die Besonderheit allen Tuns im Umkreis des Sterbebettes?

---

[7] Auch „Gestaltung" steht hier im organisationstheoretischen und organisationspraktischen Fokus. K. Lückel, Gespräche mit Sterbenden, München,1989 hat noch einen ganz anderen und faszinierenden „Gestalt" – Begriff in den Zusammenhang der Sterbebegleitung gebracht, der sich aus Gestalttherapie und Gestaltseelsorge speist.

Auch hier muß beachtet werden, daß im Folgenden von Sterben im Kontext von Institution und Organisation die Rede ist. Neben einer Erhebung und Prüfung von Ressourcen geht es um Festlegung und Umsetzung von Zielen, um aktive Gestaltung.

Diakonie in Düsseldorf hat nach der Erhebung der Ressourcen sich für dreierlei entschlossen als Etappenziele einer zu etablierenden ‚Organisations-Kultur des Sterbens':[8] (1) Dienstleistungsstandards „Sterbende begleiten" (2) Öffentlichkeitsaktion „Happy end" (3) Rituale.

In den Dienstleistungsstandards wurden in den Jahren 1995/96 sämtliche Pflege- und Betreuungsleistungen in den *'Leben im Alter - Zentren'* zusammengefaßt und systematisiert. Dabei wurde sich an den AEDL's, zusammengefaßt vom Kuratorium Deutsche Altershilfe in der Fassung von Monika Krohwinkel,[9] orientiert.

Der oben genannte Arbeitskreis „Sterbende begleiten" entwickelte in diesem Zusammenhang die entsprechenden Dienstleistungsstandards.[10] Grundlage waren die Ergebnisse der Ressourcenerhebung und die Alltagspraxis der im Arbeitskreis vertretenen Pflegefachkräfte. Es entstand als Standard ein Kompendium von der Heim/Pflegeaufnahme bis hin zur Nachlaßverwaltung. Die Ziele und Rahmenbedingungen einer „lindernden Pflege" fanden gleicherweise Eingang wie die Versorgungs- und Aufnahmepraxis.

Im Zusammenhang mit der Standarderstellung und -erprobung stellten sich exemplarisch zwei Fragen, die einer mehrjährigen Bearbeitung bedurften. Das eine war das Problem: Wann und wie und mit wem sprechen wir anläßlich der Heim/Pflegeaufnahme über das Sterben? Hier lagen sehr unterschiedliche Erfahrungen, Abwehrhaltungen, Ideen und Vorsichten vor, die erst mit dem DiD-IFF-Projekt 1998 zu einer gewissen Klärung und systematischeren Handhabung kamen.

Grundsätzlich ist im Verlauf der Jahre die Überzeugung und dann die Praxis gewonnen worden, viel selbstverständlicher und angstfreier mit hochbetagten Menschen selbst über das Sterben zu sprechen. Es bedurfte zunächst vieler Schutzräume und Gespräche der Professionellen untereinander, um gute

---

[8] Das Wort „OrganisationsKultur des Sterbens" ist entstanden als Keyword zum Auftakt der DiD-IFF-Beratung im März 1998. Es kann aber auch als zentrale Figur verstanden werden für den gesamten hier beschriebenen Qualitätsprozeß.

[9] Kuratorium Deutsche Altershilfe (Hrsg.), AEDL, Wandbild und Erläuterungen, Köln, 1995.

[10] *Diakonie in Düsseldorf,* Sterbende begleiten, Leitfaden und Dokumentation, o. J., 1995 (zu beziehen über: *Diakonie in Düsseldorf,* Langerstr. 20 a, 40233 Düsseldorf.

und unverkrampfte Wege in das Gespräch mit den Betroffenen zu finden – so sehr immer schon nicht wenige Mitarbeiterinnen und Mitarbeiter sehr souverän Gespräche führten. Aber diese Gespräche wurden selten als zentrales Qualitätsmerkmal der Organisation erlebt, sondern entstammten überwiegend der Gesprächsführungskompetenz der Einzelnen.

Neben den Suchbewegungen zum Standard „Gespräch" (vor allem anläßlich der Schwellensituation Heimaufnahme) gab es verschiedene Versuche und Erfahrungen mit der Aufbahrung. Zunächst erschien das Ziel „Aufbahrungsraum" als maßgebend. In eine ansprechendere Gestaltung der ehedem als Leichenraum (nach Heimmindestbauverordnung) gebauten und sehr unglücklich ausstaffierten Kubaturen (nackte Kacheln, Waschbecken und sonst nichts) war sinnvollerweise einiges investiert worden: Neue Kacheln in warmen Tönen, Kandelaber, Immergrün, Sitzgelegenheiten, Kruzifix. Immer wieder wurden und werden diese erneuerten Räume auch genutzt. Aber es hat sich im Verlauf der letzten Jahre durchgesetzt, das Hauptaugenmerk auf die Aufbahrung im Zimmer zu setzen. Hier geschieht der letzte Atemzug, hier setzt die Totenruhe ein. Hier war die letzte Wohnung. Diese Entwicklung geschah auch auf Grund von Wünschen der Angehörigen, die sich auf ein angemessenes Zusammensein mit ihren Verstorbenen in den Wohnräumen besser einlassen konnten als in einem bis dato unbekannten Aufbahrungsraum.

Die Arbeit mit Standards innerhalb der Organisation führte verständlicherweise zu vielen Fragen, ob denn nun bei der Diakonie das standardisierte Sterben verordnet werde – im Einklang mit der vielerorts als ebenso oberflächlich standardisierend erlebten Einstufungspraxis des Medizinischen Dienstes der Pflegekassen.

In vielen Gesprächen konnte geklärt werden, daß die Standardisierung, Verschriftlichung und Transparenz von sensiblen Organisationsprozessen geradezu Grundvoraussetzung bildet für gelasseneren, sensibleren und damit individuelleren Umgang mit dem Sterben jedes einzelnen Menschen.

Für Oktober 1995 planten Vorstand und Leitungskonferenz der Diakonie ein „Düsseldorfer Stadtgespräch" und setzten es unter das Thema „Sterbende begleiten". Ein Planungsausschuß aus Mitarbeitenden „vor Ort" bekam weitgehende Planungsvollmacht.

Das „Düsseldorfer Stadtgespräch" geschah im Rahmen einer Aktionswoche mit folgenden Akzenten:

- 500 Großflächenplakate mit dem Text „Happy end. Leben. Bis zum Tod."

- Eine öffentliche Diskussion auf einem der großen Plätze Düsseldorfs zu dem Themenkreis Tod und Sterben, moderiert von einem Rundfunkjournalisten.

- Einige thematische Veranstaltungen in der Stadtkirche.

- Eine Telefonaktion mit einer Düsseldorfer Tageszeitung.

- Eine Ärztin, eine Heimleiterin und ein Pastor stellten sich Leserfragen zur Sterbebegleitung.

- Je eine Sendung des Lokalfernsehens und des Lokalfunks.

Speziell die Großflächenplakate regten eine sehr emotionale Diskussion an. Natürlich war es sehr ambivalent, ein sensibles Thema konfrontativ in den Straßenraum und in die Öffentlichkeit zu stellen. Und vielleicht konnte dies nicht ohne Verletzungen geschehen. Andererseits erbrachte die Öffentlichkeitsaktion einen erheblichen Schub nach vorn, weil von nun an viele neue Verbündete (s. u.) in den Dialog mit der Diakonie kamen und das Thema innerhalb der Organisation an Verbindlichkeit gewann. Die Öffentlichkeitsaktion im Herbst 1995 war darüberhinaus Auftakt für weitere Berichte in Presse und Fernsehen sowie in Fachzeitschriften, auch in einer zentralen Publikation der Werbegraphik.

Wurzeln und Visionen

Unter dem Punkt der „Gestaltung" war von Standards und Öffentlichkeitsarbeit die Rede. Darüberhinaus ist von Ritualen zu sprechen, die seit 1995 in vielen Leben-im-Alter-Zentren entstanden sind.
Diese Rituale haben im Hintergrund die Fragen und Wünsche von nicht wenigen Pflegenden und Angehörigen, daß auch religiöse Formen in der Begleitung sterbender Menschen selbstverständlicher zum Ausdruck kommen.
Der Träger selber hat über viele Jahrzehnte einen bewußt spröden Umgang mit religiösen Formen gepflegt und ist bewußt in die Gesellschaft „eingewandert",[11] in die Großstadt mit der ihr eigenen Großzügigkeit gegenüber vielfältigen Lebensentwürfen. Ohne daß der Träger seine religiöse und kirchliche Prägung je verschwiegen hat, sie etwa der Kommune gegenüber auch offen vertreten hat, wurde allerdings nach innen in die Mitarbeiter-

---

[11] Vgl. Matthes, Klaus, Die Auswanderung der Kirche aus der Gesellschaft, München, 1957.

schaft ein Signal der Toleranz und Pluralität gesendet. Anders wäre auch das enorme Anwachsen der Mitarbeiterschaft in der Zeit von 1960 bis 1990 nicht zu bewältigen gewesen. Nun stellte sich u.a. auf Grund der systematischeren Auseinandersetzung mit dem Thema „Sterben" auch das Thema „Rituale" neu.

Nachdem vor 30-40 Jahren genauso systematisch (und damals wohl auch befreiend) ritualisierte Gebete und Situationen aus dem Alltag konfessioneller Einrichtungen weitgehend verschwanden und sich auf wenige Festtage konzentrieren, ist die allgemeine Renaissance der Symbole und Rituale auch im kirchlichen Umfeld seit längerem festzustellen.

Solche Rituale aus der Experimentierphase in die Alltäglichkeit zurückzuholen, kann als beredtes Anliegen der letzten 5 Jahre bei *Diakonie in Düsseldorf* angeführt werden.

Die Herausgabe der Broschüre „Rituale"[12] pünktlich zur Öffentlichkeitsaktion im Herbst 1995 hatte überraschende Folgen, da das öffentliche und fachöffentliche Interesse stark auf dieses Thema „Rituale" sich konzentrierte und achtzugeben war, daß der Zusammenhang von Ritual und Politik nicht zu kurz kam.

Denn ein konfessioneller Träger kann die oben skizzierten neuartigen quantitativen und qualitativen Aufgaben mit der Sterbebegleitung keinesfalls allein durch die Etablierung alter oder neuer Rituale lösen. Die Würde hochbetagter Menschen und daher ihre kompetente und sensible Versorgung bis zuletzt stellen zunächst ein zentrales sozialethisches Thema dar, welches Kirchen und freie Wohlfahrtsverbände deutlich und vernehmbar zu kommunizieren haben.

Aber eine Öffentlichkeit erwartet von konfessionellen Trägern zu Recht auch einen unverkrampften Umgang mit Ritualen.

Die '*Leben im Alter - Zentren*' haben Erfahrungen gesammelt mit den Ritualen der Segnung der Sterbenden, mit Aufbahrung und mit Verabschiedung von den Verstorbenen. Diese Erfahrungen sind in drei Ritualkomplexe geronnen. Der Verfasser hat in seiner Funktion als Seelsorger in einem der '*Leben im Alter - Zentren*' hier unmittelbar mitgewirkt.[13]

Was schwer fällt, das ist das Ritual der Aussegnung der Sterbenden. Diese Situation verlangt besonders viel Fingerspitzengefühl. Aber als wichtig hat

---

[12] Die Broschüre „Rituale" kann bezogen werden bei *Diakonie in Düsseldorf*, Langerstr. 20 a, 40233 Düsseldorf.

[13] Wichtige Prägung für das hier zugrundeliegende Ritual-Verständnis erfolgt durch die Gedanken von Manfred Josuttis, s. vor allem: Der Weg in das Leben, 1995 und: „Unsere Volkskirche" und die Gemeinde der Heiligen, Göttingen, 1997.

sich herausgestellt: In der manchmal langen Phase des Sterbens kann und muß es stille und bewußte Momente geben, sich gemeinsam um den Sterbenden zu sammeln, als Pflegende, Angehörige, Seelsorger. Einmal war auch der Hausarzt dabei, einmal die Putzfrau, mehrmals MitbewohnerInnen. Gemeinsam mit Angehörigen wurde das Ritual der Aufbahrung neu gestaltet – sowohl für den Aufbahrungsraum als auch für den Wohnraum. Stille, Kerze, Gebet, Weinen, Reden, Waschen und letztes Berühren, Verneigen und Loslassen – das Einfache ist oft genug das Schwere und doch das Heilsame.

Die Scheu, hier „tätig" zu werden, ist mit der Zeit gewichen. Ein offener und bewußter Umgang mit dem und im Angesicht des Verstorbenen wird erfreulicherweise langsam zur Regel. Heim- und Pflegedienstleitungen, SeelsorgerInnen und einzelne Pflegende brauchen aber nach wie vor ausreichende Rollenklarheit, das Ritual auch wirklich „anzusetzen" in Uhrzeit und Ort, Rahmen und Länge.

Am leichtesten gelang die Etablierung des Rituals der Verabschiedung. Für jede und jeden, die/der geht, versammeln sich die, die es angeht, eine Woche nach dem Sterben im Wohnzimmer der Wohngruppe: Mitbewohnerinnen, Pflegende, Angehörige, Seelsorger, zuweilen Ehrenamtliche, manchmal Gäste.

Eine Kerze, ein Blumenstrauß, ein Bild, ein Choral, lebhaftes Erzählen, Vaterunser, Segensbitte. Gerade mit diesem Ritual gelang eine glückliche Verknüpfung zweier schwieriger Aufgabenkreise: Sterbebegleitung und Gerontopsychiatrie.

Im Vorhergehenden war noch wenig von dieser doppelten Problematik die Rede.

Angesichts des Verabschiedungsrituals ist allerdings festzustellen, daß auch für gerontopsychiatrisch bestimmte Menschen hier "Inseln" des Kontaktes entstehen, sogar Gedächtnisleistungen an die real Verstorbenen aktiviert werden, die mehrmals die Professionellen aus Pflege und Seelsorge in Staunen versetzten. Deutlich macht dies auch, daß zwar klassische Seelsorgegespräche mit gerontoemphatisch bestimmten Menschen kaum oder selten möglich sind, begleitendes seelsorgliches und emphatisches Handeln aber nach wie vor „ankommt". Und Rituale spielen dabei eine, wenn auch nicht die einzige bedeutsame Rolle.

Rituale schaffen Orte und Räume. Sie kennzeichnen einen Träger. Sie impulsieren ihn, sich auf den Weg zu machen zu seinen eigenen Wurzeln und Visionen. Ökumenische Offenheit und Fingerspitzengefühl gegenüber denjenigen, denen jegliche konfessionelle Gestaltung abhold ist, muß Ehrensache bleiben. Niemandem darf jemals ein Ritual übergestülpt werden. Aber vielleicht vermitteln sensibel gestaltete Rituale ja auch noch ein ganz anderes und neues Bild von Kirche als seelenlos abgespulte Bittgebete für die Toten in so manchem Gottesdienst.

Die Verbündeten

Das Thema „Sterben" kann nur im interprofessionellen und gesamtgesellschaftlichen Dialog erörtert werden. Und dieser Dialog gehört vermehrt auf die Alltagsebene der Organisationen, weniger auf die akademische Tagungsebene, auch wenn er dort vielleicht angestoßen werden kann. Konkrete Vernetzungs-Erfahrungen hat *Diakonie in Düsseldorf* an einigen Stellen sammeln können. Immer schon arbeiten Altenheime und Bestattungsinstitute zusammen. Und sie haben ihre Bilder und Urteile übereinander – zu Recht oder zu Unrecht.

Seit fünf Jahren kommen Heimleitungen und Bestattungsunternehmungen zusammen, um sich von Entwicklungen in ihren jeweiligen Bereichen zu berichten, *critical incidents* beim Namen zu nennen und gemeinsame Ziele zu setzen. Daß hier auch wechselseitig Marketing-Interessen herrschen und daß ein gutes Essen hier nicht fehl am Platz ist, muß diese Begegnung nicht ethisch kompromittieren.

Die Zusammenarbeit mit den Rettungsdiensten und deren für Altenheime oft furchtbaren Logik von Notfallmedizin konnte an vielen Stellen verbessert werden. Die Etablierung des Dienstleistungsstandards und damit einer verbesserten Pflege-Dokumentation waren hilfreich, sowohl was die Dokumentation von Bewohnerwünschen anbelangt, was Angehörigenadressen, als auch was hausärztliche Verordnungen und Erreichbarkeits/Vertretungsregelungen anbelangt. Mehrere Gespräche mit dem städtischen Rettungsdienst und auch mit der ökumenischen Notfallseelsorge waren hilfreich – für die andere Seite andererseits auch der offensive Umgang mit „Sterben" bei der Diakonie.

Die Kontakte mit den Kirchengemeinden, die in der Regel die seelsorgliche Begleitung der Bewohnerinnen und Patienten vornehmen, gestaltete sich unterschiedlich. Einige Gemeinden unterstützen durch Pfarrerinnen und Pfarrer als auch durch ehrenamtliche Mitarbeiterinnen die Bemühungen der Diakonie vor Ort, waren erfinderisch und hilfreich im Umgang mit Ritualen und neugierig auf die Erfahrungen der Pflegenden. Andere Gemeinden erschienen irritiert, daß in diakonischen Institutionen eigenständige theologische und religiöse Kompetenz gewachsen ist.

Einzelne und gute Kontakte gab es zum Friedhofsamt. Ein zunächst konkurrierender, später aber sehr befruchtender Kontakt hat mit stationärem Hospiz und ehrenamtlichen Hospizdiensten eingesetzt.

Die Einrichtungen und Dienste der Jugend-, Wohnungslosen- und Suchtkrankenhilfe bei *Diakonie in Düsseldorf* begannen zusehends, eigene Berührungspunkte zum „Sterben" zu entwickeln.

Die trägerinterne Auseinandersetzung mit dem Diakonie-Betreuungsverein ergab alltagspraktisch einen sehr viel konsistenteren Umgang mit Vorsorgevollmacht und Patientenverfügung.

Zwei entscheidende Gruppen fehlen noch im Qualitätsnetzwerk: die allesentscheidende – die Bewohnerinnen und Patienten selbst und die wichtigste Referenzgruppe aller Pflegenden: die Ärztinnen und Ärzte.

Die Bewohnerbefragung, das IFF-DiD-Projekt, hat dem Träger in puncto „radikalisierter Kundenorientierung" so manches Auge geöffnet. Auch hier wird der Weg noch weit sein, zugleich mutig und sensibel Gesprächsräume und -zeiten über die „letzten Dinge" zu finden. Deutlich geworden ist dabei, daß der Kern aller Bemühungen die Würde des hochbetagten Menschen selbst sein muß. Und was Würde ist, leitet sich nicht zuletzt von dem ab, was es für hochbetagte Menschen selbst heißt „gefragt" und „gemeint" zu sein, betriebswirtschaftlich als Kunde, organisationstheoretisch als Fachfrau/mann in eigener Sache, theologisch als „Nächster" und Kind Gottes.

In puncto Zusammenarbeit mit Ärztinnen und Ärzten liegen noch die meisten Fragen und Nöte offen, muß noch das meiste an Kooperation von beiden Seiten gelernt werden. Siebzig verschiedene Hausärztinnen und Hausärzte arbeiten nach dem nach wie vor sinnvollen Prinzip der freien Arztwahl bei *Diakonie in Düsseldorf* – mit siebzig unterschiedlichen palliativgeriatrischen Konzepten.

Wenn denn *palliative care* in ihrem Regelfall der Palliativgeriatrie ernst genommen werden will bei *Diakonie in Düsseldorf*, wenn darüberhinaus die so notwendige Verzahnung mit der Gerontopsychiatrie einsetzen soll, dann liegt hier einiges an Arbeit vor. Erste Gespräche mit Ärztekammer, zwei evangelischen Krankenhäusern und mehreren niedergelassenen Ärzten zeugen von vorsichtiger Offenheit.

Qualitätsnetzwerke zur Sterbebegleitung zu schaffen, wird eines der Themen der Zukunft für die Organisationen der geriatrischen Versorgung sein. Ein anspruchsvolles Ziel gewiß, aber alles andere führt zur problematischen Abschiebung des Todes ins Siechenhaus.

Das kann der Stadt Bestes nicht sein. Und genug zuversichtlich Stimmendes ist allerorten – nicht nur in Düsseldorf! – schon auf dem Weg.

Individualität organisieren – OrganisationsKultur des Sterbens
Ein interventionsorientiertes Forschungs- und Beratungsprojekt des IFF mit der DiD

Katharina Heimerl, Andreas Heller, Georg Zepke,
Hildegund Zimmermann-Seitz

DIAKONIE IN DÜSSELDORF – DIE AUFTRAGGEBERIN

Die Auftraggeberin, *Diakonie in Düsseldorf (DiD)* hat seit vielen Jahren unterschiedliche Initiativen gesetzt, um menschenwürdiges Sterben in den eigenen Einrichtungen und in den relevanten fachlichen, politischen und gesellschaftlichen Öffentlichkeiten zur Sprache zu bringen. Das Thema Sterben hat einen Platz in den verschiedenen Einrichtungen. *Diakonie in Düsseldorf* ist ein komplexes Dienstleistungsunternehmen mit mehr als 1000 hauptamtlichen MitarbeiterInnen in unterschiedlichen Einrichtungen, von der Kinder- und Jugendhilfe, über die Beratung bis zur geriatrischen Versorgung. Im Jahr 1997 lebten 621 Bewohnerinnen in den *'Leben im Alter - Zentren'*. In ihnen wird eine integrierte ambulante, teilstationäre und stationäre Versorgung angeboten. Im langjährigen Durchschnitt sterben etwa 200 Bewohnerinnen im Jahr. In jüngster Zeit wird von den Mitarbeiterinnen beobachtet, daß die Aufnahme von schwerstpflegebedürftigen und gerontopsychiatrischen Patientinnen zunimmt. Wie mit der erhöhten Zahl sterbender Menschen umgegangen werden kann, ist in den Einrichtungen eine ständige psychische, soziale und professionelle Herausforderung.

Für den Träger selbst können Entwicklungen im privatpflegerischen Bereich, die sich derzeit aufgrund der veränderten ökonomischen und gesetzlichen Rahmenbedingungen abzuzeichnen scheinen, leistungsmäßig nicht nachvollzogen werden. Plakativ formuliert organisieren sich demnach in Zukunft die „Reichen" adäquate Versorgung und Lebensverlängerung, die „Armen" sterben „zweiter und dritter Klasse". Erklärtes Ziel von *Diakonie in Düsseldorf* ist es, die qualitative Grundsicherung eines menschlichen Sterbens, die Mindeststandards einer Kultur des Sterbens zu explorieren und zu garantieren. Nicht zuletzt aus diesem ideellen Selbstverständnis galt es, durch das Projekt herauszufinden, worin diese Grundsicherung besteht und wie sie buchstäblich geregelt, in Vereinbarungen und Regeln übersetzt werden kann.

ORGANISATIONSKULTUR DES STERBENS

Der Titel des Projekts „OrganisationsKultur des Sterbens" erwuchs aus einem intensiven Diskussionsverlauf mit dem Auftraggeber und den Leitungskräften aller beteiligten Einrichtungen. Zunächst wurde er gleichermaßen irritierend-provokativ wie erhellend empfunden. Der Ausdruck „OrganisationsKultur des Sterbens" kann irritieren, wenn er Assoziationen wie „Bürokratisierung des Sterbens", effektives Wegorganisieren der Schwachen und Sterbenden weckt, wenn er nach „optimalerer Administration" der Sterbenden, „Entsorgung des Unbequemen", letztlich Varianten einer aktiven Sterbehilfe auslöst. Diese Assoziationen gehen aber an der Intention und Realität des Projekts vorbei.

Der Titel provoziert eine Aufmerksamkeitsverschiebung. Der Blick, mit dem seit einiger Zeit auf Sterbende geschaut wird, ist nämlich einseitig. Man sieht den sterbenden Menschen und nahezu ausschließlich die individuelle Person selbst. Darin besteht eine kontraproduktive Verengung des Blicks: Durch die ausschließliche Personenzentrierung leidet die Qualität der Begleitung. Eine kühne These?

Natürlich sterben immer einzelne Menschen mit individuellen Biographien. Ihnen Aufmerksamkeit, Sensibilität, fachliche und interprofessionelle Dienstleistung entgegenzubringen, sollte selbstverständlich sein. Oft genug aber machen gerade die engagiertesten und motiviertesten Pflegekräfte, Ärztinnen, Seelsorgerinnen, die Fachkräfte aus Physiotherapie und Psychotherapie die Erfahrung des Scheiterns. Nicht das Scheitern an der Begleitung von einzelnen PatientInnen ist gemeint; man engagiert sich für die Würde des einzelnen Menschen in seiner letzten Lebensphase bis zum letzten Atemzug und für einen respektvollen Umgang mit dem toten Menschen. Das Problem aber ist, daß die Beispiele eines „guten Sterbens", das berührt und in bestem Sinne 'befriedet', meist nur die Ausnahmen von der Regel darstellen: In Organisationen scheint „gutes Sterben" besonders schwer zu gelingen. Immer wieder macht man die Erfahrung, daß selbst einfachste, rudimentärste Aspekte von Würde, von Menschlichkeit nicht einlösbar sind. Personen scheitern trotz Motivation und Kompetenz an den Strukturen der Organisation. Die eigenen Ideale und Leitbilder zerbrechen an der Realität und Logik der Organisation, wenn nicht gleichzeitig die organisationalen Bedingungen geschaffen werden.

Der Titel des Projektes will ein intimes, vielleicht sogar das persönlichste Thema menschlichen Lebens in den Zusammenhang von Organisation, Struktur, Dienstleistung und Ökonomie stellen. In den Blick kommt damit die Annahme, daß menschliches Sterben sowohl eine Frage der persönlichen, fachlichen Kompetenz und Motivation der Helfenden ist, aber eben auch eine Frage der Gestaltung von Kontexten, von Strukturen der Organisation und von Interorganisationalität. Eine Kultur des Sterbens ist eben immer auch eine Organisationskultur des Sterbens.

DAS IFF WIEN

Das IFF (Institut für Interdisziplinäre Forschung und Fortbildung der Universitäten Wien, Innsbruck, Klagenfurt und Graz) „ist eine Experimentierfakultät" (Roland Fischer). Wissenschaftliche Arbeit orientiert sich entlang von wichtigen gesellschaftlichen Themen und Fragestellungen. Für alle Arbeitsschwerpunkte gilt, daß eine enge Verbindung zwischen Praxis und Theorie hergestellt wird, weil relevante gesellschaftlichen Themen eben nicht allein aus einer Fachperspektive bearbeitbar sind. Sie brauchen eine interdisziplinäre Vernetzung, um sie überhaupt angemessen beschreiben und natürlich bearbeiten zu können. Neues Wissen wird am IFF generiert, um es in Qualifizierung und Beratungsmaßnahmen zu übersetzen. Vor allem interessiert dabei die Wirkung von Wissen.[1]
Palliative Care und *Organisationales Lernen* ist ein junger Arbeitsschwerpunkt des IFF. Die gemeinsame Arbeit wird geleitet von der Einsicht, daß die Grenze der einzig fruchtbare Ort der Erkenntnis ist (Paul Tillich). Konkret bedeutet das, daß die Arbeit in Forschung, Lehre, Training und Beratung grenzüberschreitend angesiedelt ist. Die Grenzen in und zwischen den Fächern (Medizin, Gesundheitswissenschaft, Pflege, Psychologie, Psychotherapie, Soziologie, Sozialwissenschaft, Ethik, Volkswirtschaft, Theologie, Religionswissenschaft, etc.), zwischen Praxis und Theorie, zwischen unterschiedlichen Professionen, Kulturen, Religionen und Organisationen bilden die Orte des Arbeitens und Lernens. Das Ziel ist es, neues, relevantes Wissen mit den Betroffenen („radikale Patientenorientierung") zu generieren und es in entsprechenden Qualifizierungen, Modellprojekten und Organisationsentwicklungskonzepten für Personen und Organisationen wirksam werden zu lassen. Vor allem beschäftigt uns die Frage, wie die Bedingungen in Organisationen entwickelt werden müssen, wie Organisationseinheiten in der Versorgung gebaut werden müssen, um den Kriterien einer

---

[1] Ralph Grossmann (Hg.), Wie wird Wissen wirksam? Iff texte, Bd. 1, Wien 1997.

Patientenorientierung und einer Kontinuität der Versorgung bei hoher Lebensqualität zu entsprechen. Wir beteiligen uns an den Bemühungen, eine palliative Versorgungslogik ins Krankenversorgungssystem zu integrieren. Wichtige Prinzipien des Arbeitens wurden im Projekt „OrganisationsKultur des Sterbens" eingelöst.

RADIKALE BEWOHNERORIENTIERUNG

Wer in die Einrichtungen der Altenversorgung einzieht, zieht in „seine letzte Wohnung". Die Überweisung ins Pflegeheim, der Übergang von der eigenen Wohnung ins Altenheim bedeutet eine Reduktion des sozialen Lebens. Das Pflegeheim heute und die in ihm Arbeitenden lernen zu akzeptieren, daß das Sterben sich über lange Zeit zerdehnen kann, aber es ist Teil einer akzeptierten Realität. Der Tod ist ständiger Gast im Pflegeheim. Man kann ihn einfach nicht ignorieren, weil er sich in so vielen Formen und Gesichtern ankündigt.

Um tatsächlich zu wissen, was zu tun ist, „wenn nicht mehr viel zu machen" ist, sollte man mit den Betroffenen selbst in Kontakt kommen. Dies scheint selbstverständlich, ist es aber nicht. Natürlich gibt es eine lange Forschungstradition, Sterbende zu interviewen (Elisabeth Kübler- Ross). Wie aber diese Erfahrungen in relevante Maßnahmen der Organisationsgestaltung zu übersetzen sind, scheint eine relativ junge beziehungsweise schlecht erforschte Fragestellung zu sein.[2] Die Einsicht in die Verknüpfung von menschlichem Sterben mit Organisationsentwicklung ist in der Literatur noch wenig vertreten und wurde im Rahmen eines IFF-Forschungsprojekt praktisch und theoretisch erstmals beschrieben.[3]

Der Fokus unseres Zugangs zu den Betroffenen war in diesem Projekt anders akzentuiert. Das Interesse bestand darin, aus der Sicht der Bewohnerinnen explorativ jene Aspekte in den Blick zu nehmen, die förderlich oder hinderlich sind, individuellen Bedürfnissen in der letzten Lebensphase

---

[2] David Sudnow, Organisiertes Sterben. Eine soziologische Untersuchung, Frankfurt: suhrkamp 1973.

[3] Andreas Heller (Hg.), Kultur des Sterbens. Bedingungen für das Lebensende gestalten, Freiburg: Lambertus 1994. – Ders., Sterben in Organisationen. Menschenwürdig sterben als Herausforderung der Organisationsentwicklung, in: Ralph Grossmann (Hg.), Gesundheitsförderung und Public Health. Öffentliche Gesundheit durch Organisationen entwickeln, Wien: facultas-Universitätsverlag 1996, 214-229.

Raum zu geben. Die Versorgungslogik, die Dienstleistungsorientierung, die Koordination und Kooperation intern wie extern sollten fundamental und radikal an den Bedürfnissen der Betroffenen ausgerichtet werden. Faktisch ging es um eine Analyse der Stärken und Schwächen der Versorgungsorganisationen aus der Sicht derer, für die dazusein ihr Ziel und Anliegen ist. Sind also die Dienstleistungen bewohnerorientiert, bzw. auf welche Aspekte müssen die Professionellen und Organisationen schauen, um tatsächlich die Betreuungsrealität in den Blick zu nehmen? Als Untertitel der Studie formulierten wir daher „interventionsorientierte Pilotbefragung von BewohnerInnen in stationärer und PatientInnen in häuslicher Pflege, sowie deren Angehörigen zur qualitativen Problembeschreibung und Qualitätsentwicklung in der perimortalen Betreuung".[4]

MEDIUM DER BETREUUNG SIND DIE PROFESSIONELLEN

Aus dieser Einsicht und der Absicht des Auftraggebers, die zentralen Orientierungen instrumentell, methodologisch und inhaltlich auf Dauer zu implementieren, resultiert eine radikale Einbeziehung der Leitung der Einrichtungen und der MitarbeiterInnen aus den unterschiedlichen Berufsgruppen. Gleichzeitig ging es ja darum, Veränderung und Innovation in der Organisation unter Beteiligung der unmittelbar Involvierten zu erreichen. Das Projekt verfolgte das Ziel, die Wertschätzung für die Einrichtungen und für die Arbeitsleistung, das Engagement und die Kompetenz der Mitarbeiterinnen zu heben. In der Relation zu den Kostenträgern muß natürlich auch unsichtbare Arbeit – „Schattenarbeit", meist „weibliche Hintergrundarbeit" – sichtbar gemacht werden und zwar nach Art, Umfang und Qualität der Arbeit. Ferner stellte die Partizipation der Mitarbeiterinnen, die Nutzung und Vergemeinschaftung ihrer Erfahrungen und ihres Wissens auch einen enormen Beitrag zum „Wissensmanagement" dar, dem Erfahrungs- und Know-How-Transfer zwischen den verschiedenen Berufen und Standorten innerhalb desselben Unternehmens.

Es gibt keine Veränderungsprozesse ohne Beteiligung und Unterstützung der Mitarbeiterinnen: Das ist einerseits ein Prinzip diakonischen Selbstverständnisses und Selbstbewußtseins und andererseits ein handlungsleitendes Prinzip der Organisationsentwicklung.

---

[4] Der Bericht mit Auswertungsteil kann angefordert werden bei *Diakonie in Düsseldorf*, Langerstr. 201, 40233 Düsseldorf – 0211-7353211 oder IFF palliative care und Organisationales Lernen; s.a. Fußnote 26 im Artikel von Andreas Heller.

Der Verlauf des Projekts „Organisationskultur des Sterbens" wird von nachfolgenden Grafiken illustriert.

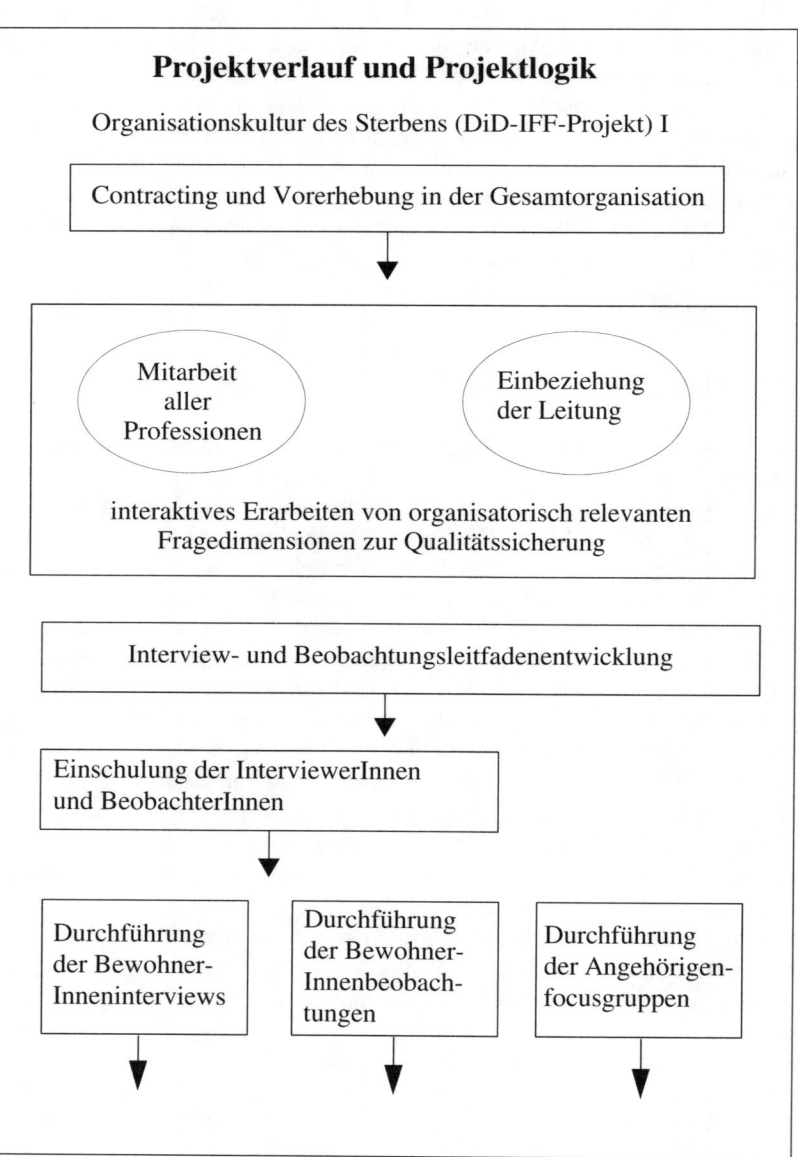

Projektverlauf und Projektlogik

Organisationskultur des Sterbens (DiD-IFF-Projekt) I

Contracting und Vorerhebung in der Gesamtorganisation

Mitarbeit aller Professionen

Einbeziehung der Leitung

interaktives Erarbeiten von organisatorisch relevanten Fragedimensionen zur Qualitätssicherung

Interview- und Beobachtungsleitfadenentwicklung

Einschulung der InterviewerInnen und BeobachterInnen

Durchführung der Bewohner-Inneninterviews

Durchführung der Bewohner-Innenbeobachtungen

Durchführung der Angehörigen-focusgruppen

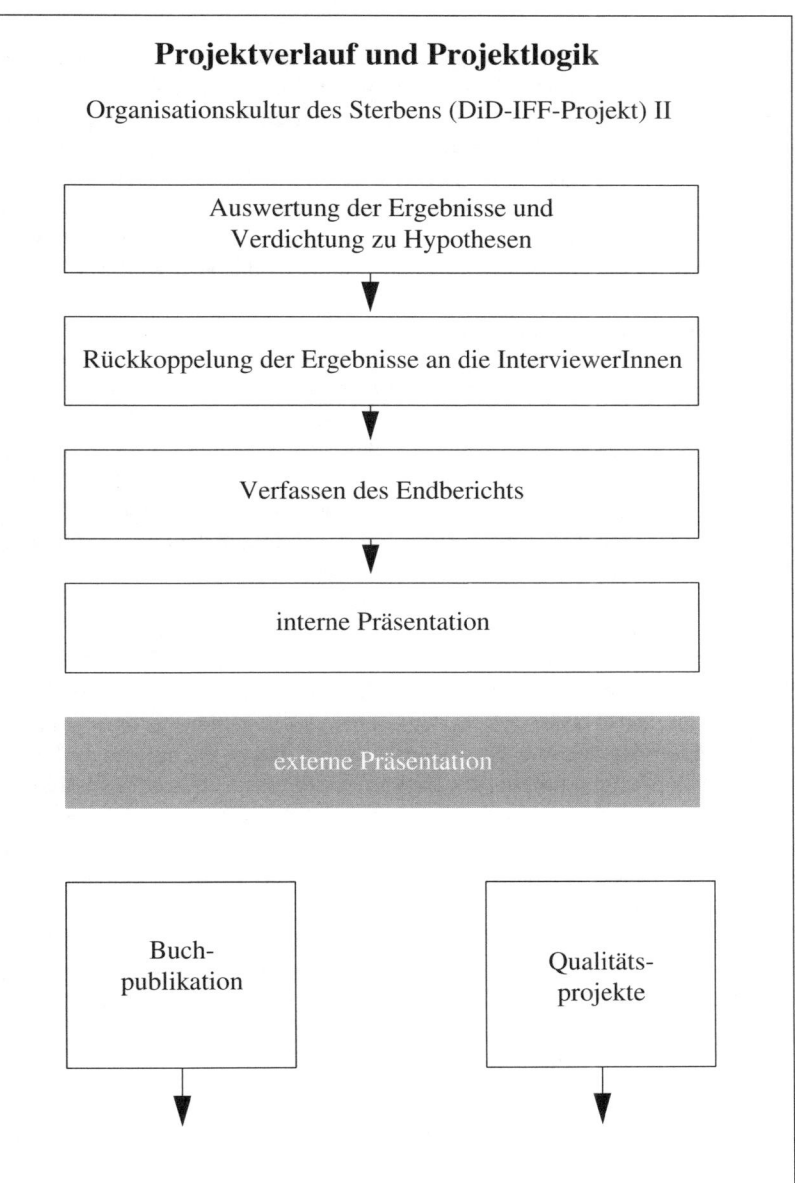

Projektverlauf und Projektlogik

Organisationskultur des Sterbens (DiD-IFF-Projekt) II

Auswertung der Ergebnisse und
Verdichtung zu Hypothesen

Rückkoppelung der Ergebnisse an die InterviewerInnen

Verfassen des Endberichts

interne Präsentation

externe Präsentation

Buch-
publikation

Qualitäts-
projekte

„GUTES STERBEN" – „SCHLECHTES STERBEN"

In den Gesprächen wurde eines besonders deutlich: Sterben ist ein sehr persönliches Thema, das eng mit biographischen Daten und individuell unterschiedlichen Lebenssituationen zusammenhängt. Vorstellungen darüber, wie ein menschenwürdiges Sterben zu erfolgen hat, können nur beschränkte Gültigkeit haben, da die Bedürfnisse der Betroffenen hier höchst unterschiedlich sind. Verschärft wird dies noch dadurch, daß die Unterschiede nicht nur zwischen den verschiedenen BewohnerInnen bestehen, sondern Wünsche und Bedürfnisse auch bei einzelnen Personen oft widersprüchlich angelegt sein können.

Diese individuell auseinanderlaufenden, höchst unterschiedlichen Bedürfnisse nach Angeboten (oder aber auch nach Ruhe vor Angeboten) in entsprechende organisatorische Standards zu übersetzen, ist eine der zentralen Aufgaben und Anforderungen einer Organisation wie *Diakonie in Düsseldorf*. Die zentrale Aufgabe und Organisationsleistung besteht praktisch darin, Individualität zu schützen und zu stützen. Dies ist durch entsprechende Maßnahmen von seiten des Träger, der Leitung, der Einsatzkräfte und im Zusammenspiel zwischen den unterschiedlichen Berufsgruppen zu organisieren.

In unserer modernen, ausdifferenzierten Gesellschaft ist das egalitäre Nebeneinander verschiedener Lebensentwürfe und Kulturen selbstverständlich. Dienstleistungsorganisationen müssen die daraus resultierenden unterschiedlichen Anforderungen aufnehmen und individualisierte „Produkte und Dienstleistungen" anbieten. Dabei darf nicht primär auf das individuelle Engagement der ohnedies oft an der Grenze der Selbstüberforderung arbeitenden MitarbeiterInnen aufgebaut werden: Vielmehr ist, auf die bestehenden Dienstleistungsstandards der Diakonie aufbauend, für weitere entlastende organisatorische Standards zu sorgen, um die schwierige Aufgabe der Abstimmung zwischen sich ausdifferenzierenden Bedürfnissen und leistbaren (das heißt auch: finanzierbaren!) Angeboten der *Diakonie in Düsseldorf* zu erfüllen.

Bei aller Unterschiedlichkeit in den Vorstellungen, was „gutes Sterben" bedeutet, gibt es doch Elemente, die in Gesprächen immer wieder genannt werden: Ein ruhiger, schneller, schmerzfreier und gnädiger Tod. Dazu einige Zitate:

> „Ich möchte abends im Bett einschlafen und am nächsten Morgen nicht mehr aufwachen."

> „Wenn die Zeit und Stunde da ist, ich kann es ja nicht bestimmen, dann muß ich mich damit abfinden und warten, was auf mich zukommt. Am besten wäre natürlich ein Herzschlag oder friedlich einschlafen."

„Wenn ich einen Schlag kriege, dann bin ich weg. Auf einmal weg. Das ist besser. So langsam sterben ist langweilig. Nein, ich fürchte mich nicht. Weil man nichts machen kann. Nur vor den Schmerzen, da fürchte ich mich."
„Schön wäre es, einzuschlafen und im Himmel aufzuwachen."
„Ein guter Tod ist wie eine Narkose, federleicht wie auf Wolken schweben."
Solche Bilder vom Sterben stehen offensichtlich in einem engen Zusammenhang mit der eigenen Biographie. Dies findet in der sozialgeschichtlichen Arbeit mit älteren Menschen immer wieder Beachtung.[5] Die meisten alten Menschen haben Erfahrungen mit dem Tod von Angehörigen gemacht. Wie deren Sterben erlebt wurde, prägt auch nachhaltig die Wünsche bezüglich des eigenen Ablebens. Die folgenden Zitate zeigen, wie sehr Vorstellungen von gutem oder schlechtem Sterben in lebensgeschichtlichen Erfahrungen verwurzelt sind.

„Ich bin 2 x verheiratet gewesen und Witwe geworden und habe den Tod von beiden Männern miterlebt. Vor allen Dingen den Tod bei meinem ersten Mann: Ich hätte ihm keinen besseren Tod wünschen können als den – das ging dermaßen schnell! Er saß am Schreibtisch, ich umarme ihn von hinten. Die Hilfe in der Küche rief mich, sie bat mich um Hilfe, ich lief hinaus, und als ich wieder kam, hatte mein Mann den Platz gewechselt und war ins Nebenzimmer gegangen. Er hat sich vor das Radio gesetzt – (erklärend zu I.:) es gab noch kein Fernsehen – ich rief: Hallo, da bin ich wieder! Er gab keine Antwort. Ich ging heran und merkte, daß er nicht mehr lebte. Für mich war's ein Entsetzen, für ihn das Beste, was man sich vorstellen kann. Meine Hilfe hatte einen Berater, Professor an einer großen Klinik. Sie erzählte ihm, was passiert ist, und als er hörte, was passiert war, wollte er mich am Telefon sprechen. Er sagte nur: Liebe gnädige Frau, es ist für Sie ganz schlimm, das weiß ich, aber für ihn ein wunderbarer Tod, den wir uns alle wünschen. Und dann: Wer wünscht sich das nicht? (P.: wiederholt, diktierend) Wer wünscht sich das nicht? Fragezeichen. (Mit Nachdruck:) Ich jedenfalls!"

„Ich habe einen Bekannten gehabt: er war 92 Jahre. Wir haben uns gegenseitig geholfen, der eine dem anderen, 12 Jahre lang. Und der wollte nach Bonn, wo sein Sohn wohnt, ins Heim. Er hat sich so aufgeregt: Er ist in's Bett gegangen und am Montag war er tot. Für ihn ist das wunderbar, für einen selber... man tröstet sich: es ist ihm sein Wunsch gewesen. So hat der Herrgott ihn erlöst."

Es gibt aber ebenso Erfahrungen mit dem „schlechten Sterben":

„Während meine Schwester in ihrem Zimmer, friedlich und gelöst im Kreis der ganzen Familie gestorben ist, habe ich auch „schlechtes Sterben" bei meinem

---

5 Vergleiche dazu grundsätzlich Gert Dressel, Historische Anthropologie. Eine Einführung, Wien: Böhlau 1998.

47

Mann im Krankenhaus erlebt. Das Sterben hat ein Dreivierteljahr gedauert und war anonym, kalt, würdelos, unpersönlich und unmenschlich."

Es gibt hier ein recht klar konturiertes und relativ einheitliches Bild: Sterben soll schnell, friedlich und schmerzlos passieren. Sterben ist etwas, von dem man möglichst wenig mitbekommen will und das unauffällig vonstatten gehen soll. Man will quasi beim eigenen Sterben nicht dabei sein. Diese Idealbilder deuten möglicherweise auf einen Wunsch nach schützender Distanzierung von Tod und Sterben hin. Fraglich ist natürlich, wie sehr dieses Idealbild vom Sterben der Realität des Sterbens immer entsprechen kann und wie sehr eine Pflegeeinrichtung ein „friedliches" Sterben tatsächlich gewährleisten kann. Es gilt, die schwierige Balance zu halten dazwischen, zwar die Unabwägbarkeit des Sterbens zu akzeptieren, nicht aber fatalistisch die Möglichkeiten einer individuellen und organisatorischen Gestaltung zu vernachlässigen.

SCHMERZFREIHEIT ALS ZENTRALES BEDÜRFNIS STERBENDER

Sterben kann als zunehmende Einengung[6] und schließlich Beendigung der physischen Existenz gesehen werden. Insofern ist Schmerz eine essentielle, massive Beeinträchtigung des körperlichen Erlebens speziell im Bezug auf den Wunsch, das friedliche, schmerzfreie Sterben zu realisieren. Schmerzfreiheit ist bei nahezu allen GesprächspartnerInnen das zentrale Bedürfnis für ein „gutes Sterben".

„Ich will nicht an Schmerzen leiden und möchte richtige Medikamente bekommen!"

„Das wichtigste ist, ohne Schmerzen und ohne Qual zu sterben."

„Die Angst und die Spannung, die durch die Schmerzen entstehen, machen einen kaputt, aber man muß auch damit leben lernen."

Eine sehr untypische, aber vielleicht gerade deswegen interessante Aussage stammt von einem ehemaligen Arzt, der aus seinem beruflichen Hintergrund eine ablehnende Haltung gegenüber Schmerzmitteln hat:

„Meine Mutter hatte große Schmerzen, wollte immer eine Spritze, ich wollte ihre Sinne nicht vernebeln, vielleicht konnte man doch noch etwas tun." (P. ist sehr betroffen, weint.) "Sehen Sie, das lastet immer noch auf meiner Seele und Sie bringen das hoch."

---

[6] Vgl. die Selbstbeschreibung des Sterbens durch Elisabeth Kübler-Ross, Das Rad des Lebens. Autobiographie, München: Delphi 1997.

Dieses Zitat zeigt eine Ambivalenz gegenüber Schmerzmitteln, im Falle dieses Arztes sind sie Gegenstand einer belastenden und unabgeschlossenen traumatischen Erfahrung. Die Ambivalenz zwischen dem Wunsch, keine Schmerzen zu leiden und dem Bedürfnis, bis zuletzt bewußtseinsklar zu bleiben ist offenkundig. Hier muß sorgfältig unterschieden werden zwischen den Wünschen der Sterbenden selbst und den Vorstellungen der Angehörigen und der involvierten medizinischen und pflegerischen ExpertInnen darüber, wie Sterben passieren soll. Die Vorurteile gegenüber der Verwendung von Schmerzmitteln sind auch heute noch sehr verbreitet und brauchen sicherlich eine sorgfältige Auseinandersetzung. Bei der Verwendung der Schmerzskala[7] wurde sichtbar, daß ein Großteil der BewohnerInnen, die darüber Angaben machen, leichte bis mittelstarke Schmerzen haben. Es gibt natürlich auch schmerzfreie GesprächspartnerInnen, aber auch einige Personen mit starken Schmerzen. Die Schmerzen werden offensichtlich in unterschiedlichem Ausmaß heroisch ignoriert oder auch geäußert. Hier ist es letztlich die Frage, welche Standards in *Diakonie in Düsseldorf* gelten sollen. Wenn das Ziel maximale Schmerzfreiheit ist, ist die schmerztherapeutische Versorgung allerdings suboptimal und wäre durchaus noch weiter ausbaubar. Es wurde allerdings die Erfahrung gemacht, daß viele Ärzte und Ärztinnen bezüglich einer schmerztherapeutischen Behandlung oft unangemessen zurückhaltend und auch nicht immer entsprechend qualifiziert ausgebildet sind.

Es wird im Sinne des gegenwärtigen Stands der internationalen Diskussion in der palliativen Geriatrie und der schmerztherapeutischen Versorgung der älteren Menschen sinnvoll und unumgänglich sein, mehr Zeit und Fachlichkeit auf diese Fragen zu richten. Es scheint so, daß die Schmerzversorgung weitgehend von der individuellen Kompetenz des jeweils behandelnden Arztes abhängig ist. Für geriatrische Einrichtungen kann diese individuelle Zufälligkeit in der Schmerzbehandlung keine Dauerlösung sein.

Hier ist dringend ein Projekt zur Schmerztherapie in der palliativen Geriatrie zu empfehlen, in dem in einem interprofessionellen Zugang die Multidimensionalität des Schmerzes berücksichtigt und hohe Standards einer medizinischen Schmerztherapie gewährleistet werden.[8]

Eine organisationale Möglichkeit, die schmerztherapeutische Versorgung zu optimieren, besteht in der Festlegung von Anforderungsprofilen an Ärz-

---

[7] Vgl. den Beitrag von Katharina Heimerl, vor allem S. 103.
[8] Vgl. die Beiträge von Bettina Sandgathe-Husebö und Stein Husebö in diesem Band.

tInnen (z. B. Informationspflicht, geriatrische Ausbildung, Qualifikation für Schmerztherapie), die eine Entscheidungsgrundlage für das Abschließen von Verträgen zwischen der Diakonie und ÄrztInnen bilden können.

EINSTELLUNG ZUR ÜBERWEISUNG INS KRANKENHAUS

Die meisten BewohnerInnen lehnen Überweisungen ins Krankenhaus, vor allem im Zusammenhang mit lebensverlängernden Maßnahmen, nachdrücklich ab. Das heißt aber natürlich nicht, daß medizinische Interventionen bzw. Krankenhausaufenthalte generell abgelehnt werden. Im Gegenteil: Auf eine gute Schmerztherapie wird großer Wert gelegt. Dies überrascht deshalb, weil negative Erfahrungen eine Skepsis gegenüber der Medizin und dem Krankenhaus begründen: Umfassende Sicherung der Lebens- und Sterbequalität scheinen dort nicht gewährleistet zu sein.

Lebensverlängernde Maßnahmen, wie künstliche Beatmung, sind für die meisten der GesprächsteilnehmerInnen beängstigende Perspektiven, die in keiner Relation zu der Qualität eines ruhigen und friedlichen Sterbens stehen, das viel eher in einem Pflegeheim bzw. zu Hause gewährleistet zu sein scheint. Das ist auch ein wichtiges Thema für viele Angehörige. Eine Angehörige erzählt:

> „Irgendwann hat sich bei uns eine fremde Krankenschwester gemeldet und uns gesagt, daß unsere Mutter in ein anderes Krankenhaus verlegt wurde. Das war für meine Mutter ein Schock, denn sie hat auch immer gesagt, daß sie das nicht will, und auch gewußt, daß wir das auch nicht wollen. So einen Schock möchte ich ihr nicht mehr zumuten. Wir haben uns dann damals schriftlich beschwert, haben aber keine Antwort bekommen."

Obwohl in *Diakonie in Düsseldorf* die Überweisung von Sterbenden in ein Krankenhaus unüblich ist, besteht bei den Angehörigen offensichtlich eine gewisse Unsicherheit darüber, wie im konkreten Falle tatsächlich entschieden wird.

Für einige Personen, die zu Hause wohnen und an Einsamkeit leiden, kann es dagegen unter Umständen sehr wohl eine Perspektive sein, im Krankenhaus zu sterben. Hier ist aber offensichtlich nicht das Krankenhaus als medizinische Einrichtung, sondern als sozialer Ort, mit intensiver Versorgung gemeint. Lieber ist man im Krankenhaus, wo man im Dreibettzimmer zumindest nicht alleine ist und gut versorgt wird, als zu Hause, wo man unter Umständen völlig vereinsamt die letzte Zeit verbringt:

I.: „Haben Sie eine Vorstellung, wo Sie ihre letzte Lebenszeit verbringen wollen?"

G.: „Hab' ich noch nicht darüber nachgedacht. Aber wenn Sie mich schon fragen – am liebsten im Krankenhaus, wo für mich gesorgt wird. Ich war da schon 2 mal. Das war gut. 3-Bett-Zimmer mit Frühstück – Bohnenkaffee und ein gekochtes Ei ... Ich möchte lieber im Krankenhaus sterben als alleine."

Die Schnittstelle zur medizinischen Versorgung im Krankenhaus ist ein wichtiges Entwicklungsfeld. Vor allem im Zusammenhang mit organisationsübergreifenden Entwicklungsperspektiven könnten Krankenhäuser, vor allem solche, die palliativmedizinische Stationen haben oder entwickeln wollen, interessante Kooperationspartner sein. Immer wieder scheinen Reibungsverluste durch unterschiedliche und uneinheitliche Formen der Betreuungskontinuität, der Informationsweitergabe, der Dokumentation, etc. zu entstehen. Optimale geriatrische Versorgung bedarf in aller Regel organisationsübergreifender Maßnahmen.

DIE (UN-)GESTALTBARKEIT DES STERBENS UND DIE UNABWENDBARKEIT DES TODES

Viele BewohnerInnen gehen davon aus, daß ihr eigenes Sterben im weitesten Sinne letztlich nicht gestaltbar ist. Eine Haltung des gelassenen Wartens, des sich ins Lebensschicksal Fügens, scheint dem Tod eher zu entsprechen.

„Man muß sich eben damit abfinden, wie es kommt. Das kann man nicht beeinflussen."

„Wie es sein wird, ist die letzte Überraschung im Leben."

„Es liegt alleine in Gottes Hand."

Dieses Wissen um die Unabwendbarkeit des Todes kann sich sowohl aus einem religiös motivierten Gottvertrauen speisen, aber auch aus einem pragmatischen Realismus oder Fatalismus.

„Die Menschen müssen doch mal weg. Es geht nicht unendlich weiter. Man muß sich abfinden können – wie im Krieg."

Vorstellbar ist freilich, daß sich in diesem Zusammenhang ein Lebensmuster der BewohnerInnen als Sterbemuster fortsetzt: Wenn die PatientInnen zeitlebens wenig Möglichkeiten hatten, aktiv ihr Leben zu gestalten, erwarten sie das auch nicht vom Sterben. Das könnte möglicherweise auch ein generationsspezifisches Thema sein. Denn die Interviewten gehören einer Altersgruppe an, die durch Lebensumstände, Schicksal, rigidere Formen sozialer Normativität (Bildungszugänge, Frauenrolle) und politisch-gesellschaftliche Bedingungen (Weltkriege, Aufbauphase, Vertreibung, Flucht) immer wieder gezwungen wurden, auf Situationen zu reagieren, die nur wenig mitgestaltbar waren, ihr Leben umzustellen und aus widrigen Umständen das Beste zu machen.

Gleichzeitig könnte es auch umgekehrt sein: Wenn man sich das ganze Leben um so vieles kümmern mußte, will man zumindest das Sterben passiv über sich ergehen lassen. Wenngleich es zweifellos richtig ist, daß sich die Art des Sterbens in letzter Instanz der medizinischen und pflegerischen Steuerbarkeit entzieht (wobei die Möglichkeiten dazu kontinuierlich steigen), braucht dies nicht zu heißen, daß die sehr wohl gestaltbaren, beispielsweise schmerztherapeutischen, sozialen, religiösen oder organisatorischen Aspekte vernachlässigt werden müssen. Man könnte zugespitzt formulieren: Gerade weil das Sterben zum menschlichen Leben gehört, braucht es heute organisatorische Rahmenbedingungen, um diese Dimension des Menschlichen möglich zu machen. Denn „gutes Sterben" ist eben nicht selbstverständlich. Man muß dafür etwas tun. Für eine Organisation wie *Diakonie in Düsseldorf*, die viel Wert auf eine individuelle, professionelle und organisationskulturelle Gestaltung des Sterbens legt, ist es unter Umständen eine besondere Herausforderung zu akzeptieren, daß viele BewohnerInnen gar kein besonderes Bedürfnis haben, ihr Sterben den eigenen Vorstellungen entsprechend zu gestalten. Hier scheint es wichtig zu werden, auch das Bedürfnis nach Nichtgestaltung zu akzeptieren.

Die Belastung der MitarbeiterInnen, sich mit einem gesellschaftlich abgeschobenen und verleugneten Thema sowohl im Berufsalltag als auch zusätzlich in systematischer Weise im Rahmen des Projekts „OrganisationsKultur des Sterbens" zu beschäftigen, ist jedenfalls nicht zu unterschätzen. Andererseits schaffen das Projekt, die Arbeit miteinander, die unterschiedlichen Formen der Würdigung und des Lernens, ja die Freude daran, „an etwas Wichtigem und Großem" (Ralf Dahrendorf) beteiligt zu sein, auch Entlastung.

Gleichzeitig entsteht im Laufe eines solchen Projekts, mit wachsender interner und externer Öffentlichkeit eine Erwartungshaltung, daß kontinuierlich und qualitativ an den identifizierten Angelpunkten einer verbesserten Versorgung schwerkranker und sterbender Menschen gearbeitet wird. In der Tat gehen Auftraggeber immer wieder ein hohes Risiko ein. Sie stellen sich nämlich selbst unter den Erwartungsdruck, aufgeworfene Fragen auch weiterhin bearbeiten zu lassen. Ein neuer Standard der internen Kommunikation und Kooperation entsteht und wird natürlich als Maßstab an andere qualitätsentwickelnde Maßnahmen herangetragen.

ZWISCHEN DEM WUNSCH, NICHT ALLEINE ZU STERBEN UND DEM WUNSCH NACH SOZIALEM RÜCKZUG

Sehr viele BewohnerInnen wollen nicht alleine sterben. „Nicht alleine" muß nicht unbedingt bedeuten, daß ununterbrochen jemand anwesend sein soll, aber:

„Es soll jemand in der Nähe sein."

„Meine Tochter sollte schon zeitweise da sein, aber ich möchte nicht andauernd jemanden um mich haben."

Man könnte diesen Wunsch als Form einer personalen und professionellen Nähe auf Abruf charakterisieren. Den Vorstellungen einer Betreuung „rund-um-die-Uhr" kann getrost eine Absage erteilt werden. Wichtig ist, Nähe und Unterstützung dann sicherzustellen, wenn sie gefragt sind, bzw. in Situationen, wenn die Betroffenen selbst aktiv keine Signale mehr senden können. Eine aktive professionelle Form der Betreuung und Beobachtung wird notwendig sein, die flexible Aufmerksamkeit erfordert. Wer konkret beim Sterben präsent sein soll, hängt mit der aktuellen Lebenssituation zusammen und ist entsprechend individuell sehr unterschiedlich: Für diejenigen, die Angehörige haben, ist es oft wichtig, daß diese (Kinder, Geschwister, EhepartnerIn ...) sie beim Sterben begleiten. Für andere sind Freunde und Bekannte zentral. Anstatt der genetischen Familie (die manchmal sehr wohl noch existiert) werden die aktuell relevanten und selbst gewählten Beziehungen der Gegenwart wichtig.

Vor allem für Personen, die keine Angehörigen haben oder schon lange im Heim leben, ist die Begleitung durch eine Person aus der Pflege und zum Teil durch FreundInnen aus dem Zentrum wichtig. Das Zentrum ist ihr Zuhause geworden, deshalb sind die Menschen, die hier leben und arbeiten, ihre wichtigsten Bezugspersonen und die „Personen ihres Vertrauens".

Für Personen mit religiösem Hintergrund kann ein geistlicher Beistand wichtig sein.

Einsamkeit ist für viele GesprächspartnerInnen ein zentrales Thema. Während einige sich mehr oder weniger zufrieden mit dem Alleinsein arrangiert habe, leiden andere sehr darunter.

Obwohl der folgende Punkt nur von einer Gesprächspartnerin erwähnt wurde, könnte er dennoch repräsentativ für eine Vielzahl von älteren Menschen mit unzureichenden sozialen Kontakten sein:

„Mein Hund ist für mich gesundheitsstimulierend. Er ist meine beste Medizin!!!"

Manche GesprächspartnerInnen haben bezüglich ihrer Angehörigen auch den Anspruch, an der Initiierung einer Versöhnung zwischen den unter Umständen zerstrittenen Kindern mitzuwirken. Der Bedarf nach einer Beziehungsklärung, Aussprache oder Versöhnung zwischen den BewohnerInnen selbst und ihren Kindern oder anderen Verwandten wurde in den Gesprächen nur sporadisch geäußert. Hier sollte darauf geachtet werden, daß dieser Anspruch nicht zu einer Überforderung aller Beteiligten führt. Beziehungen, in denen sich seit langer Zeit Störungen etabliert haben, sind oft auch im Angesicht des Todes nicht wirklich zu klären. Vielleicht gehört es zu den Idyllen des Sterbens, zu den im „Goldrahmen gesetzten Bildern eines guten Sterbens", daß Menschen versöhnt mit sich, in Einklang mit anderen und in Frieden mit den unmittelbaren Angehörigen sanft entschlafen. Diese impliziten „Leitbilder" des Sterbens prägen den Umgang mit den Sterbenden. Gerade deshalb wird es so wichtig, das eigene Empfinden und Denken zu überprüfen, wahrzunehmen, damit es nicht zur Projektion für andere wird.

Denn es gibt auch BewohnerInnen, die keinen Wert auf die Anwesenheit anderer beim Sterben legen oder das sogar explizit ablehnen. Einige BewohnerInnen wollen beim Sterben „ihre Ruhe haben". Auch die Überzeugung, daß dieser letzte Schritt von ihnen alleine gemacht werden muß, kann wichtig sein. Sterben radikalisiert in diesem Verständnis die Einsamkeit und Unteilbarkeit, eben die Individualität des Menschen.

„Beim Sterben, da kann einem keiner helfen."

„Ich bin da nicht so sensibel: wer da ist, ist da. Am besten nicht so viele Leute, ich will wenigstens beim Sterben meine Ruhe haben. Wenn meine Tochter da wäre, würde mir das genügen. Bloß kein Pfarrer!"

Die Anwesenheit von Bezugspersonen kann an Bedeutung verlieren, weil andere Themen gegenüber den menschlichen Beziehungen in den Vordergrund treten.

„Die Welt muß beim Sterben Stück um Stück unwichtiger werden und soll in den Hintergrund treten. Es muß Freiheit von der Welt gewonnen werden."

„Bei belastenden Familienbeziehungen wäre es entlastend, begreiflich zu machen, daß die Dinge der Welt dabei sind, drittrangig zu werden, und bitte das nun Wichtige zur Sprache kommt."

Diese BewohnerInnen, wollen zwar sehr wohl Besuch bekommen, beim Sterben selbst ist ihnen die Anwesenheit anderer aber nicht wichtig. Die oben zitierte Gesprächspartnerin weist auch darauf hin, daß es für sie eine hilfreiche Entlastung wäre, wenn, speziell bei belastenden Familienbeziehungen, den Angehörigen vermittelt werden könnte, daß für die Sterbenden menschliche Bindungen an Bedeutung verlieren können. Andere persönliche, u. U. spirituell-religiöse Aspekte treten demgegenüber in den Vordergrund. Es gibt auch die sachliche Einschätzung, daß Angehörige beim Sterben fehl am Platz sein können, erst recht dann, wenn man bisher ein schlechtes Verhältnis zu ihnen gehabt hat. Der Wunsch nach Alleinsein kann in der Erfahrung begründet liegen, daß die Angehörigen auch anstrengend sein können:

> „Ich bin nicht sicher, ob die Söhne tatsächlich auch dabei sein sollen, wenn ich sterbe. Meine Kinder machten mir oft Vorwürfe, ich würde alles falsch machen. Das macht mich oft nervös und unsicher. Wenn sie dann weg sind, werde ich sofort ruhiger."

„Ich will nicht zur Last fallen!" ist eine Aussage, die bei den Interviews immer wieder fällt. Aus der Erfahrung des eigenen körperlichen und z.t. geistigen Abbaus, ist für einige BewohnerInnen offensichtlich das Gefühl entstanden, nichts mehr anbieten zu können und sowohl für die Angehörigen als auch für die Pflege nur noch eine Belastung zu sein. Zum Teil merken sie, daß der Umgang mit ihrem Altern und dem Sterben für sie selbst weniger belastend ist als für ihre Angehörigen:

> „Meine Söhne möchte ich nicht beim Sterben dabei haben. Die traurigen Gesichter halten mich nur auf und machen es mir schwer zu gehen!"

> „Mein Neffe ist zu sensibel. Er kann mit dem Tod schwer umgehen, deswegen will ich ihm das nicht zumuten."

> I.: „Und Ihre Verwandten, sollen wir sie benachrichtigen?"

> G.: „Oh (abwinkend), die haben mit sich selbst genug Arbeit! Die sind gewissermaßen gar nicht da für mich."

Diesen GesprächspartnerInnen ist also besonders wichtig, daß ihre Angehörigen durch das Sterben nicht belastet oder gar überfordert werden. Die Betroffenen schützen andere und sich selbst vor spezifischen Belastungen. Sie entwickeln eine rationale Haltung der Verschonung. Auch Personen, die in häuslicher Pflege sind und nur wenig Kontakt zu ihren Verwandten haben, können es stimmiger finden, nicht von diesen begleitet zu werden, sondern von einer bestimmten oder manchmal auch nicht näher bezeichneten Pflegekraft im Pflegeheim oder im Krankenhaus. Hier mag es entlastend sein, Zuwendung nicht auf Basis einer unter Umständen spannungsreichen und potentiell verletzenden emotional begründeten (Familien)beziehung zu erhalten, sondern die Zuwendung und Unterstützung im beruflichen Kontext zu bekommen, womit sie besser annehmbar ist:

„Die MitarbeiterInnen bekommen ja schließlich für ihren Job bezahlt."

I.: „Haben Sie besondere Erwartungen an Ihre Bezugspersonen, Verwandten oder Bekannten, wenn es Ihnen schlechter geht? Sollen dann die Kinder kommen?"

G.: „Eigentlich nicht. Wenn man ins Krankenhaus kommt, ist es selbstverständlicher, daß die Schwestern einem helfen, oder nicht? Dann ist man angewiesen, ist den Ärzten ausgeliefert."

I.: „Wo möchten Sie sterben?"

G.: „Im Krankenhaus, weil ich alleine bin, und ich kann nicht von meinen Kindern verlangen, daß die, wer weiß wie lange, darauf warten."

Manche Interviewten machen ähnliche Aussagen über das Gefühl, für die anderen nur eine Last zu sein. Diese erwecken aber den Eindruck, daß sich dahinter sehr wohl ein starker Wunsch nach Zuwendung, Kontakt und Begleitung verbirgt. Unter Umständen bestehen auch Bezüge zu depressiven Symptomen und/oder großer Enttäuschung aus dem Gefühl, vernachlässigt zu werden. Die Aussage, ohnedies alleine sterben zu wollen und niemanden um sich zu brauchen, kann der Vermeidung einer befürchteten Enttäuschung dienen. Gleichzeitig kann sich dahinter auch eine subtile aggressive Komponente verbergen, im Sinne eines Vorwurfs, nicht genug Zuwendung – weder zur Bewältigung des Lebens noch des Sterbens – zu erhalten.

„BESCHEIDENHEIT" ALS GESCHLECHTS- UND GENERATIONSSPEZIFISCHE DIMENSION

Mehreren InterviewerInnen ist aufgefallen, daß es vielen ihrer GesprächspartnerInnen schwerfällt, Forderungen zu stellen und Wünsche zu äußern. Eine übermäßige Bescheidenheit scheint ein überraschendes Charakteristikum vieler BewohnerInnen zu sein. Hier bietet sich die Überlegung an, daß eine geschlechtsspezifische, aber auch eine generationsspezifische Komponente im Sterben zum Tragen kommt: Generationsspezifisch, da es für die entbehrungsgewohnte Kriegs- und Aufbaugeneration oft ungewohnt ist, ihre Bedürfnisse zu äußern; geschlechtsspezifisch, da es gerade Frauen dieser Alterskohorte schwerfällt, ihre Anliegen als legitim und berechtigt zu erleben und aktiv einzufordern.

Hier dürften Männer viel eher von der Maxime ausgehen, daß sie ja schließlich lange genug gearbeitet haben und damit auch das Recht einer umfassenden Betreuung erworben haben, während Frauen, die der gesellschaftlich wenig honorierten Aufgabe der Kindererziehung und Hausarbeit nachgekommen sind, sich dazu subjektiv weniger berechtigt fühlen. Zu diesem wichtigen Punkt eines geschlechtsspezifisch differenzierten Umgangs mit Sterben und Tod gibt es wenig Forschung.

LEBEN IN DER NÄHE DES TODES

Die Beschäftigung mit dem eigenen Sterben und das Gefühl, dem Tod entweder nahe oder noch sehr fern zu sein, ist bei den BewohnerInnen ebenfalls individuell sehr unterschiedlich. Mehrere GesprächspartnerInnen wiesen allerdings auch darauf hin, wie sehr die Beschäftigung Schwankungen unterworfen ist, die von ihrer Verfassung abhängen: Wenn sie in guter körperlicher Verfassung sind, ist die Beschäftigung mit dem Sterben nicht sehr zentral, wenn sie sich dagegen schlechter fühlen, ist der Tod und die Auseinandersetzung mit ihm entsprechend näher.

Auch für Angehörige sind die häufigen und oft über Jahrzehnte währenden Schwankungen des Gesundheitszustandes ihrer im Heim lebenden Eltern eine zentrale Belastungsdimension. So sehr man den Eltern ein langes Leben wünscht, so sehr sind viele von der allgegenwärtigen Spannung durch das Gefühl, permanent bereit sein zu müssen, um zu jeder Tageszeit bei einer Verschlechterung des Gesundheitszustandes zu ihren Eltern kommen zu können, objektiv und subjektiv überfordert. Das macht es nach der Erfahrung der Angehörigen auch schwierig, die Bedürfnisse von Sterbenden zu identifizieren, weil diese ebenfalls großen Schwankungen unterworfen sind:

„Geht es ihr schlecht, möchte sie möglichst bald sterben. Sobald es ihr besser geht, möchte sie möglichst lange weiterleben."

Es lassen sich vor allem zwei Strategien der Auseinandersetzung mit jeweils unterschiedlichen Konsequenzen beobachten.

Konzentration auf das Leben
Manche Personen haben das Gefühl, gut mit dem Leben abgeschlossen zu haben und gerade aus diesem Grund jeden Tag dankbar entgegenzunehmen. Sie sagen zum Beispiel:

„Ich habe gelernt, für den Augenblick zu leben! Wenn es soweit ist, nehme ich es einfach hin. Ich versuche, jeden Augenblick des Lebens sinnvoll zu gestalten. Meine Tage sind damit ausgefüllt"

Hier können verstorbene Angehörige eine wichtige Rolle spielen:

„Meine Verstorbene Gattin hat vor ihrem Tod gesagt: 'Ich schaue von da oben zu und, wenn ich sehe, daß du Trübsal bläst, dann ist was los!'"

Bei anderen ist der religiöse Hintergrund wichtig:

„Ich nehme den Tag so, wie er kommt und bin Gott dankbar dafür!"

Konzentration auf den Tod

Andere Personen sind stärker auf den Tod als auf den vor ihnen liegenden Lebensabschnitt orientiert. Vom Leben wird nicht mehr allzu viel erwartet:

„Ich bin in einem Alter, wo ich weiß, das Leben liegt hinter mir. Und vor mir liegt nur noch die Phase des Abschied-Nehmens. Und ich weiß: Gott vergißt mich nicht! Ich möchte mit dem Herrn Jesus sterben.".

„In unserem Alter steht man doch schon mit einem Bein im Grab."

Das Sterben kann bei dieser Strategie als spirituelle, aber auch als körperliche Erlösung etwa von starken Schmerzen gesehen werden. Einige BewohnerInnen hoffen auf einen baldigen Tod.

Es gibt auch Personen, die sich bisher noch kaum mit dem Sterben beschäftigt haben. Das kann verschiedene Ursachen haben. Entweder führt gute körperliche Verfassung zu der Einschätzung, vom Sterben noch so weit entfernt zu sein, daß genug Zeit bleibt, sich später damit zu beschäftigen. Lebensaktivitäten können hier im Vordergrund stehen:

„Ich habe so viel zu tun, da habe ich keine Zeit über das Sterben nachzudenken."

Auf der anderen Seite können natürlich auch Verdrängung und Angst vor der Beschäftigung dahinterstecken. Diese sollten aber ebenso als legitime Umgangsformen mit dem Sterben verstanden werden.

Interessant war auch die Beobachtung der InterviewerInnen, daß einige Personen schon Erfahrungen mit dem „Beinahe-Sterben" gemacht haben und daß sich diese Erfahrung auf die Beschäftigung mit dem Sterben unterschiedlich auswirken kann: Manche Personen, die schon einmal beinahe gestorben sind, haben die Auseinandersetzung mit ihrem Sterben damit schon bis zu einem gewissen Grad geleistet und blicken gelassener ihrem Tod entgegen. Auf der anderen Seite berichtete auch eine Gesprächspartnerin, die schon häufig unter lebensbedrohenden Umständen im Krankenhaus war, daß ihre Gelassenheit gegenüber dem Tod verschwindet, sobald sie sich im realen Todeskampf befindet.

KÖRPERBEZOGENE BEDÜRFNISSE

Körperliche Unversehrtheit ist ein zentrales Moment des Wohlbefindens. Sie hängt einerseits mit dem Bedürfnis nach Schmerzfreiheit, aber auch mit dem Bedürfnis, möglichst lange für sich selbst sorgen zu können, zusammen. Insofern gibt es für viele GesprächspartnerInnen ein großes Bedürfnis nach Sauberkeit und Hygiene bis zum Schluß. Vermutlich gibt es eine Angst, zunehmend zu ‚verwahrlosen‘, je näher man dem Tod kommt. Pediküre und Maniküre sind z. B. für eine Bewohnerin eine ganz zentrale Bedingung für Wohlbefinden. Inkontinenz kann eine sehr unangenehme und mit Scham besetzte Beeinträchtigung sein. Hier wird in sehr grundsätzlicher Weise erfahren, zunehmend die Kontrolle über den eigenen Körper zu verlieren. Auch Mobilität ist ein zentrales Element des körperlichen Wohlbefindens.

> „Einmal muß man ja sterben, aber ich möchte nicht jahrelang im Bett liegen oder vielleicht gelähmt sein."

Speziell für Personen, die im Rollstuhl sitzen, ist es wichtig, selbständig oder in Begleitung Spaziergänge zu machen.

Das Essen soll natürlich auch noch immer schmecken. Eine Bewohnerin weist darauf hin, wie wichtig es ihr ist, genug Zeit für das Essen zu haben und sich dabei – entsprechend ihrer Vorliebe – nicht beeilen zu müssen. Eine andere Gesprächspartnerin, die zu Hause mit „Essen auf Rädern" versorgt wird, meint:

> „So ein furchtbarer Fraß! So lieblos und schmeckt schlimmer als Stroh! Aber ich kann nicht mehr selber kochen und bin froh, daß ich den Fraß kriege!"

Der Umstand, nicht mehr alleine für sich sorgen zu können, macht es schwieriger, die im bisherigen Leben gewohnten Standards einzufordern.

Das tägliche Lesen der Zeitung ist bei einigen (interessanterweise ausschließlich männlichen) Gesprächspartnern eine wichtige Voraussetzung für Wohlbefinden. Hier trifft sich der Wunsch, körperlich nicht beeinträchtigt zu sein (gut sehen), mit dem Wunsch, an liebgewonnenen Routinen festhalten zu können und weiterhin mit dem Tagesgeschehen verbunden zu sein.

EXKURS: DIMENSIONEN DER BEFINDLICHKEIT VON VERWIRRTEN UND
NICHT-ANSPRECHBAREN BEWOHNERINNEN

Wichtige Erfahrungen wurden auch mit BewohnerInnen gemacht, mit denen Gespräche nicht möglich sind. Bei den Beobachtungen ist es gut gelungen, Wohlbefinden und Unwohlbefinden von nicht unmittelbar ansprechbaren Patientinnen zu operationalisieren. Offensichtlich gibt es beobachtbare Kommunikationsformen von Personen, die sich nicht verbal äußern können. Wichtige Kriterien und Beobachtungsdimensionen dabei sind:

- Stimmlage,

- Blickkontakt,

- Lächeln,

- Selbstvergessenes Spielen,

- Bereitschaft, das Bett zu verlassen.

Als wichtige Rahmenbedingungen für das Wohlbefinden der BewohnerInnen konnten folgende Dimensionen beobachtet werden

- Interaktion (ruhiger verbaler Kontakt, Zuneigung, Körperkontakt),

- Stabilität (Berücksichtigung des gewohnten Rhythmus, keine örtlichen Veränderungen),

- Ruhe (Ausstrahlen von Ruhe und Gelassenheit, keine Aufregung).

Auf der anderen Seite wurden Situationen beobachtet, die Auslöser für Unwohlsein und Krisen sein können:

- alle Störungen in dieser sicheren Stabilität,

- Duschen und Baden,

- Körperliches Leiden, das nicht adäquat ausgedrückt werden kann (z. B. Verdauungsprobleme),

- Abführen,

- Zigarettenentzug,

- Streß der MitarbeiterInnen.

Bei den BewohnerInnen, mit denen auf Grund ihres schlechten körperlichen und/oder geistigen Zustands kein Gespräch geführt werden konnte, gab es offensichtlich gerade beim Thema Hygiene einen qualitativen Wendepunkt in der Befindlichkeit und in den Bedürfnissen. Während bei noch geistig und körperlich regen GesprächspartnerInnen das Duschen und Baden eine wichtige Voraussetzung für körperliches Wohlbefinden ist, wird es bei massiv eingeschränkten BewohnerInnen zu einer permanenten Quelle von Unbehagen. Die Hygiene verliert an Bedeutung und Waschen kann nahezu archaische Grundängste mobilisieren.

„Sie schreit, kratzt, kneift und schlägt um sich beim Waschen morgens und abends."

„Fr. X. schreit lang anhaltend und laut und ist nicht zu beruhigen. Sie schimpft und droht z. B. nach dem Baden."

Auch die (wohldosierte) Mobilität, die für viele BewohnerInnen hohe Bedeutung hat, ist für Demente eher etwas Irritierendes. Die vertraute Umgebung wird labilisiert. Unbehagen und Krisen können ausgelöst werden.

Beim Umgang mit BewohnerInnen, mit denen eine direkte Kommunikation nicht möglich ist, geht es vor allem darum, das Spannungsverhältnis zwischen subjektiver Lebensqualität (die sich z. B. im Verzicht auf Baden äußern kann) und pflegerischen und hygienischen Standards auszubalancieren. Schwierig ist das nicht zuletzt deshalb, weil zahlreiche pflegerische Maßnahmen zwar aktuell unangenehm sein können, aber mittelfristige nachhaltige Verschlechterungen der Lebensqualität durch z. B. Wundliegen oder Hautentzündungen unterbinden.

DIE RÄUMLICHE UMGEBUNG

Als räumliche Umgebung für ihr Sterben wünschen sich die meisten GesprächspartnerInnen ihre gewohnte Umgebung. Für Personen, die zu Hause wohnen, ist dies ihr dortiges Zimmer. Für diese kann bereits die Umsiedlung in ein Heim eine große Belastung und ein erster „sozialer Tod" sein, der sich im Aufgeben der eigenen Selbständigkeit, des selbstgewählten Kontakts mit Bekannten und Verwandten, sowie vieler persönlicher Gegenstände äußert.

Personen, die in einem Heim wohnen, wollen in ihrem Zimmer bleiben, das sie oft individuell gestaltet haben. Manche geben auch an, daß die Zimmerbewohnerin gerne ebenfalls da bleiben soll. Für andere HeimbewohnerInnen wiederum ist ein Einzelzimmer ein vordringliches Anliegen. Mehrmals geäußert wurde der Wunsch, aus dem Fenster ins Grüne schauen zu können. Eine Person weist auf die Wichtigkeit von Musik in ihrem Leben hin

und kann sich sehr gut vorstellen, mit Kopfhörern zu sterben und dabei Bach oder Händel zu hören („Musik als Himmelsleiter").
Unterschiede bestehen auch hinsichtlich der Frage, ob das Zimmer für das Sterben besonders gestaltet werden soll. Einigen Personen sind Blumen oder auch Kerzen sehr wichtig. Andere wiederum legen großen Wert darauf, daß ihr Zimmer nicht besonders geschmückt werden soll. Das Sterben ist demnach nicht besonders zu gestalten, sondern möglichst eng an die Alltagsroutine anzuknüpfen. Durch eine besondere Gestaltung des Raums wird der bevorstehende Tod eher akzentuiert. Wie sehr BewohnerInnen an ihren eigenen bevorstehenden Tod erinnert werden wollen, ist individuell sehr unterschiedlich. Einigen GesprächspartnerInnen ist es gleichgültig, ob der Raum besonders gestaltet ist oder nicht. Das Aussehen und die Gestaltung des Raumes sind irrelevant.

BEDEUTUNG VON RELIGION BEIM STERBEN

Schon in den bisherigen Punkten haben sich meistens große Streuungen und individuelle Unterschiede in den Wünschen und Bedürfnissen gezeigt. Gerade beim Thema Religion ist diese Verschiedenheit natürlich besonders offensichtlich. BewohnerInnen verschiedener Konfessionen (bzw. auch Konfessionslose) leben und sterben in den Heimen. Die Palette reicht von tiefer religiöser Verwurzelung bis hin zur völligen Ablehnung von Kirche und Religion.
Diese verschiedenen religiösen oder auch a-religiösen Weltanschauungen zu respektieren, ist eine Aufgabe, die sich den MitarbeiterInnen der *Diakonie in Düsseldorf* täglich stellt. Einem Teil der GepächspartnerInnen ist eine religiöse Begleitung sehr wichtig. Religion, sei es evangelisch, sei es katholisch (andere Glaubensrichtungen waren in den Gesprächen anscheinend nicht vertreten), war für die meisten dieser Gep[r]ächspartnerInnen Zeit ihres Lebens wichtig. Gerade angesichts des Todes bleibt es bedeutsam, mit christlichen Abschiedsritualen, z. B. gemeinsamem Beten, Krankensalbung, letztem Segen und mit einem Gespräch mit dem Pfarrer, einem Pastor oder einer Pastorin das Leben auch religiös zu beschließen. Es gibt manchmal persönlich bewegende Erfahrungen, die für ein Sterben im Einklang mit dem Glauben als Vorbild dienen.

> „Der Papa hat den Pfarrer kommen lassen. Und die geweihten Kommunionskerzen waren angezündet. Und der Arzt hat gesagt: Der Papa hat Krebs, da soll man ihm jeden Wunsch erfüllen, und er darf essen, was er will. Und der Pfarrer

hat ihm die heilige Kommunion gereicht, und danach hatte er mit dem Leben abgeschlossen und ist gestorben. So ein Ende wünsche ich mir!" Auf der anderen Seite stehen scharfe Abgrenzungen gegenüber Religion. Personen, denen während ihres bisherigen Lebens Religion nicht wichtig war oder die sehr schlechte Erfahrungen mit Vertretern der Kirche gemacht haben, könnten speziell in einer Versorgungseinrichtung in konfessioneller Trägerschaft Angst vor religiösen Übergriffen haben.

> „Bloß kein Pfarrer!"

> „Ich möchte keine religiöse Sterbebegleitung. Ich bin vor Jahren aus der Kirche ausgetreten." Im Krieg sagte der Pastor: „Es gibt nur drei wichtige Männer auf der Erde: 1. Moses, 2. (Name hat P. vergessen) und 3. Adolf Hitler, nach dem Krieg habe ich den Pastor zur Rede gestellt, aber der hat alles abgestritten, dann sind meine Mutter und ich aus der Kirche ausgetreten, das war mehr auf persönlicher Basis als auf der Lehre an sich. Ich möchte keinen Pastor hier haben."

Eine weitere Gruppe von Gesprächspartnerinnen versteht sich zwar nicht als religiös. Im Zusammenhang mit ihrem Tod wünschen sie (quasi „sicherheitshalber") seelsorgerischen Beistand oder ein Gespräch mit Pfarrer oder einer Pastorin.

> „Ich bin nicht sehr religiös, aber man weiß ja nicht?... ich möchte die letzte Ölung, (nachdenklich) ich habe noch mit niemandem darüber gesprochen."

Umgekehrt gibt es auch das Phänomen, daß Personen, die an sich sehr religiös sind, dennoch keinen großen Wert auf einen Besuch durch den Pfarrer legen. Unter Umständen ist für sie das Thema „Glauben" so persönlich, die religiöse Beziehung zu Gott so unmittelbar, daß es der Vermittlung durch einen Pfarrer nicht bedarf.

> I: „Möchten Sie, daß der Pfarrer kommt, wenn Sie sterben?" (I. weiß, daß G. abends betet, während den Pflegeeinsätzen spricht sie immer wieder von ihrem Glauben). G (abwehrend): „Ach was, mit dem komm ich auch nicht in den Himmel! Was soll ich denn mit dem Pfarrer, der kann mir auch nicht helfen, wenn ich sterbe! Ich werde meine Zukunft Gott überlassen – wer soll mir denn sonst helfen?!? Kein Mensch!! Wenn der gerade da ist, dann ist es schön – oder Du – (Pause) aber das ist bestimmt nicht so."

Eine Aussage, die zwar nur einmal gemacht wurde, die aber trotzdem gerade für christliche Versorgungseinheiten wichtig sein könnte, ist die folgende:

> „Ich würde es niemals wagen, den immer so vielbeschäftigten Pfarrer um Sterbebegleitung zu bitten."

Dieses Zitat zeigt, daß die Schwelle, um seelsorgerischen Beistand zu bitten, zumindest für zurückhaltende BewohnerInnen tendenziell zu hoch sein könnte. Gleichzeitig sollte im Blick bleiben, daß Personen, die kein Interesse an seelsorgerischer Sterbebegleitung haben, sich nicht bedrängt fühlen. Ein Engpaß bezüglich der seelsorgerischen Begleitung besteht nach Einschätzung der InterviewerInnen dahingehend, daß die religiöse Eingebundenheit in die Gemeinde auf Grund von brüchigen Strukturen nur noch unzureichend gegeben ist. Hier gibt es die Erfahrung, daß die Gemeindepfarrer auf Grund von Zeitmangel nur noch wenig Kontakt mit den Gläubigen haben und deswegen eine seelsorgerische Sterbebegleitung schwierig sein könnte. Ähnlich wie bei der Raumgestaltung ist es für einen Teil der GesprächspartnerInnen sehr wichtig, wenn sie sterben, religiöse Symbole wie Kerzen oder ein Kreuz um sich herum zu haben. Andere wiederum – selbst an sich religiöse Menschen – wollen keine allzu zu „festliche Stimmung"

> „Der Pastor soll mich besuchen. Ich möchte mit der Schwester beten, aber bitte keine Kerzen, keine festliche Stimmung."

Unter Umständen wird das sogar schriftlich festgelegt

> „Der Pfarrer darf einmal kommen, um ein gemeinsames Gebet zu sprechen. Keine letzte Salbung, kein ewiges Licht, kein Kreuz. Diese Wünsche sind schriftlich festgehalten und sollen auch berücksichtigt werden."

Das Unbehagen gegenüber einer religiösen Stimmung könnte deswegen bestehen, weil das Rufen des Pfarrers oder das Anzünden von Kerzen als Zeichen gesehen wird, abgeschrieben zu werden. Hier wirkt die archaische Verknüpfung von Todesnähe und Präsenz des Pfarrers nach, wie sie ja über lange Zeit in den großen Kirche auch praktiziert wurde, wobei die Geistlichen faktisch in die Rolle des „Todesengels" kamen.[9]

> „Auf keinen Fall den Pfarrer rufen, weil man dann weiß, daß es jetzt so weit ist."

Neben der Frage nach dem Wunsch nach seelsorgerischem Beistand und religiösen Symbolen in der Todesstunde, tauchen religiöse Themen immer wieder in anderer Form bei mehreren Gesprächen auf:

- Was kommt danach?
- Wird das Leben nach dem Tod besser sein?
- Gibt es den lichten Tunnel?
- Gibt es einen Gott?
- Was ist der Himmel?

---

[9] Vgl. Andreas. Heller, Ganzheitliche Lebenspflege. Für ein Miteinander von Krankenpflege und Krankenseelsorge, Düsseldorf: Patmos 1989.

Religiöse Themen können am Lebensende verstärkt mobilisiert werden, wenn die Rahmenbedingungen es erlauben. Beobachtungen aus der Onkologie und palliativen Versorgung belegen, daß die „religiöse Frage" sich oft erst dann ergibt oder erst dann gestellt wird, wenn ein gutes Maß einer körperlichen Schmerzversorgung gefunden ist.

DER TOD KOSTET DAS LEBEN – UND GELD

a) Finanzielle, rechtliche und organisatorische Fragen

Die Regelung finanzieller, rechtlicher und organisatorischer Fragen für die Zeit nach dem Tod ist für viele GesprächspartnerInnen wichtig und entlastend. Zentrale Themen dabei sind z. B. das Testament, Klärung des Nachlasses, Finanzierung der Bestattung.

Finanzielle Aspekte gewinnen eine Brisanz auch dadurch, daß viele BewohnerInnen durch die gesellschaftlich vermittelte Vorstellung, wonach alte Menschen sozialpolitisch eine Belastung darstellen, mitgeprägt sind. Für BewohnerInnen kann es etwas äußerst Demütigendes sein, nachdem sie Zeit ihres Lebens solide und sparsam gewirtschaftet haben, den teuren Heimplatz durch den Verkauf der eigenen Wohnung finanzieren zu müssen oder auf Zuschüsse der Angehörigen oder der Sozialhilfe angewiesen zu sein.

Einige GesprächspartnerInnen reagieren eher indifferent auf die Frage nach finanziellen, rechtlichen und organisatorischen Aspekten und verlassen sich darauf, daß ihre Angehörigen die Regelung der anfallenden Formalitäten nach ihrem Tod schon übernehmen werden. Andere Personen geben an, daß es ihnen schlicht und einfach relativ gleichgültig ist, was nach ihrem Tod mit ihnen passiert, da es für sie selbst ohnedies nicht mehr relevant sei, sondern höchstens für die Hinterbliebenen.

„Und wie soll das Grab aussehen?"

„Wie das aussehen soll, ist mir vollkommen egal, alles, was nach meinem Tode kommt, ist mehr oder weniger nur ein Blickfang für andere Leute."

Es scheint große Unterschiede im Bedürfnis zu geben, die Zeit nach dem Tod zu regeln. Beide Haltungen sind verständlich und verlangen nach entsprechenden Angeboten: Während für Personen, denen eine Regelung sehr wichtig ist, und die diese bisher noch nicht (ausreichend) getroffen haben, direkte Unterstützung und rechtliche Aufklärung hilfreich sind, ist für Personen, die sich mit der Zeit nach dem Tod nicht beschäftigen wollen oder können, eine Kooperation mit den Angehörigen notwendig.

b) Das Grab

Während es für einige GesprächspartnerInnen klar ist, daß sie in das vorhandene Familiengrab kommen werden, gibt es doch auffallend viele, die eine anonyme Bestattung wünschen. Das sind oft diejenigen, die keine Angehörigen haben. Die anonyme Bestattung wird meist um so entschiedener verlangt, je dünner bzw. problematischer das soziale Netz ist. Auf der anderen Seite kann eine anonyme Bestattung auch gewünscht sein, um die Angehörigen zu entlasten. Wobei gelegentlich auch Bedauern oder Anklage „zwischen den Zeilen" zu lesen sind.

> „Ich will niemandem die Pflege des Grabes zumuten."

Dies kann aber auch für die Angehörigen schwierig sein, weil ihnen die Anhaltspunkte für Trauer und Abschied verweigert werden.

c) Verabschiedungsritual im Heim

Für HeimbewohnerInnen ist die Verabschiedung innerhalb des Heims unterschiedlich relevant. Für Personen, die im Haus nur wenige und lose Kontakte geknüpft haben, ist die Verabschiedung natürlich weniger wichtig, während für Personen, für die das Heim eine wichtige soziale Heimat geworden ist, die Verabschiedung ein bedeutsames und stimmungsvolles Abschiedsritual ist. Sie ermöglicht es auch denjenigen, die für das Begräbnis nicht mehr mobil genug sind, sich von den Verstorbenen zu verabschieden.

> „Daß ihr das Abschiedsritual im Haus macht, finde ich schön, denn wir kommen doch nicht mehr auf den Friedhof zur Beerdigung."

> „Na klar, hätte ich gerne eine Trauerfeier für mich im Wohnheim. Da gucke ich dann von oben zu. Es ist schön, daß man nicht einfach so verschwindet."

d) Körperlichkeit nach dem Tod

Der eigene Körper ist bei einigen GesprächspartnerInnen (vermutlich ebenfalls in engem Zusammenhang mit der eigenen Biographie) unterschiedlich wichtig. Es kann das Bedürfnis bestehen, den Körper der Gemeinschaft zur Verfügung zu stellen und quasi „weiterzuverwerten" (Organspenderausweis). Im Gegensatz dazu ist auch der nachdrückliche Wunsch zu hören, den eigenen Körper der Forschung nicht zur Verfügung zu stellen. Vielleicht steht hinter diesem Wunsch ein Bedürfnis „ganz" zu bleiben.

> „Ich will nicht zerstückelt werden und auch nicht verbrannt!"

Für solche Themen ist die Patientenverfügung ein sehr geeignetes Mittel. Mehrere Personen beschäftigen sich damit, was sie nach dem Tod für ein Sterbehemd haben werden. Es ist ihnen wichtig, auch nach dem Tod schön hergerichtet zu sein.

„Wenn ich gestorben bin bzw. meine Frau, möchten wir gerne in unserer Hochzeitsgarderobe beigesetzt werden. Dafür haben wir sie aufbewahrt."

Mobilisierung anderer Tabus

Zwei nicht-stattgefundene Interviews wurden ebenfalls dokumentiert. Hier war es interessant, daß nach dem Ablehnen des Gesprächs über das Sterben, der anschließende unsystematische Gesprächsverlauf unwillkürlich dennoch zu anderen zentralen Tabuthemen führte: Attraktivität und Sexualität. Eine potentielle Gesprächspartnerin thematisierte Homosexualität und den unterschiedlichen Umgang damit in der katholischen und evangelischen Kirche, eine andere problematisierte die eigene körperliche Attraktivität, und worin sie sich durch eine Brustamputation beeinträchtigt fühlt. Die Interviewerin pointiert die sich hier anbietende Hypothese:

„Vielleicht hat hier das offene Ansprechen des einen Tabuthemas (Sterben) das Gespräch über ein anderes Tabuthema (Sexualität) in Gang gebracht? Oder müssen erst noch andere offene Fragen angegangen werden, bevor Gedanken über das eigene Sterben möglich werden?"

ZUSAMMENFASSENDE HYPOTHESEN

Sterben ist wie Leben: Intim und höchst persönlich sowie von Mensch zu Mensch individuell verschieden. Welche Vorstellungen bezüglich des Sterbens existieren und wie stark das Bedürfnis nach Auseinandersetzung mit dem Thema ist, hängt unter anderem von der Lebensgeschichte und den Erfahrungen, die bisher mit dem Sterben – etwa von Angehörigen – gemacht wurden, ab.

Dennoch gibt es einen roten Faden bezüglich der Bilder von „Gutem Sterben": Es ist schmerzfrei, schnell, begleitet in gewohnter Umgebung, mit meist genauen Vorstellungen über den Regelungsbedarf für die Zeit nach dem Tod.

Schmerzfreiheit

Schmerzfreiheit ist das zentrale und am häufigsten geäußerte Bedürfnis von Sterbenden. Dabei wird deutlich, daß die schmerztherapeutische Behandlung noch weiter ausgebaut werden sollte. Die passende Vergabe von schmerzlindernden Medikamenten ist noch immer nicht gewährleistet. Begründet liegt das in der meist unzureichenden palliativ-geriatrischen Ausbildung der Ärzte und Ärztinnen sowie in ideologischen Vorbehalten, Medikamente mit Suchtpotential zu verschreiben. Neben der Schmerzfreiheit treten auch andere Bedürfnisse nach körperlicher Unversehrtheit in den Vordergrund. Solche körperlichen Bedürfnisse sind etwa: Sauberkeit und Hygiene bis zum Schluß, maximale Mobilität und die Möglichkeit, gewohnte liebgewonnene Tätigkeiten, wie das Zeitunglesen, so lange wie möglich ohne fremde Hilfe auszuführen.

Schnelligkeit

Eng verbunden mit dem Wunsch nach Schmerzfreiheit ist der Wunsch, „wenn es soweit ist", möglichst schnell, das heißt aber auch ohne allzu lange und bewußte Beschäftigung damit, sterben zu können. Das heißt für Pflegeeinrichtungen, als Organisation akzeptieren zu müssen, daß nicht immer das Bedürfnis nach einer sehr bewußten Auseinandersetzung mit dem Sterben gegeben ist, bzw. daß diese oft ambivalent ist.

Begleitung

Ein bedürfnisorientierter Sozialkontakt in Form von „Sterbebegleitung" ist ebenfalls zentral. Der Wunsch, nicht alleine zu sterben, heißt nicht unbedingt, daß kontinuierlich jemand anwesend sein soll, sondern vielmehr, daß Nähe zu relevanten Bezugspersonen auf Abruf möglich ist. Ob diese Bezugspersonen Angehörige, Freunde und Freundinnen oder Pflegepersonen aus dem Heim sind, ist dabei sehr unterschiedlich und hängt auch stark von der Beziehungsdynamik im sozialen und familiären Kontext ab. Die Anwesenheit von Angehörigen bei einer sehr schwierigen Familiendynamik kann u. U. mehr Belastung als Unterstützung sein.

Auch für die Angehörigen ist die Anwesenheit beim Sterben ein wichtiges Thema: Einerseits besteht oft der Wunsch, beim Sterben dabei zu sein – sei es aus eigenem Antrieb, sei es auf Grund eines geäußerten oder vermuteten Wunsches des sterbenden Angehörigen. Andererseits ist es klar, daß permanente Anwesenheit in aller Regel praktisch nicht möglich ist.

Religiöse Sterbebegleitung wird entsprechend des jeweiligen religiösen oder auch a-religiösen Hintergrundes sehr unterschiedlich gesehen. Während eine seelsorgerische Begleitung von religiösen Menschen oft stark gewünscht wird und ein aktiveres Angebot für diese hilfreich wäre, haben a-religiöse Menschen unter Umständen Angst vor religiösen Übergriffen an ihrem Lebensende.

Umgebung

„Gutes Sterben" soll eng mit der Alltagsroutine verbunden sein. Das heißt, daß es in der gewohnten Umgebung passieren soll. Das kann zu Hause sein oder im Heim, das für die meisten Bewohner und Bewohnerinnen zum Zuhause geworden ist. Dementsprechend groß ist für viele Menschen das Unbehagen, im Krankenhaus zu sterben. Das Krankenhaus repräsentiert eine ungewohnte und anonyme Organisation, von der unklar ist, ob sie die gewünschte Lebens- und Sterbequalität gewährleistet. Lebensverlängernde Maßnahmen, die die Qualität des Lebens sehr beeinträchtigen, werden von den meisten Personen abgelehnt.

Regelungsbedarf

Ein weiteres Thema ist die Regelung finanzieller, rechtlicher und organisatorischer Fragen für die Zeit nach dem Tod, z. B. Testament, Nachlaß, Bestattung. Das Bedürfnis, diese Dinge zeitgerecht zu ordnen oder sich auch bewußt damit nicht beschäftigen zu wollen, ist unterschiedlich ausgeprägt.

Nichtkommunizierbare Bedürfnisse

Eine besondere Situation besteht hinsichtlich der Bedürfnisse von Personen, mit denen Gespräche auf Grund deren Gesundheitszustandes nicht möglich sind. Hier konnte beobachtet werden, daß Interaktion, Stabilität und Ruhe Rahmenbedingungen für Wohlbefinden sind, während Störungen derselben Unwohlsein und Krisen auslösen können.

Angehörige

Auch Angehörige, ebenfalls wichtige „KundInnen", haben Bedürfnisse und brauchen Unterstützung beim Tod ihrer Verwandten. Dadurch entsteht eine komplexe, aber unverzichtbare Doppelperspektive.

Für engagierte Angehörige ist es oft ungewohnt, über ihre eigenen Bedürfnisse und Wünsche zu sprechen, da die Orientierung stark auf den sterbenden Verwandten ausgerichtet ist. Für sie sind Kommunikationsorte wichtig, an denen über das Sterben geredet werden kann. Speziell das Sprechen mit dem sterbenden Verwandten über dessen bevorstehenden Tod wird als ebenso wichtig, wie schwierig beschrieben. Ferner soll der Informationsfluß zwischen ihnen und der Pflegeeinrichtung funktionieren. Die Information soll dabei in beide Richtungen fließen. Einerseits wollen sie über den relevanten medizinischen, sozialen und pflegerischen Zustand ihres Angehörigen informiert werden. Andererseits wünschen sie sich aber auch eine verstärkte Nutzung ihrer Erfahrungen durch die Einrichtung.

Je besser eine bedarfsgerechte Betreuung ihrer sterbenden Verwandten gegeben ist, desto größer ist die Entlastung für die Angehörigen

KONSEQUENZEN

Um Individualität gewährleisten zu können und um einen intimen und persönlichen Rahmen sicher zu stellen, müssen entsprechende organisatorische Rahmenbedingungen dafür hergestellt werden. Diese haben unterschiedliche Ausprägungen:

- es gilt zunächst die Bedürfnisse und individuellen Dimensionen im Kontext eines strukturierten Aufnahmegesprächs zu erfassen

- die Einsichten müssen in Maßnahmen übersetzt werden

- gleichzeitig braucht es eine Abstimmung zwischen den Erwartungen seitens der Klienten und den Möglichkeiten des Trägers des jeweiligen Hauses, diese Erwartungen zu erfüllen

Bestimmte Themen wiederholen sich (Schmerztherapie, Information. Kommunikation, Gestaltung der räumlichen, zeitlichen, religiösen und sozialen Dimensionen). Um der individuellen Situation gerecht zu werden, braucht es organisationsbezogene Gesamtlösungen, Grundlagen und Entscheidungen von Trägerseite.

Es empfiehlt sich, die Perspektiven der Betroffenen, der Angehörigen, der Leitung und des Trägers in intelligenter Form regelmäßig aufeinander zu beziehen. Was heute gültig war, kann morgen bedeutungslos sein.

Die Beschäftigung mit dem Thema ,Sterben' führt notwendigerweise zu einem permanenten Balancieren zwischen den Polen „Ungestaltbarkeit" und „Gestaltbarkeit". Einerseits verweist das Sterben, für Sterbende, deren Angehörige sowie die professionell damit Befaßten auf die Beschränktheit der Gestaltungsmöglichkeit. Trotz aller medizinischer Möglichkeiten ist der Tod noch immer „die letzte Überraschung des Lebens" und entzieht sich einer menschlichen Steuerung.

Gleichzeitig lassen sich Rahmenbedingungen des Sterbens, wie Wohnsituation, soziale Dichte, medizinische Behandlung, religiöse Begleitung und Rituale, sehr wohl gestalten.

Durch die Existenzialität der Erfahrung der Ungestaltbarkeit werden die gestaltbaren Aspekte von allen Beteiligten tendenziell unterschätzt. Zusätzlich wird die Frage der Gestaltung noch komplizierter, da nicht alle Menschen Interesse an einer bewußten Auseinandersetzung haben, die die Grundlage von bewußter Gestaltung ist.

Dennoch haben sich durch das Projekt einige zentrale organisationsbezogene Entwicklungsperspektiven ergeben:

Schmerztherapie bedarfsgerecht verstärken

Das Ziel dieser Maßnahme ist es, Grundlagen und Standards palliativer Versorgung in geriatrischen Versorgungseinrichtungen zu erarbeiten, in *Diakonie in Düsseldorf* verbindlich einzuführen und Umsetzungsschritte sicherzustellen. Zentrale Eckpfeiler hierbei sind verstärkte Investitionen in die palliativ-geriatrische und schmerztherapeutische Qualifikation von Ärztinnen, aber auch das Setzen von Anreizen für eine zunehmende Kooperation auf Basis von Kontrakten mit Medizinern, die eine bedarfsorientierte Schmerztherapie gewährleisten.

Schnittstellen optimieren

Ziel ist es, Betreuungskontinuität und kontinuierliches Eingehen auf Bedürfnisse beim Sterben zwischen den unterschiedlichen Betreuungsmodellen (zuhause, '*Leben im Alter - Zentren*', Krankenhaus, ...) sicherzustellen. Dazu gehört unter anderem die Standardisierung von Information und Kommunikation in der Pflegeplanung und in der Sterbebegleitung. Denn durch Dysfunktionalitäten bei der Betreuung und Reibungsverluste beim Übergang zwischen verschiedenen Organisationen kommt es immer wieder zu vermeidbaren Irritationen der alten Menschen und zu unnötiger Mehrfacharbeit für die damit befaßten Berufsgruppen. Für die Optimierung von Schnittstellen sind organisationsübergreifende Lern- und Entscheidungsstrukturen nötig.

Einführung von Beschwerdemanagement

Unzufriedenheiten und Fehler sind unvermeidbarer Teil des Arbeitslebens. Diese weder zu verleugnen noch zu personalisieren, sondern als Entwicklungschance und als wichtige Ressource für eine Optimierung der Versorgungsqualität zu sehen, ist ein zentraler Baustein einer „Lernenden Organisation". Praktisch bedeutet das, pro-aktiv Unzufriedenheiten und Optimierungspotentiale zu erheben und geeignete Strukturen zu schaffen, um Konsequenzen zu ziehen.

Sterbeperspektiven erheben

Hier geht es darum, einen ganzheitlichen Aufnahmebogen, quasi eine ‚Terminalperspektive' für Sterbende und ihre Angehörigen zu erarbeiten. Dieser umfaßt medizinische, pflegerische, soziale, seelsorgerische, juristische und ökonomische Aspekte und deren Implementierung in den Einrichtungen. Das bedeutet, das für die vorliegende Erhebung entwickelte Instrument (eventuell in adaptierter Form) standardmäßig bei neuen Bewohnern bzw. deren Angehörigen einzusetzen. Dadurch kann ein wichtiger Schritt gemacht werden, um die individuell unterschiedlichen Bedürfnisse für das Lebensende möglichst gut zu berücksichtigen, bzw. zeitgerecht eine Reflexionsmöglichkeit darüber zu bieten, welche Aspekte gestaltbar sind und was aber auch ungestaltbar bleibt.

Selbsthilfegruppen für Angehörige initiieren

Tragende Kommunikations- und Unterstützungsstrukturen für Angehörige sollen weiter aufgebaut werden. Diese sollen Hilfestellung bei der Bearbeitung lebensgeschichtlicher Trauerprozesse bieten und die Abstimmung zwischen Bewohnerinnen, deren Angehörigen und den Pflegekräften erleichtern. Gleichzeitig ist es auch wichtig, sich hier mit der Frage, was realistisch leistbar ist, zu befassen.

Grundlagen einer menschenwürdigen Sterbebegleitung weiterentwickeln

In den Dienstleistungsstandards und im Leitbild sind Leitlinien für eine menschenwürdige Sterbebegleitung formuliert. Diese zu konkretisieren und für alle Mitarbeiterinnen lebbar zu machen, ist Aufgabe von Umsetzungsprojekten.

Ökonomische Voraussetzungen für menschenwürdiges Sterben sichern

Hier geht es darum, Finanzierungsmodelle für eine an individuellen Bedürfnissen orientierten Kultur, einer *OrganisationsKultur des Sterbens*, auszuarbeiten und mit Kostenträgern zu verhandeln. Denn Initiativen für ein menschenwürdiges Sterben dürfen nicht primär auf dem unhonorierten Zusatzengagement von Mitarbeitern und Mitarbeiterinnen – das über kurz oder lang im *burn-out* mündet – beruhen, sondern müssen organisatorisch verankert und materiell abgesichert sein.

Mit den Eltern über das Sterben reden.
Die Perspektive der Angehörigen

Katharina Heimerl, Andreas Heller, Georg Zepke,
Hildegund Zimmermann-Seitz

Die Stimmung bei den Gruppendiskussionen mit Angehörigen war von einer hohen emotionalen Dichte geprägt: Starke persönliche Betroffenheit, konzentrierte und engagierte inhaltliche Auseinandersetzung und ungezwungene, entlastend-humorvolle Atmosphäre wechselten einander ab. Ein Grund für die Dichte der Gespräche war, daß immer wieder Aspekte der Familiendynamik zum Vorschein kamen: Die sterbenden Angehörigen sind in aller Regel Eltern oder Schwiegereltern. Gerade im fortgeschrittenen Alter können sich eingefahrene familiäre Kommunikationsmuster fortsetzen und auch verschärfen. Beziehungsmuster und tabuisierte Konflikte zwischen den Eltern und ihren längst erwachsen gewordenen Kindern können aktualisiert werden. Ungelöste Themen und bisher unausgesprochene Störungen, aber auch Zuneigungsbekundungen können auf Grund der Erkenntnis der Beschränktheit der gemeinsamen Zeit an Bedeutung gewinnen. Angehörige müssen sich oft nicht nur mit dem nahenden Tod ihrer Eltern, sondern auch mit ihrer eigenen Lebensgeschichte und ihrer Rolle als Kinder beschäftigen. Gleichzeitig wird den ja auch zunehmend älter werdenden Kindern oft gerade zu diesem Zeitpunkt die Tatsache der eigenen Vergänglichkeit bewußter.
Es war bei den Diskussionen immer wieder spürbar, daß es für viele Angehörige sehr schwierig und ungewohnt ist, auf ihre eigenen Belastungen und über daraus resultierende Bedürfnisse zu sprechen zu kommen. Für viele war die Auseinandersetzung mit dem Wohlergehen und den (teils vermuteten, teils geäußerten) Bedürfnissen ihrer sterbenden oder verstorbenen Angehörigen vertrauter. Doch für eine individuelle Entlastung von Angehörigen und für eine Übersetzung ihrer Wünsche in organisatorische Maßnahmen ist die Beschäftigung mit den Bedürfnissen von Angehörigen ein erster wichtiger Schritt.

BEDÜRFNISSE VON ANGEHÖRIGEN

Reden über das Sterben

Das Bedürfnis danach, mit den sterbenden Eltern oder Schwiegereltern über ihr Sterben zu reden, wird immer wieder geäußert. Die Erfahrungen mit dem Reden über das Sterben sind dabei höchst unterschiedlich. Während manche Angehörige erzählen, daß es in der Beziehung zu ihren Eltern möglich ist, sehr offen über das Sterben zu sprechen (oft auch auf der Basis eines jahrelangen, mühevollen, gemeinsamen Entwicklungsprozesses), haben andere Angehörige die Erfahrung gemacht, daß dies sehr schwierig oder gar ganz unmöglich ist. Es besteht die Befürchtung, daß die Eltern das Thema zu belastend fänden und den Eindruck bekommen, „man wolle sie loswerden".

Ein Gesprächsteilnehmer erzählte, wie sich Familienangehörige einander vor dem schwierigen Thema gegenseitig „in Schutz nehmen": Seine schwer krebskranke Schwiegermutter glaubte ihrer Tochter ein Gespräch über ihre Gedanken zum bevorstehenden Sterben nicht zumuten zu können, während die Tochter ihrerseits das Gespräch aus Rücksichtnahme ihrer Mutter gegenüber vermied. Das schließlich von ihm initiierte Gespräch wurde dann von allen Beteiligten als hilfreich erlebt.

Die Erfahrung, daß offene Gespräche über das Sterben eine sehr entlastende Wirkung sowohl für die Sterbenden als auch für die Angehörigen haben, wurde wiederholt geäußert. Die Thematisierung des Sterbens scheint auch für die alten Menschen weit weniger schwierig und belastend zu sein, als immer wieder vermutet wird. Eine Mitarbeiterin des *Sozialen Dienstes*, die mit PatientInnen und HeimbewohnerInnen Gespräche über die „christliche Patientenverfügung" geführt hat, berichtete, daß das offene, persönliche aber gleichzeitig auch sehr sachliche Sprechen über das Sterben nahezu immer eine große Zufriedenheit ausgelöst hat. Die Gespräche waren aus ihrer Sicht „für beide Seiten ein Gewinn".

Einige Angehörige, die dieselben positiven Erfahrungen gemacht haben, leiden dann aber unter Umständen besonders stark daran, wenn es bei anderen sterbenden Angehörigen aus unterschiedlichen Gründen nicht möglich ist, ebenso offen und unverkrampft den Tod thematisieren zu können. Neben Fragen der familieninternen Kommunikationskultur, gibt es noch weitere, eher „harte" Fakten, die das Reden schwieriger oder unmöglich machen: Oft können die Angehörigen auf Grund der örtlichen Distanz zum Pflegeheim und/oder aufgrund anderer Verpflichtungen nur selten zu Besuch kommen. In dieser eher kurzen Zeit (in der dann oft gleichzeitig mehrere Verwandte, zum Beispiel auch Enkelkinder, zu Besuch sind) kann es schwierig sein, anstrengende Themen anzuschneiden. Ein weiteres Kriterium ist natürlich, wenn die sterbenden Angehörigen nicht mehr direkt ansprechbar sind, sei es, daß sie vom körperlichen Zustand her nicht mehr aufnahmefähig sind oder, daß sie desorientiert und verwirrt sind.

Wenngleich es für nahezu alle GesprächspartnerInnen erstrebenswert war, ein offenes Verhältnis zum Thema Tod und Sterben mit ihren Verwandten etablieren zu können, so wurde doch deutlich, daß dieser verständliche Wunsch faktisch nicht immer erfüllt werden kann. Eine Familienkultur und Beziehungsdynamik, in der jahrzehntelang das Sprechen über den Tod – oft auch generell über eigene Gefühle, Ängste, Bedürfnisse – nicht möglich war, ist in aller Regel kaum rasch zu verändern. Hier geht es darum, von Seiten der *Diakonie in Düsseldorf* spezifische Angebote für BewohnerInnen/Gäste und für Angehörige zu machen, sowohl, wenn Sterben im familiären Kontext nicht besprechbar ist, als auch, wenn das Thema innerfamiliär hinlänglich geklärt wurde. Ein Bild einer generellen Tabuisierung des Todes in allen Familienkontexten würde jedoch der Anstrengung, die viele alte Menschen und deren Angehörige in die Thematisierung des Todes stecken, nicht gerecht werden. Ebenso würde die völlige Delegation der Thematisierung an die Angehörigen zu einer extremen Überforderung führen. Während im ersten Fall eine reflektierte Zurückhaltung seitens der Professionellen angemessen ist, sind für die zweite Gruppe passende Gesprächsangebote zu suchen.

Anwesenheit beim Sterben

Viele Angehörige haben den Wunsch, beim Sterben der Eltern anwesend zu sein. Dieser geht manchmal auf die explizit geäußerte Bitte des Elternteils im Heim zurück, einen Verwandten beim Sterben bei sich zu haben. Manchmal wissen die Angehörigen aber auch nicht, in welchem Ausmaß und ob überhaupt ihre Anwesenheit und Nähe gewünscht ist, haben aber selbst den starken Wunsch, dabei zu sein. Die Vorstellung, den Tod der Mutter oder des Vaters zu „verpassen", ist mit starken Schuldgefühlen verbunden. Eine Diskussionsteilnehmerin bringt es auf den Punkt: *„Man hat Schuldgefühle, weil es das endgültige Aus für immer ist."* Dieser Anspruch fußt auch auf der Vorstellung, den Eltern etwas zurückgeben zu wollen. Dieser Wunsch führt oft notwendigerweise zu einer Figur der Selbstüberforderung: Den Eltern, die einem ja das Leben geschenkt haben, kann dazu letztlich nichts Äquivalentes geboten werden – schon gar nicht angesichts des Todes. Gegenüber dem, was einem die Eltern – selbst in der konflikthaftesten Beziehung – gegeben haben, sind alle Bemühungen zu wenig, wenn die mittlerweile erwachsenen Kinder versuchen, etwas zurückzugeben, was sie nicht zurückgeben können. Ein Diskussionsteilnehmer beschreibt es als „permanentes Gefühl, nicht genug zu geben". Gegenüber dieser Dimension bleiben vielen Angehörigen nur zwei Alternativen: Die Distanzierung vom Sterbenden (innerlich und/oder äußerlich z. B. durch die Besuchsfrequenz) oder ein extremes Engagement mit dem Risiko der Selbstüberforderung. So sehr der Wunsch, beim Tod als BegleiterIn dabei zu sein, verständlich ist, so wenig ist er in der Praxis immer zu realisieren: Konsequent gedacht würde es heißen, niemals auf Urlaub fahren zu können, aus allen beruflichen, familiären oder anderen privaten Situationen jederzeit abrufbar zu sein etc., da der Prozeß des Sterbens jederzeit, auch ohne jegliche Ankündigung, eintreten kann. Die Gestaltung des eigenen Lebens und der eigenen lebensgeschichtlichen Aufgaben und Verpflichtungen kann gegenüber der existentiellen Bedeutung des Themas „Sterben" völlig in den Hintergrund treten. Gleichzeitig muß auch immer die pragmatische „Frage des Machbaren" gestellt werden: Was ist mir möglich zu tun? Ab wann komme ich mit dem eigenen Leben nicht mehr zurecht? Wann kann ich sagen, „genug" getan zu haben und mich – ohne Schuldgefühle – den eigenen Bedürfnissen und Aufgaben widmen? Sich diese Fragen konsequent zu stellen, ist für Angehörige ebenso wie für Professionelle zur *burn-out-Prophylaxe* von zentraler Bedeutung. Das sollte aber nicht nur dem individuellen Streßmanagement überlassen werden, sondern in regelmäßigen Reflexionssettings (Angehörigengruppe, Supervision, Intervision, Balint-Gruppe...) organisatorisch verankert werden.

Ein weiterer Faktor, der den Wunsch, beim Todeszeitpunkt anwesend zu sein, prägen kann, ist die Tatsache, daß viele Angehörige ihre (Schwieger-)Eltern unter Umständen schon seit Jahrzehnten mit hohem persönlichen Einsatz durch verschiedene lebensbedrohliche Krankheitsepisoden begleitet haben. Ein Gesprächsteilnehmer meinte offenherzig: „*Es wird einem zwar niemand einen Vorwurf machen, wenn man beim Tod nicht dabei ist; aber im Hinterkopf wird man sich schon immer denken: So lange begleite ich sie jetzt schon durch die Spitäler, und dann bin ich nicht da, wenn sie wirklich stirbt.*"

Es gab auch Erfahrungen mit der Abwesenheit beim Sterben. Eine Gesprächsteilnehmerin erzählte, daß ihre Mutter zu dem Zeitpunkt starb, als sie sich selbst gerade in einem anderen Zimmer ausgeruht hatte. Anscheinend gibt es alte Menschen, die sich bewußt einen Zeitpunkt des Alleinseins für ihr Ableben auswählen. „*Vielleicht hatte er einfach das Gefühl, alleine sterben zu wollen, weil auch wir Angehörige nicht loslassen können. Das muß auch berücksichtigt werden.*" Die Intimität des Themas Sterben ist ein Faktor, der es denkbar macht, daß es auch einen Bedarf an Einsamkeit und Rückzug dabei gibt. Der Tod ist trotz aller medizinischen Möglichkeiten letztlich nicht steuerbar. Wann der Zeitpunkt des Ablebens nun wirklich eintritt, entzieht sich der Kontrollmöglichkeit aller Beteiligten. Die Mutter einer anderen Diskussionsteilnehmerin verstarb wenige Tage, nachdem ihre Tochter auf Urlaub gefahren war. Diese meinte offenherzig, daß es ihr eigentlich so fast lieber gewesen sei und daß alles, was es zwischen ihr und ihrer Mutter zu sagen gab, schon ausgesprochen war. Damit blieb trotz ihrer Abwesenheit beim unmittelbaren Todeszeitpunkt nichts offen, und es war für sie gut möglich, Abschied zu nehmen.

Bedürfnis nach Nutzung ihrer Erfahrungen

Angehörige haben naturgemäß viele und differenzierte Erfahrungen im Umgang mit ihren alternden Verwandten gemacht. Sie wissen gut über deren Wünsche und Ängste, über den Krankheitsverlauf und andere Eigentümlichkeiten Bescheid. Hier herrscht bei einigen Angehörigen Skepsis, wie sehr ihre Eltern im institutionellen Kontext das Vertrauen fassen, offen mit den Professionellen, speziell mit bisher unbekannten ÄrztInnen, zu sprechen. Es besteht einerseits Bedarf nach tragfähigen Vertrauensbeziehungen der HeimbewohnerInnen zum pflegerischen Personal wie zu den ÄrztInnen, vermutlich auch, weil das Wissen um vertrauensvolle Beziehungen zwischen BewohnerInnen und Personal den Angehörigen erlaubt, ein Stück ihrer eigenen Verantwortung abzugeben.

Gleichzeitig besteht auch der Wunsch, die eigenen Erfahrungen verstärkt bei der Pflege und vor allem bei der medizinischen Versorgung einbringen zu können. So erzählt eine Diskussionsteilnehmerin, daß sie bei der notwendig gewordenen Einweisung ihres Vaters in ein Krankenhaus nach jahrelanger Heimpflege mit dem Arzt eine Art „Übergabe" machen wollte, in der ihre relevanten Erfahrungen im Umgang mit ihrem Vater hätten weitergegeben werden können. Danach bestand aber von ärztlicher Seite nur wenig Interesse. Um Einfluß auf die Therapieplanung zu nehmen, müssen sich Angehörige oft sehr vehement hinein reklamieren, was ihnen unter Umständen als Nörgelei oder fehlende „Compliance" ausgelegt wird. Hier entsteht verständlicher Unmut, vielleicht auch verbunden mit einer gewissen Kränkung, daß das durch hohen persönlichen Einsatz entstandene Praxiswissen von den Professionellen nicht genutzt und gegenüber dem medizinischen Expertenwissen wenig geschätzt wird.

Die Heimpflege, aber auch die oft sehr intensive Beschäftigung mit dem alten Menschen bei Besuchen im Pflegeheim ist eine meist stark unterschätzte Form der „Schattenarbeit", die traditionell von Frauen, Töchtern und Schwiegertöchtern übernommen wird. Die verstärkte systematische Nut-

zung dieser wichtigen Ressource für die Pflege- und Therapieplanung würde eine angemessene Würdigung dieser Arbeit bedeuten.
Ein zentrales Bedürfnis von Angehörigen ist es, ausreichend informiert zu werden. Besonders relevante Punkte betreffen:

Verlegung ins Krankenhaus

Es war für die meisten Angehörigen ein großes Bedürfnis, bei der Verlegung ins Krankenhaus nicht vor vollendete Tatsachen gestellt zu werden. Dazu gibt es unterschiedliche Erfahrungen: Während manche Angehörige (z. B. durch eine schriftliche Verfügung, daß eine Krankenhausverlegung nur nach Rücksprache mit ihnen möglich ist), sich hier sehr gut informativ eingebunden fühlten, haben andere in Krankenhäusern schlechte Erfahrungen mit der unabgesprochenen Verlegung ihrer Angehörigen in andere Spitäler gemacht. Es gibt aber auch Erlebnisse, wo die Angehörigen sehr froh sind, daß ihre Eltern, etwa bei akuten, dramatischen Symptomen, ohne Aufschub unmittelbar ins Krankenhaus gebracht wurden. Die Logik der Krise bedarf mitunter anderer Maßnahmen als die Logik der Routine. Je klarer die Bedürfnisse der BewohnerInnen und der Angehörigen mit der Heimleitung, den Pflegekräften und den behandelnden ÄrztInnen abgesprochen sind, desto besser ist die Entscheidungsgrundlage der diensthabenden Schwester. Schriftliche Willensäußerungen können hier etwa – obwohl sie rechtlich nicht bindend sind – hilfreich sein. Ein Faktor der Unabwägbarkeit bleibt zwar immer erhalten, kann aber minimiert werden.

Information durch ÄrztInnen

Viele Angehörige vermissen ausführliche Gespräche mit den ÄrztInnen. Hier gibt es einen großen Bedarf nach ÄrztInnen, die offen und ehrlich informieren und über den Gesundheitszustand des Angehörigen „reinen Wein einschenken". Gleichzeitig gibt es – zum Teil auf schlechte Erfahrungen beruhende – Befürchtungen, daß einigen ÄrztInnen die Sensibilität und Qualifikation für solche Gespräche fehlen. Es ist den Angehörigen wichtig, daß auf ihre persönliche Betroffenheit Rücksicht genommen wird. Denn: *„Es handelt sich hier nicht um irgendeine Patientin, sondern um meine Mutter!"* Ein Hauptwunsch dahinter ist auch, eine qualifizierte Einschätzung zu erhalten, wann es mit ihren Eltern zu Ende geht. Das ist nicht nur wichtig, um Abschied nehmen zu können, sondern auch, um mit Maßnahmen der Therapie und Pflege, die ausschließlich der Lebensverlängerung dienen, aber die Lebensqualität massiv beeinträchtigen, bewußter umzugehen. Gleichzeitig bestand auch Klarheit darüber, daß es hier keine endgültigen Sicherheiten geben kann.

Weiter bestand Interesse daran, genauer über die Medikation aufgeklärt zu werden sowie, daß die qualifizierte Anwendung von schmerztherapeutischen Maßnahmen durch die ÄrztInnen gewährleistet ist. Gute Erfahrungen wurden mit ÄrztInnen gemacht, die eine geriatrische Ausbildung haben.

Information über das Ableben anderer HeimbewohnerInnen

Das Ableben von HeimbewohnerInnen gehört zum Alltag eines Pflegeheims. Auch die Angehörigen selbst haben durch ihre oft schon jahrzehntelangen regelmäßigen Besuche mit einigen anderen HeimbewohnerInnen Kontakt geschlossen und wollen etwas über deren Verbleib wissen und beim Todesfall vielleicht auch zum Begräbnis gehen oder in anderer Form Abschied nehmen. Hier wurde wiederholt das Bedürfnis geäußert, als Ergänzung zu bestehenden Formen des heiminternen Abschiedsrituals z. B. durch ein schwarzes Brett über das Ableben von HeimbewohnerInnen informiert zu werden. Gleichzeitig wurde auch problematisiert, wie sehr die Allgegenwart des Sterbens (eine Person pro Woche!), zum Teil auch von Personen, die nur wenige Wochen im Pflegeheim waren und dadurch keinerlei persönliche Bindungen aufgebaut haben, mehr irritiert und belastet, als orientiert. Hier ist die Heimleitung selbst zögerlich, wieviel an Veröffentlichung sinnvoll ist und schlägt deshalb eine Strategie der individuell unterschiedlichen Information vor.

Unabhängig von der Form der Realisierbarkeit, wird es offensichtlich dennoch unterschätzt, daß manche Angehörige über ihre konkreten Familienangehörigen hinaus am Heimgeschehen interessiert sind und hier geeignete Formen der verstärkten Einbindung und Partizipation weiterentwickelt werden müssen.

Bedürfnis nach guter Versorgung der sterbenden Angehörigen

Die zentrale Entlastung der Angehörigen ist es, wenn sie wissen, daß ihre (Schwieger-)Eltern im Pflegeheim in guten Händen sind, und sie sich dort wohl fühlen. Dabei wird den Heimen der *Diakonie in Düsseldorf* von den DiskussionsteilnehmerInnen ein sehr gutes Zeugnis ausgestellt. *„Ich fühle mich sehr entlastet, seitdem die Mutter hier in der Diakonie ist. Denn ich weiß, daß sie hier im Gegensatz zu anderen Heimen gut aufgehoben und ge-*

borgen ist und gut betreut wird." Sie heben die Menschlichkeit und das Engagement der hier Tätigen hervor. „*Wir schätzen hier die persönliche Ansprache des Einzelnen. Man hat den Eindruck, daß das Personal engagiert ist und gut miteinander harmoniert.*" Es besteht auch der Eindruck, daß sich die Qualität der Versorgung und gerade der Umgang mit dem Sterben in den letzten Jahren deutlich weiter verbessert hat. Ihre alten Verwandten fühlen sich hier in der Regel sehr wohl, es ist ihr „*letztes Zuhause*".

Für eine Entlastung ist es wichtig, daß auf die Bedürfnisse ihrer Angehörigen beim Sterben maximal eingegangen wird. Auch die Einbindung der Angehörigen selbst, z. B. durch die Diskussionsmöglichkeit in Angehörigengruppen und das Angebot, nach dem Tod des Angehörigen bei Bedarf noch eine Weile im Pflegeheim bleiben zu können, werden sehr geschätzt.

Erfahren, wie alte Menschen sterben wollen: Systemische Evaluation im Rahmen des Projektes 'OrganisationsKultur des Sterbens'

Katharina Heimerl

„Respekt vor den Bedürfnissen der PatientInnen" gilt für die Akutmedizin im Krankenhaus als die erste Dimension von patientenorientierter Qualität (Gerteis, 1993). Für das Krankenhaus ist Patientenorientierung erst in den letzten Jahren explizit ins zentrale Interesse der Diskussion gerückt. *Palliative care* – vor dem Hintergrund der Hospizidee – hingegen, ist seit ihren Anfängen in den 60er Jahren eine radikal patientenorientierte Versorgungsform (Husebö, Klaschik 1998). Das Respektieren der speziellen Individualität des einzelnen Betreuten ist für palliative Versorgungsformen und ihre MitarbeiterInnen von zentraler Bedeutung. So wichtig dieser Anspruch, sich auf die speziellen Betreuungswünsche des Einzelnen einzulassen, für die Qualität der Betreuung ist, so schwierig ist das Thema gleichzeitig, denn wer kann nun mit Sicherheit sagen, was genau die Bedürfnisse der BewohnerInnen sind? Die Herausforderung beginnt mit der simplen Frage, worin Patientenbedürfnisse im einzelnen bestehen, setzt sich fort über die Diskussion, wer eigentlich kompetent ist, Auskunft zu geben über Patientenbedürfnisse, und reicht bis hin zur methodischen Frage, wie sich Patientenbedürfnisse verläßlich erheben lassen.

Im folgenden soll ein solcher engagierter Versuch dargestellt werden, dessen Aufgabe es war, Klientenbedürfnisse in *palliative care* in Zusammenarbeit zwischen einer Versorgungseinrichtung in Deutschland und einer Forschungsinstitution in Österreich zu erheben. Der vorliegende Beitrag dient vor allem dazu, die methodische Seite aus der Sicht der Forschung und Beratung des Projektes zu beleuchten und zu diskutieren. Das Projekt hatte sich als vorrangiges Ziel gesetzt, *Diakonie in Düsseldorf* in seinen beispielgebenden Aktivitäten zum organisationalen Lernen zu unterstützen. Der Artikel geht nun der Frage nach, welche Ansätze des Projektes zum Organisationslernen gelungen erscheinen und welche weniger erfolgreich waren.

1. DIAKONIE IN DÜSSELDORF ALS LERNENDE ORGANISATION

Diakonie in Düsseldorf hat sich ein anspruchsvolles Ziel gesetzt: Die Befragung der BewohnerInnen sollte zu einem Instrument 'organisationalen

Lernens' für *Diakonie in Düsseldorf* werden. Das heißt, das Wissen, das im Projekt generiert wurde, sollte nicht in den Köpfen einzelner Personen 'verloren' gehen, sondern in der gesamten Organisation in der Veränderung von Entscheidungen, Kommunikationsstrukturen und in veränderten Normen und Werten zum Ausdruck kommen. Die Erhebung von Sterbe-Bedürfnissen sollte dergestalt einen Beitrag zur Entwicklung einer 'OrganisationsKultur des Sterbens' leisten.

In diesem Sinn war die Forschung systemisch angelegt (Heimerl, Heller 1997). Sie betrachtete *Diakonie in Düsseldorf* als ein komplexes soziales System, das sich nach seiner eigenen Logik verändert und Wissen (wie zum Beispiel die Ergebnisse der Befragung) nur dann zur Veränderung nutzen kann, wenn dieses Wissen an die eigene Systemlogik anknüpft (Grossmann et al. 1997, Willke 1995).

Das Wissen in den Köpfen der Beschäftigten einer Organisation ist nicht per se relevant für die Organisation. Die Erfahrung zeigt sehr oft eine Diskrepanz zwischen dem Know-how der involvierten Personen und der Arbeitsweise einer Organisation. Für die Umsetzung dieser Entwicklung ist Fachexpertise nur eines von mehreren Elementen. Eine Organisation braucht ebenso Verfahren (Routinen, Regeln, Standards und Kommunikationsstrukturen), die es ermöglichen, Wissen zu kommunizieren, die Auswirkungen der Veränderung auf eingespielte Arbeitsprozesse zu durchdenken, eine Strategie zur Umsetzung zu entwickeln und sich dafür zu entscheiden (Grossmann et al. 1997).

Es sollte der Versuch unternommen werden, in einem kombinierten Forschungs- und Beratungsprojekt von den BewohnerInnen zu lernen, worauf sie Wert legen und was 'gutes Sterben' für sie bedeutet. Die Umsetzung dieses Wissens in qualitätssichernde Maßnahmen ist ein Vorhaben, das viel Zeit und viel Engagement der Beteiligten verlangt. Das Forschungsprojekt stellt nur einen Baustein auf diesem langen Weg dar.

2.   'SYSTEMISCHE EVALUATION': DIE GESAMTE ORGANISATION
     EINBEZIEHEN

Um die Befragung im Projekt daher möglichst effizient für Lernen in und zwischen Organisationen zu nutzen, haben wir uns bemüht, folgende Elemente zu beachten:

Abstimmung des Projektes mit dem Auftraggeber in Diakonie in Düsseldorf
Von Beginn an wurde das Projektkonzept mit dem Auftraggeber diskutiert und auf seine Anregung hin mehrfach verändert. Zu Beginn des Projekts wurde ein Kommunikationsforum geschaffen, das dem Austausch zwischen Auftraggeber und Team des IFF diente. So konnten die Entscheidungsträger in der Organisation an den Projektfortschritt angeschlossen werden und steuernd in das Projekt eingreifen.

Verankerung des Projekts in den unterschiedlichen Ebenen von Diakonie in Düsseldorf
Die Leitung von *Diakonie in Düsseldorf* war als Auftraggeberin des Projektes eingebunden. In Workshops mit den Leitungskräften der einzelnen Zentren wurden die Erwartungen an eine bewohnerorientierte Organisationsentwicklung ermittelt und konkrete Fragestellungen für die Interviews und Beobachtungsleitfäden erarbeitet. Mitarbeiterinnen von *Diakonie in Düsseldorf* waren sowohl als InterviewerInnen als auch als TeilnehmerInnen an den Projektpräsentationen beteiligt. Bewohnerinnen, Patientinnen und Angehörige waren als Befragte in das Projekt eingebunden.

Möglichst alle relevanten Berufsgruppen beteiligen
Vier Berufsgruppen waren als InterviewerInnen unmittelbar am Projekt beteiligt: Hauswirtschaft, Sozialarbeit, Pflege und Seelsorge. Ein weiter Kreis von Berufsgruppen konnte in den öffentlichen Präsentationen erreicht werden

Relevante Umwelten einbeziehen
Zu den relevanten Umwelten für das Projekt zählten vor allem kooperierende (zuweisende und übernehmende) Versorgungseinrichtungen wie Hauskrankenpflege, Krankenhäuser und Hausärzte, weiters andere Organisationseinheiten der Diakonie, finanzierende und politische Ebenen, die Presse und nicht zuletzt – als potentielle Klienten der '*Leben im Alter - Zentren*' – die Bevölkerung von Düsseldorf. Sie alle waren als interessierte Öffentlichkeit zu einer öffentlichen Projektpräsentation zu Beginn ('kick off') und einer Abschlußpräsentation am Ende des Projektes eingeladen. Dort wurden sie informiert, an die Entwicklungen und Ergebnisse des Projektes angeschlossen und es wurde Gelegenheit zu Diskussion geboten.

Verknüpfen von Fremd- und Selbstevaluierung
Die Interviews und Beobachtungen wurden nicht von außenstehenden InterviewerInnen durchgeführt, sondern von MitarbeiterInnen von *Diakonie*

in Düsseldorf. Sie erforschten sozusagen ihre eigene Organisation durch die Durchführung der Interviews und Verfassung der Protokolle. Die Auswertung der Protokolle erfolgte dann wieder am IFF, zur Interpretation wurde ein Workshop mit den InterviewerInnen veranstaltet.

Ergebnisse rückkoppeln
Die Zwischenergebnisse nach der ersten Auswertung wurden mit den InterviewerInnen in einem eigenen Workshop diskutiert und interpretiert. Der Endbericht wurde breit gestreut und lag als schriftliche Unterlage bei Projektabschluß vor. Die Ergebnisse wurden in der Abschlußpräsentation einer größeren Öffentlichkeit zur Verfügung gestellt.

Kombination aus Organisationsberatung und Forschung
Für die Durchführung des Projektes waren Organisationsberatung und Forschung in einem Team organisiert; beide wurden von einer gemeinsamen Projektleitung koordiniert. Während des Projektes wurde bewußt versucht, auf eine klare Rollenteilung zwischen Forschung und Beratung zu verzichten.

Als unmittelbare KlientInnen von *Diakonie in Düsseldorf* wurden in den anfänglichen Workshops mit Auftraggebern und Führungskräften drei Gruppen identifiziert: Die erste Gruppe bildeten BewohnerInnen der '*Leben im Alter - Zentren*' und PatientInnen in Hauskrankenpflege, denen ein etwa einstündiges Gespräch zumutbar erschien; die zweite Gruppe jene BewohnerInnen, mit denen ein strukturiertes Gespräch nicht möglich war; als dritte Gruppe die Angehörigen von PatientInnen und BewohnerInnen. Für jede dieser Gruppen wurde eine eigene Befragung durchgeführt, deren Ergebnisse zum Abschluß zusammengeführt wurden.

3. MITARBEITERINNEN BEFRAGEN BEWOHNERINNEN UND PATIENTINNEN

3.1. Die Dimensionen der Befragung

Ein wesentliches Element von Produktqualität ist es, die subjektiven Erwartungen von Kunden zu erfüllen (Köck 1996). Um Patientenbedürfnisse zu erheben, haben wir in der Entwicklung des Leitfadens relevante Dimensionen ermittelt, die dazu geeignet sind, die Erwartungen der Bewohner zu erfragen. Nicht alle Wünsche sind auch tatsächlich erfüllbar: Der Erfüllbarkeit sind ökonomische und ethische Grenzen gesetzt. Vor diesem Hintergrund haben wir zum Beispiel bewußt darauf verzichtet, in der Befragung das Thema aktive Sterbehilfe anzusprechen, das wir zwar für ein sehr wichtiges Thema halten, jedoch aus ethischen Gründen nicht zu den erfüllbaren Wünschen zählen.

Für die Auswahl der Dimensionen der Befragung waren drei Überlegungen ausschlaggebend:

(1) Die Dimensionen sollten vor allem jene Punkte widerspiegeln, die im Alltagsgeschehen zu Reibungsverlusten führen. Reibungsverluste entstehen einerseits zwischen den Berufsgruppen, aber auch in der Interaktion von Versorgungsorganisation und Patientinnen bzw. Angehörigen.

(2) Es sollten vorrangig jene Probleme angesprochen werden, die sich nicht auf der Ebene von persönlichem Engagement lösen lassen, sondern Lösungen auf unterschiedlichen Organisationsebenen verlangen.

(3) Jene Bedürfnisse sollten angesprochen werden, deren Erfüllung interprofessionelle Kooperation notwendig macht.

Auf dieser Basis haben wir einen Leitfaden entwickelt, der die folgenden neun Dimensionen enthält:

Dimensionen für eine patientenorientierte OrganisationsKultur des Sterbens:

(1) Erfahrungen und Bilder zum eigenen Sterben ('Sterbeperspektive')
(2) Kommunikation (Anwesenheit beim Sterben und Erwartungen an professionelle Betreuungspersonen)
(3) Einbeziehen von Bezugspersonen
(4) Körperliches Wohlbefinden und Schmerzen
(5) Information (zum Alltagsablauf, zur Krankheit, zu rechtlichen und finanziellen Fragen)
(6) Räumliche Umgebung und Rahmenbedingungen
(7) Rechtliche Rahmenbedingungen
(8) Religiöse Bedürfnisse
(9) Offene Wünsche und Bedürfnisse

In der Konzeption der Befragung konnten wir auf eine Fülle von Ressourcen zurückgreifen, die uns helfen sollten, diese Dimensionen zu bestimmen. An erster Stelle sind hier die Workshops mit Führungskräften und

MitarbeiterInnen von *Diakonie in Düsseldorf* zu nennen. Weiter stehen in der Literatur zahlreiche Publikationen zu Forschungsergebnissen im Bereich Patientenbedürfnisse zur Verfügung[1]. Zwar beziehen sich diese überwiegend auf das Akutkrankenhaus, somit auf andere Organisationskontexte und einen anderen Typus von 'Kunden', als der für unser Projekt relevante, dennoch dienten sie in wesentlichem Maße als Vorbild. Wir haben – neben vielen anderen – vor allem zwei Quellen aus der Literatur herangezogen, um uns der Frage nach den Qualitätsdimensionen zu nähern:

(1) Die Dimensionen der patientenzentrierten Versorgung im Krankenhaus: hier haben wir eine große Studie aus den USA herangezogen: die Befragung des Picker-Commonwealth Instituts in Boston. Diese ging zunächst der Frage nach: Was ist wichtig für Patienten? Es wurden sieben Dimensionen von 'patientenzentrierter Versorgung' entwickelt (Gerteis et al. 1993). Dazu wurden Gruppendiskussionen und Telefoninterviews mit Patienten nach der Entlassung in den gesamten USA durchgeführt, daran anschließend Interviews mit Experten im Gesundheitssystem.

(2) Eine Studie, die Literatur zu Werten von PflegeheimbewohnerInnen analysiert: Knox und Upchurch (1992) haben aus der Literatur zehn Dimensionen identifiziert, die wertvoll für Pflegeheimbewohner sind. Bewohner von Pflegeheimen wurden gebeten, diese Werte zu reihen und dies ergibt folgende Liste:

---

[1] Vgl. u. a. Gerteis 1993, Haase, Dierks, Schwartz 1995, Straub 1993, Hager 1996

Patientenorientierte Versorgung im Krankenhaus (Gerteis 1993)	Werte von PflegeheimbewohnerInnen (Knox/Upchurch 1992)
1. Respekt für die Werte der Patienten, ihre Präferenzen und Bedürfnisse	1. Familie und Besuch
2. Koordination und Integration der Versorgung	2. Saubere und bequeme Umgebung
3. Information, Kommunikation und Aufklärung	3. Gutes Essen
4. Körperliches Wohlbefinden und Schmerzbehandlung	4. Mitarbeiter, die sich kümmern
5. Emotionelle Unterstützung und Angstbewältigung	5. Sich nützlich fühlen
6. Einbeziehen von Familien und Freunden	6. Zuwendung und Zuneigung
7. Übergang und Kontinuität der Betreuung	7. Religiöse Aktivitäten
	8. Soziale Aktivitäten
	9. Flexibilität des Tagesablaufes
	10. Privatsphäre

3.2 Die Durchführung der Befragung

Zur Durchführung der Befragung wurden aus den einzelnen '*Leben im Alter - Zentren*' InterviewerInnen benannt und zwar aus den Berufsgruppen Pflege, Sozialarbeit, Hauswirtschaft und Seelsorge. In einer halbtägigen Schulung erhielten jene MitarbeiterInnen, die die Bewohnerinterviews und die Beobachtungen durchführen würden, Gelegenheit, sich auf die Situation vorzubereiten und sich mit den Leitfäden vertraut zu machen. Zu den beiden Leitfäden (einer für die Interviews und einer für die Beobachtungen) wurden anschließend die Rückmeldungen und Verbesserungsvorschläge der MitarbeiterInnen erhoben und eingearbeitet. Dadurch war gesichert, daß die Fragedimensionen für die InterviewerInnen plausibel und praktikabel sind.

Im nächsten Schritt wurden die Bedürfnisse der BewohnerInnen der '*Leben im Alter - Zentren*' von den MitarbeiterInnen erhoben.

Die MitarbeiterInnen wurden in der Schulung dazu eingeladen, sich eine BewohnerIn oder einen ambulanten Patienten zu suchen, mit dem/der sie einen guten Kontakt hatten und auch schon längere Gespräche geführt hatten. Dabei sollte nicht unbedingt einen Rolle spielen, wie nahe sich der oder die Befragte dem Sterben fühlt. Die Gespräche dauerten zwischen einer halben Stunde und einer Stunde, fanden am Bett des Patienten oder der Bewohnerin statt und wurden von dem vom IFF entwickelten Leitfaden gestützt.

So konnten innerhalb von zwei Monaten in *Diakonie in Düsseldorf* 38 Gespräche mit BewohnerInnen der Heime, mit Gästen der Kurzzeitpflege sowie mit PatientInnen der Hauskrankenpflege mit Hilfe des Interviewleitfadens geführt werden. Die Gespräche waren qualitativ und explorativ angelegt. Nur so konnten neue Themen angesprochen werden und eine individuelle Differenzierung entsprechend der Persönlichkeit der einzelnen Gesprächspartner ermöglicht werden. Zusätzlich wurden erfahrungsgeleitete Reflexionen über zwei abgesagte Interviews als empirisches Material erhoben. Die Ergebnisse sind im Beitrag ‚Individualität organisieren‘ in diesem Band diskutiert.

Die Gespräche wurden von den InterviewerInnen im Anschluß an das Interview in einem vom IFF entwickelten Protokollschema festgehalten und ans IFF entsandt. Dort wurden die Daten einer qualitativen Analyse – in den Schritten Grobanalyse, Sequenzanalyse, Codieren und Hypothesen generieren – unterzogen (Froschauer 1992, King 1994).

3.3   Gespräche über das Sterben – Entlastung oder Belastung?

Die Interviews wurden überwiegend als offen und für die BewohnerInnen eher wenig belastend, sondern ganz im Gegenteil als befreiend beschrieben. Eine Person hatte sich beim Abhören des Gesprächs auf Tonband dieses Band sogar für ihren Nachlaß gewünscht. Ein ausführliches Gespräch über Themen, die das eigene Sterben betreffen, mit professionellen MitarbeiterInnen, die (bei aller ebenfalls möglichen persönlichen Betroffenheit) weniger involviert in die Beziehungsdynamik als Angehörige sind und die mit dem Sterben und dessen rechtlichen, organisatorischen und pflegerischen Rahmenbedingungen Routine entwickelt haben, kann eine große Entlastung sein. Es geht um die spezielle Qualität der Beziehung zu einer „fremden Bezugsperson“.

Allerdings waren die Gespräche für manche offensichtlich nicht nur entlastend, sondern lösten bei einigen GesprächspartnerInnen auch sehr negative Affekte oder Betroffenheit aus. Auch den InterviewerInnen ist es dabei ähnlich ergangen: Ein Teil der Gespräche scheint sehr angenehm, aufschlußreich und warmherzig gewesen zu sein, ein Teil aber auch aufwühlend, irritierend und schwierig, nicht zuletzt, da bei solchen Gesprächen auch die Todesfurcht beider GesprächspartnerInnen mobilisiert werden kann. Zentrale Erfolgsbedingungen für ertragreiche Gespräche wurden dabei deutlich:

- Die Interviewer berichten über die Bedeutung einer guten *Vorbereitung* (Klärung der Intention und des Ziels der Gespräche mit den GesprächspartnerInnen, Vereinbarung von Ort und Zeit, emotionales Einstimmen auf die jeweilige GesprächspartnerInnen und auf die Gesprächsführung...) und einer guten Nachbereitung (Klärung der Befindlichkeit der GesprächspartnerInnen in Folge des Interviews und Klärung etwaiger Folgetermine, Reflexion der eigenen Befindlichkeit, u. U. Weitergabe von relevanten Wünschen und Informationen an das Gesamtteam und Setzen entsprechender pflegerischer oder organisatorischer Maßnahmen...).

- Setzen von *Rahmenbedingungen, die ein respektvolles und egalitäres Gesprächsklima gestatten*: Der professionelle Umgang mit KlientInnen bedeutet gleichzeitig notwendigerweise auch immer eine gewisse Asymmetrie der Beziehung. Gerade in der Grundpflege sind alte Menschen auch ausgeliefert, bedürftig und angewiesen. Diese für eine professionelle Betreuung funktionale Asymmetrie muß für ein Gespräch aufgehoben werden. Gerade in der Hauskrankenpflege, wo der Kontakt mit den betreuten Personen meist nur im Rahmen der Grundpflege passiert, und da bei den sozial oft unterversorgten Personen ein besonders starkes Gesprächsbedürfnis vermutet wird, ist auf einen respektvollen und „außeralltäglichen" Rahmen zu achten.

- Balancierung des *Spannungsverhältnisses zwischen intimer Nähe und professioneller Distanz*. In den Gesprächen über das zutiefst persönliche Thema des eigenen Sterbens können große Nähe und Intimität entstehen. Gleichzeitig ist es sowohl für die Erfüllung der eigenen Aufgaben als auch für die eigene Psychohygiene notwendig, professionelle Distanz zu wahren und aus dem intimen Diskurs wieder auszusteigen.

In diesem Zusammenhang ist es auch interessant, daß mehrere InterviewerInnen die Erfahrung gemacht haben, daß ihre GesprächspartnerInnen zwar gerne dem Gespräch, das auch als Privileg erlebt wurde („*Toll, daß sie so viel Zeit nur für mich haben"*), zustimmten, es ihnen aber weniger einsichtig war, warum die zutiefst persönlichen Gesprächsinhalte im Rahmen der Auswertung – wenn auch anonymisiert – veröffentlicht werden sollten. Diese Veröffentlichung ist, auch wenn ihr Zweck intellektuell durchaus verstanden und begrüßt wird, gleichzeitig emotional mit einer gewissen Kränkung verbunden, da sie in Erinnerung ruft, daß der Kontext der Gespräche ein organisational-professioneller und kein privat-familiärer ist. Symbole dafür sind auch die Orientierung an einem Leitfaden und das Mitschreiben bzw. das Aufzeichen auf Tonband.

Auch ist es wahrscheinlich, daß durch die Vertrautheit der GesprächspartnerInnen mit den InterviewerInnen einerseits zwar die Offenheit erhöht wurde, andererseits vereinzelt ein gewisser Trend zu (vermuteten) sozial erwünschten Antworten bestand, um die „netten-Diakonie-in-Düsseldorf-MitarbeiterInnen" nicht zu verärgern.

• *Balancierung der funktionalen und emotionalen Aspekte des Sterbens.*
Sowohl die funktionalen und eher formalen Seiten des Sterbens, wie Begräbnis, Testament, finanzielle Aspekte etc., als auch die affektive Seite des Sterbens sind wichtige Inhalte. Eine Erfahrung der InterviewerInnen war, daß für eine gelöste Gesprächsatmosphäre gerade die Thematisierung der emotionalen Aspekte besonders wichtig ist. Gleichzeitig ist das natürlich besonders schwierig.

Ergebnis der Gespräche war jedenfalls, daß solche systematischen und strukturierten Interviews mit den BewohnerInnen sehr entlastend und bereichernd sein können, daß dabei aber das sorgfältige Setzen geeigneter Rahmenbedingungen, die sowohl auf die Bedürfnisse der BewohnerInnen als auch der MitarbeiterInnen abgestimmt sind, zu achten ist. Indiz dafür, daß das gut gelungen ist, ist die breite positive Resonanz, die die Interviews bei den BewohnerInnen und bei den Angehörigen gefunden haben. Es bestand der Eindruck, daß ein großer Nachholbedarf an einer solchen Form der Auseinandersetzung mit dem Tod besteht. Selbst Personen, die ursprünglich kein Interview machen wollten, forderten später ein ähnliches Gespräch im informellen Rahmen ein. Über Sterben wird immer irgendwie gesprochen. Man kümmert sich auch um die Sterbenden. Es macht aber einen qualitativen Unterschied aus, systematisch und verbindlich, zeitlich und sozial mit Bedeutung akzentuierte Gespräche explizit darüber zu führen. *Zeit zu haben* wird zu einem wichtigen Ausdruck einer qualitativ ernstzunehmenden Sterbekultur.

Das Sterben ist „die letzte Überraschung des Lebens", meinte eine Bewohnerin. Das heißt, daß ein Element der Unabwägbarkeit für alle, die mit dem

Tod befaßt sind, seien es die sterbenden Menschen selbst, seien es die Professionellen oder seien es die Angehörigen, immer vorhanden ist. Das ist auch ein Grund dafür, daß bei den Interviews überwiegend BewohnerInnen, die nach Einschätzung der InterviewerInnen keine sterbenden PatientInnen sind, befragt wurden (Allerdings gab es hier große Unterschiede zwischen den einzelnen *Leben im Alter - Zentren*). Die InterviewerInnen gaben an, daß – trotz ihrer Berufserfahrung – der Tod immer wieder so überraschend komme, daß sie sich oft außerstande fühlten, Aussagen über die Nähe des Todes bei alten Menschen zu machen.

Die relativ geringe Anzahl an Gesprächen mit Sterbenden – laut Definition „Personen, deren Ableben in den nächsten drei Monaten nicht überraschen würde" – könnte aber auch noch andere (einander nicht ausschließende) Ursachen haben:

• Personen, bei denen der Tod noch nicht so nahe scheint, sind tendenziell in einer besseren Verfassung und deswegen leichter kommunikativ und emotional zugänglich. Personen, die schon in einer so schlechten Verfassung sind, daß ein baldiges Ableben wahrscheinlich erscheint, wurden aus (legitimem) Selbstschutz von den InterviewerInnen tendenziell vermieden.

Es bestand u. U. eine (verständliche) Scheu, Bewohnerinnen als „sterbend" zu bezeichnen, da diese Beschreibung als festlegend und stigmatisierend erlebt wird. Hier dürften bei den einzelnen MitarbeiterInnen, vielleicht aber auch zentrumsspezifisch, recht große Unterschiede vorhanden sein, unter welchen Bedingungen jemand als „sterbend" bezeichnet werden kann.

• Es gibt nicht allzu viele BewohnerInnen, die tatsächlich wahrnehmbar als „sterbend" bezeichenbar sind und denen gleichzeitig ein Gespräch zugemutet werden könnte.

Falls die Hypothese eines gewissen professionellen Vermeidungs- oder Distanzierungsverhaltens gegenüber Sterbenden zumindest zum Teil zutrifft, dann befinden sich die MitarbeiterInnen in einem spezifischen Widerspruch zwischen der gesellschaftlichen Tabuisierung des Todes und dem Trend zur Enttabuisierung innerhalb der *Diakonie in Düsseldorf*, das Sterben zunehmend offensiv (z. B. durch die Gespräche) zu thematisieren. Widerspruchsmanagement gehört zu den wichtigsten professionellen Leistungen. Gerade deshalb wird ein Bedarf an selbsterfahrungsbezogenen Seminaren und interdisziplinären Formen der Weiterbildung bestehen bleiben. Wichtig erscheint in diesem Zusammenhang, Widersprüche nicht aufzulösen, sondern zu ertragen, indem sie angesprochen werden und eine soziale Akzeptanz haben. Wenngleich personenzentrierte, psychohygienische und qualifikatori-

sche Maßnahmen wichtig und in den meisten Pflegeeinrichtungen auch schon gut etabliert sind, wird eine zentrale Erfolgsbedingung oft vernachlässigt: Die Verknüpfung des individuellen Lernens mit dem organisatorischen Lernen. Nur durch die systematische Koppelung der individuellen Lernerfahrung an die Alltagsroutine (z. B. in Form geeigneter Besprechungsstrukturen) werden Qualifikationsmaßnahmen für die Gesamtorganisation wirksam.[2]
Die Belastung der MitarbeiterInnen, die sich bereit erklärten, sich mit einem gesellschaftlich abgeschobenen und verleugneten Thema sowohl im Berufsalltag als auch zusätzlich in systematischer Weise im Rahmen des Projekts „OrganisationsKultur des Sterbens" zu beschäftigen, ist jedenfalls nicht zu unterschätzen.

4. DIE BEOBACHTUNG VON PATIENTINNEN, MIT DENEN EIN (STRUKTURIERTES) GESPRÄCH NICHT MÖGLICH IST

Wiederholt ist an das IFF die Frage herangetragen worden, wie Bedürfnisse und Erwartungen von verwirrten oder sehr schwachen PatientInnen zu erheben seien. Eine Frage, die speziell für BewohnerInnen des Altenheimes und für sterbende PatientInnen sehr relevant sein kann. Aus der Literatur ist uns zur Zeit zu diesem Thema nur wenig bekannt.[3] Als Pilotversuch haben wir uns entschlossen, einen Beobachtungsleitfaden zu entwickeln, und an jene MitarbeiterInnen, die Interesse gezeigt hatten, weiterzugeben.
Wir hatten den Betreuungspersonen vorgeschlagen, jeweils eine Bewohnerin, mit der ein strukturiertes Gespräch nicht möglich war, über einen mehrwöchigen Zeitraum zu beobachten und die Beobachtungen in einen Leitfaden einzutragen. Der von uns vorgeschlagene Leitfaden enthielt folgende Beobachtungsdimensionen: Wohlbefinden und Geborgenheit, Kommunikation, körperliche Schmerzen und körperliches Leiden, 'Krisen' und andere Ereignisse, Aggressivität, Sicherheit und Gefahrenpotentiale, Zeichen des herannahenden Todes, Maßnahmen, die aus der Beobachtung resultieren.
In den zwei Monaten der Befragung wurden von MitarbeiterInnen sieben Beobachtungen durchgeführt. Sie verliefen etwas anders, als wir es vorgeschlagen hatten; folgende Dimensionen wurden letztendlich von den MitarbeiterInnen in den Protokollen angesprochen:

---

[2] Vgl. Grossmann et al 1997
[3] Vgl. unter anderem Eichenberger 1997, Glass 1991

Erste Erfahrungen mit Dimensionen zur Beobachtung von PatientInnen, mit denen ein Gespräch nicht möglich ist:

1. Möglichkeiten der (non)verbalen Kommunikation mit dem Patienten
2. Äußerungen des Wohlbefindens
3. Bedingungen für Wohlbefinden
4. Zeichen des Unbehagens
5. Bedingungen des Unbehagens
6. Gefahrenpotentiale
7. Soziale Unterstützung durch Angehörige
8. Räumliche Bedürfnisse
9. Religiöse Bedürfnisse
10. Gestaltung des Sterbens

Vor allem die letzten drei Dimensionen beruhten nicht auf Beobachtungen der MitarbeiterInnen, sondern auf Gesprächen, die mit den BewohnerInnen zu einem Zeitpunkt geführt wurden, als strukturierte verbale Kommunikation mit ihnen möglich war, beziehungsweise auf Gesprächen mit Angehörigen. Hier erwies es sich als hilfreich, daß die InterviewerInnen die BewohnerInnen teilweise durch die lange Betreuungszeit im Zentrum gut kannten und schon früher Gespräche über deren Bedürfnisse geführt hatten. Die Ergebnisse der sieben Beobachtungen sind keineswegs dazu geeignet, verallgemeinert zu werden. Diese ersten Erfahrungen zeigen jedoch, daß strukturierte Beobachtung sinnvoll und möglich ist. Solche Beobachtungen ermöglichen es, das erhebliche Wissen der Pflegenden über Bedingungen des Wohlbefindens und Unbehagens der Bewohnerinnen explizit zu machen.

5. FOKUSGRUPPEN MIT ANGEHÖRIGEN

Fokusgruppen haben eine längere Tradition in der Marktforschung, werden aber zunehmend auch in den Gesundheits- und Sozialwissenschaften eingesetzt. Eines der Merkmale der Erhebungsmethode ist, daß die einzelnen Gruppen in sich möglichst homogen zusammengesetzt sein sollen – untereinander jedoch so unterschiedlich wie möglich. Fokusgruppen stimulieren einen Diskussionsprozeß während der Erhebung, latent vorhandene Bedürfnisse können so ausformuliert werden (Kitzinger 1994) und die Plausi-

bilität einzelner Aussagen wird durch das Einholen mehrerer Perspektiven erhöht. Fokusgruppen eignen sich besonders für die systemische Forschung: Sie lösen einen Diskussions- und Entwicklungsprozeß bei den Befragten aus. Die Interaktion zwischen Forschern und Diskussionsteilnehmern erlaubt bereits während der Erhebung eine Rückkoppelung erster Ergebnisse.[4]
Der Leitfaden wurde im Forschungsteam entwickelt und war von der Grundannahme getragen, daß Angehörige von BewohnerInnen eine der wichtigsten Klientengruppen für *Diakonie in Düsseldorf* darstellen. Naheliegend ist es, in den Angehörigen wichtige Partner für die Betreuung der BewohnerInnen zu sehen. Darüber hinaus haben Angehörige selbst Bedürfnisse, die sich direkt an *Diakonie in Düsseldorf* richten – wie zum Beispiel der Wunsch nach Trauerbegleitung – und die sie zu direkten Klienten der Organisation machen.[5] Auch hier war unser Ziel, jene Probleme mit den Angehörigen zu diskutieren, deren Lösung interprofessionelle Zusammenarbeit fordern, die im Alltag zu Reibungsverlusten führen und die sich nicht auf der Ebene von persönlichem Engagement einzelner MitarbeiterInnen lösen lassen.

Geplant war, sechs Gruppendiskussionen durchzuführen, jeweils zwei mit Angehörigen von BewohnerInnen, von PatientInnen der Hauskrankenpflege und mit Angehörigen von Gästen der Tagespflege. Es stellte sich jedoch als äußerst schwierig heraus, diese große Zahl von Angehörigen zu einem bestimmten Zeitpunkt zu den Gesprächen zu versammeln. Hoher Zeitdruck durch die Belastung in der Betreuung der Angehörigen war hier einer der Hauptgründe für die geringe Teilnahme. Zwei Fokusgruppen mit Angehörigen von Sterbenden und von schon verstorbenen HeimbewohnerInnen bzw. PatientInnen von *Diakonie in Düsseldorf* konnten jedoch stattfinden. Ausschließlich Kinder bzw. Schwiegertöchter/-söhne von sterbenden Menschen nahmen an den Diskussionen teil. Die Perspektive der spezifischen Problemlage von Angehörigen als LebenspartnerInnen wurde nicht erhoben. Man kann davon ausgehen, daß die Zusammensetzung der beiden Gruppen nicht in jeglicher Hinsicht repräsentativ für Angehörige von Sterbenden ist, sondern sehr engagierte und reflexionsfreudige Personen überrepräsentiert waren. Auch kann bei der Anzahl von nur zwei Fokusgruppen keine erschöpfende Erhebung aller wichtigen Belastungsfaktoren und Bedürfnisse von Angehörigen erwartet werden. Dennoch wurden einige zentrale Schlüsselproble-

---

[4] Steyaert, Bouwen 1994, Dierks 1995
[5] Ovretveit 1992, Garcia-Calvente 1996

me von Angehörigen in sehr ausführlicher Weise explorativ erhoben; diese sind im Kapitel 'Mit den Eltern über das Sterben reden' dargestellt.

6. EIN ENGAGIERTER VERSUCH, DER SICH SICHERLICH NOCH AUSBAUEN LIESSE

Das Ziel, durch eine Befragung Veränderungen einzuleiten, ist ein ehrgeiziges, das jedoch auch auf Hindernisse stößt. Aus der Diskussion, die das Projekt ausgelöst hat, sollen hier zwei Kritikpunkte herausgegriffen werden:

6.1 Nicht ganz Beratung und nicht ganz Forschung – ein methodisches Problem

Betrachtet man das Projekt durch die Brille der Sozialwissenschaft, so springt vor allem die fehlende 'Methodenstrenge' ins Auge: Die Gespräche wurden nur teilweise auf Tonband aufgezeichnet und keines wurde wortwörtlich transkribiert. Die Protokolle, die wir erhalten hatten, stellten daher eine Wiedergabe der Interviews in den Worten der interviewenden Mitarbeiterinnen dar, der Originalwortlaut der Patientinnen blieb nicht erhalten. Dies ist ein Vorgehen, das für den Ansatz der *developmental evaluation* (Ovretveit 1998) – zu der sich die systemische Evaluation zählt, sehr charakteristisch ist. In rein forschungsmethodischem Sinne ist es allerdings nicht gelungen, die Wirklichkeit abzubilden. Die *systemische Evaluation* ist hier jedoch eher der Devise verpflichtet: 'Wirklich ist, was wirkt' (Heitger, Jarmai 1998).

6.2 Eine Diagnose macht noch keinen Frühling

Spürbare Veränderung findet erst dann statt, wenn erfolgreiche (und evaluierte) Veränderungsprojekte umgesetzt werden. Die hier beschriebene Projektphase ist jedoch dem Beratungstyp der Organisationsdiagnose und dem Evaluationstyp der Bedarfshebung (*needs assessment* – Posavac 1992) zuzurechnen. Wenn auch besonders im nächsten Abschnitt argumentiert wird, daß diese Diagnose gleichzeitig als Intervention angelegt war, so ist sie dennoch eine unvollständige Intervention. Als eine weitere Projektphase ist die Durchführung von Veränderungsprojekten geplant, die auf den Empfehlungen aus der Bedarfserhebung aufbauen. Ohne diese systematische und organisationale Umsetzung bleibt das Wissen aus der Erhebung in den Köpfen der beteiligten Personen gespeichert und die Umsetzung auf das Engagement einzelner Mitarbeiter angewiesen.

7. DER INTERVENTIONSCHARAKTER DER INTERVIEWS

Die Tatsache, daß (und natürlich auch was) gefragt wird, reicht an sich oft schon dazu aus, einen gewissen Reflexions- und Entwicklungsprozeß in Gang zu setzen. Forschen bedeutet daher immer auch eine Intervention in das beforschte System. Für die experimentelle Forschung gehören die Veränderungen, die durch die Erhebungen ausgelöst werden, zu den unerwünschten Störfaktoren (Rossi, Freeman, Hofmann 1987). Es gilt dort, den Forschungsgegenstand möglichst konstant und die Bedingungen für das Experiment möglichst kontrolliert zu erhalten.

In der systemischen Forschung geht es im Gegensatz dazu darum, durch Erhebungen und Befragungen zu einem Entwicklungsprozeß beizutragen. Es ist also ausdrücklich erwünscht, durch ein Forschungsvorhaben Reflexionsprozesse in Gang zu setzen und den 'Gegenstand' (die Organisation) zu verändern, in einen Lernprozeß zu involvieren. Intervention in das soziale System ist ein angestrebter Effekt von systemischer Evaluation.

So fanden die Interviews, Gruppendiskussionen und Beobachtungen im Projekt 'OrganisationsKultur des Sterbens' in *Diakonie in Düsseldorf* große Resonanz. Dies liegt nicht zuletzt darin begründet, daß es sich dabei nicht ausschließlich um ein wissenschaftliches Erhebungsinstrument handelt, sondern in hohem Ausmaß auch um Interventionsinstrumente, die auf mehreren Ebenen wirken sollten:

1. Wirksamkeit für die BewohnerInnen.
Für diese hat das Gespräch eine potentiell entlastende Wirkung und bietet die Möglichkeit, das eigene Sterben bewußter zu gestalten (und sei es in der Entscheidung zu einer bewußten Nicht-Gestaltung).

2. Wirksamkeit für die MitarbeiterInnen.
Diese erhalten relevante Orientierungspunkte für ihre eigenen Tätigkeit und treiben mit den Gesprächen eine zunehmende Enttabuisierung des Themas voran, was zu einer mittelfristigen Entlastung für die eigene Tätigkeit führen kann.

3. Wirksamkeit für die Versorgungsorganisationen
Durch die Interviews, die in Abstimmung mit den Leitungskräften realisiert wurden, wurde in den Einrichtungen das Sterben neu und anders zugleich zum Thema gemacht. In den Leitfäden war bewußt auch ein Zusammenhang mit aktuell anzugehenden Problemlösungen angesprochen. In einer Einrichtung führte der Fragebogen dazu, das Aufnahmegespräch mit den Betroffenen und ihren Angehörigen neu auszurichten.

4. Wirksamkeit für Diakonie in Düsseldorf als Gesamtsystem.
Die Gesamtorganisation erhält Informationen über ihre zentralen „KundInnen". Durch eine Umsetzung der Ergebnisse in organisatorische Maßnahmen und unter der Voraussetzung, daß die systematische Beschäftigung mit den Bedürfnissen der sterbenden BewohnerInnen keine einmalige Angelegenheit bleibt, stellen die Interviews einen wichtigen Beitrag zum organisationalen Lernen dar. Besonders wichtig für das Gelingen dieses Projekts war aber das große Engagement, mit dem die InterviewerInnen der Aufgabe nachgegangen sind, und die hohe Qualität der Interviews und der Protokolle. Dafür wollen wir uns auch an dieser Stelle nochmals herzlich bedanken.

8.   DIE LEITFÄDEN DER BEFRAGUNG

Bewohnerbefragung, Bewohnerbeobachtung und Angehörigenfokusgruppen wurden leitfadengestützt durchgeführt. Die Leitfäden wurden im Anschluß an die ersten Workshops mit MitarbeiterInnen und Führungskräften von *Diakonie in Düsseldorf* unter Einbeziehung von internationaler Literatur am IFF entwickelt. Die Instrumente für Bewohnerbefragung und -beobachtung wurden als Arbeitsgrundlage für die Einschulung der InterviewerInnen herangezogen. Im folgenden geben wir jene Unterlagen wieder, die die Interviewerinnen beim Workshop zur Einschulung erhalten hatten.

8.1   Vorinformationen für die Befragung von BewohnerInnen und PatientInnen

Für die Bewohner- und Patientenbefragung geht es um drei wichtige Fragestellungen:

• Welche Bedürfnisse und Wünsche haben BewohnerInnen und PatientInnen, wenn es zu Ende geht?

99

- Welche Wünsche und Bedürfnisse sind aus der Sicht von BewohnerInnen und PatientInnen bereits erfüllt?
- Welche Wünsche und Bedürfnisse sind noch offen?

Wer soll befragt werden?

Suchen Sie sich einen Bewohner oder eine ambulante Patientin, mit dem/der Sie einen guten Kontakt haben und mit dem/der Sie auch schon längere Gespräche geführt haben. Fragen Sie den Bewohner oder die Patientin, ob er/sie sich vorstellen kann, mit Ihnen über das Sterben zu sprechen. Dabei spielt es nicht unbedingt eine Rolle, 'wie nahe' das Sterben für den Bewohner ist.

Wie können die Gespräche verlaufen?

Wir gehen davon aus, daß die Gespräche zwischen einer halben Stunde bis zu einer Stunde dauern werden. Versuchen Sie nach Möglichkeit, während des Gesprächsverlaufes mit der Bewohnerin/ dem Patienten alleine zu sein. Manchmal kann es notwendig sein, ein Gespräch zu unterbrechen, weil es zu belastend ist. Eventuell kann es zu einem späteren Zeitpunkt fortgesetzt werden.

Was sind die Gesprächsinhalte?

Wir haben für Sie einen Gesprächsleitfaden entwickelt. Wir verstehen diesen Leitfaden nicht wortwörtlich. Er soll als Unterstützung dafür dienen, daß Sie mit BewohnerInnen und PatientInnen einen Dialog über das Sterben führen können. Im Mittelpunkt steht das Erheben der Bedürfnisse der Bewohnerinnen oder Patientinnen beim Sterben.

Für BewohnerInnen oder PatientInnen, mit denen ein Gespräch nicht möglich ist, schlagen wir vor, eine Beobachtung durchzuführen; dafür liegt ein eigener Leitfaden bei. Gesprächsleitfaden und Beobachtungsleitfaden dienen dazu, Dimensionen und Werte von sterbenden BewohnerInnen und PatientInnen zu erheben. Es geht darum, eine offene Interviewsituation herzustellen und qualitativ Problemstellungen aufzunehmen. Aufgabe dieser Befragung ist es also, zu Dimensionen der Qualität des Sterbens in die Tiefe zu gehen und nicht, eine repräsentative Totalerhebung aller BewohnerInnen und PatientInnen durchzuführen.

Es gibt sicherlich viele wichtige Fragen zum Thema zu stellen. Wir haben uns aber bei der Ausarbeitung des Leitfadens darauf konzentriert, jene wichtigen Aspekte aufzugreifen, die in maximal einer Stunde zu besprechen sind.

Nach dem Gespräch ersuchen wir Sie, außerhalb des Patientenzimmers ein Begleitblatt auszufüllen, das wenige, erklärende Informationen enthält.

Wie werden die Gespräche protokolliert?
Ein Raster für das Protokoll liegt bei. Wir schlagen Ihnen zwei Varianten vor, wie Sie zu dem Protokoll kommen können:

1. Sie fragen die Bewohnerin oder Patientin um Ihr Einverständnis, das Gespräch auf Tonband aufzuzeichnen und schreiben die wichtigsten Inhalte beim Abhören des Tonbandes ab. Das erspart Ihnen das Mitschreiben, aber manche BewohnerInnen können sich vom Band im Gespräch gestört fühlen.

2. Sie machen sich handschriftliche Notizen während des Gespräches. Formulieren Sie danach die Notizen aus und tragen Sie sie ins Protokoll ein. Einerseits haben Sie so mehr Intimität im Gespräch als mit dem Band, andererseits wird der Gesprächsverlauf manchmal unterbrochen, weil Sie sich Notizen machen wollen.

3. In jedem Fall ersuchen wir Sie, nach dem Gespräch (entweder als Abschrift vom Band oder von den Notizen) ein Protokoll zu verfassen. Bitte bedenken Sie, daß wir die Ergebnisse verstehen müssen, ohne beim Gespräch dabei gewesen zu sein. Ergänzen Sie das Protokoll daher bitte, wenn Sie es für nötig halten, mit Erklärungen zur Situation in Klammer (wichtig vor allem bei Tonbandabschriften).

Unserer Erfahrung nach werden Sie für das Protokollieren etwa gleich viel Zeit benötigen, wie für das Gespräch. Nach Möglichkeit übermitteln Sie uns bitte eine Diskette mit dem schriftlichen Gesprächsprotokoll. Sollten Sie lieber mit der Hand als mit dem Computer protokollieren, bitten wir Sie, ein gut leserliches handgeschriebenes Protokoll zu senden. Wenn Sie auf Tonband aufgezeichnet haben, ersuchen wir Sie, die Kassette mitzuschicken.

Wie werden die Gespräche ausgewertet?
1. Interne Reflexion

•   Setzen Sie sich nach dem ersten Gespräch mit einer Kollegin zusammen, die auch schon ein Gespräch geführt hat und tauschen Sie die Erfahrungen aus. Das kann entlastend wirken und helfen, das Erfahrene vor dem eigenen Hintergrund zu verstehen.

•   Wir laden Sie zu einem Workshop zur gemeinsamen Verdichtung Ihrer Erfahrungen und Beobachtungen ein.

2. Wissenschaftliche Auswertung

- Ihre Protokolle werden am IFF ausgewertet. Die Ergebnisse fassen wir zu einem Bericht zusammen, der in Düsseldorf präsentiert wird. Wir freuen uns, Sie schon jetzt zu dieser Präsentation einladen zu dürfen.

LEITFADEN FÜR DAS GESPRÄCH MIT BEWOHNERINNEN DER STATIONÄREN PFLEGE BZW. MIT PATIENTINNEN DER AMBULANTEN PFLEGE.

„Danke, daß Sie sich für das Gespräch mit mir Zeit genommen haben. Ich möchte mit Ihnen über Ihre Gedanken zum Sterben sprechen. Sie helfen mir so, besser zu verstehen, was für Wünsche und Bedürfnisse Sie haben, und wie wir Sie erfüllen könnten. Ich würde mir gerne etwa eine Stunde Zeit nehmen für das Gespräch. Bitte lassen Sie mich wissen, wenn das Gespräch zu belastend für Sie wird, wir können es auch zu einem späteren Zeitpunkt weiterführen."

A. ERFAHRUNGEN UND BILDER ZUM EIGENEN STERBEN ('STERBEPERSPEKTIVE')

Haben Sie sich schon Zeit genommen, über das Sterben nachzudenken? Was beschäftigt Sie dabei besonders?
Haben Sie einmal eine Erfahrung mit dem Sterben von jemand anderem gemacht, von der Sie sagen würden, so wollen Sie sterben oder so wollen Sie nicht sterben?
Wie nahe fühlen Sie sich dem Tod?

B. FRAGEN ZU EINZELNEN DIMENSIONEN DER BEWOHNERORIENTIERTEN QUALITÄT

1. Kommunikation

Was wäre für Sie 'gutes Sterben'? Wer sollte dabei sein, wer nicht?

Haben Sie besondere Erwartungen, an die Personen, die Sie jetzt betreuen (an uns Pflegende, an uns SozialarbeiterInnen, an den Hausarzt, an Bezugspersonen), wenn es ums Sterben geht?

---

2. Einbeziehen der Bezugspersonen

Wie sollen wir die Bezugspersonen einbeziehen?

Wieviel wollen Sie Ihre Bezugspersonen um sich haben?

Familienbeziehungen können auch belastend sein: Was wäre von unserer Seite aus eine hilfreiche Entlastung in bezug auf Bezugspersonen?

3. Körperliches Wohlbefinden

Was ist wichtig für Ihr körperliches Wohlbefinden (Baden, Essen, Aufstehen)?

Was ist wichtig für den Umgang mit Ihren Schmerzen?

Wie stark waren Ihre Schmerzen in den letzten 24 Stunden?

- Ich hatte keine Schmerzen 0
- leichte Schmerzen 1
- mittelstarke Schmerzen 2
- starke Schmerzen 3
- nicht stärker vorstellbare Schmerzen 4

Was soll im Falle einer Verschlechterung Ihres Gesundheitszustandes geschehen? Wer soll verständigt werden (Professionelle, Bezugspersonen, Krankenhaus)?

4. Information

Haben Sie offene Fragen an *Diakonie in Düsseldorf*

- bezogen auf den Ablauf des Alltags im 'Leben im Alter -Zentrum'?
- bezogen auf Ihre Krankheit?
- bezogen auf rechtliche und finanziellen Fragen bezogen auf die Zeit nach Ihrem Tod?

5. Räumliche Umgebung und Rahmenbedingungen

Können Sie sich vorstellen, wo Sie Ihre letzte Lebenszeit verbringen wollen?

An welchem Ort, in welchem Raum?

Wie soll der Raum gestaltet sein?

6. Rechtliche Rahmenbedingungen

Haben Sie den Wunsch, rechtliche Vereinbarungen über das Sterben und für die Zeit nach dem Tod zu treffen? Welche sind das?

Können wir Sie dabei unterstützen?

Haben Sie schon Vereinbarungen getroffen?

7. Religiöse Bedürfnisse

Wünschen Sie eine religiöse Sterbebegleitung?

Welche Form der religiösen Begleitung wünschen Sie sich?

Worauf soll *Diakonie in Düsseldorf* bei Ihrem Sterben achten?

8. Offene Wünsche und Bedürfnisse

Gibt es offene Bedürfnisse, in Hinblick auf die Gestaltung Ihres Sterbens, die wir jetzt nicht angesprochen haben und die *Diakonie in Düsseldorf* beachten sollte? Oder jemand anderer?

Haben wir etwas, was Ihnen in Hinblick auf die Qualität Ihres Sterbens wichtig ist, noch nicht besprochen?

Möchten Sie noch etwas Wichtiges hinzufügen?

9. Kurzer Rückblick auf das Gespräch

War das Gespräch für Sie sinnvoll oder eher belastend?

Wollen Sie das Gespräch zu einem späteren Zeitpunkt fortsetzen und mit wem?

Vielen Dank für das Gespräch!

8.2   Leitfaden für Beobachtung von BewohnerInnen und PatientInnen, mit denen ein Gespräch nicht möglich ist

Der Beobachtungszeitraum sollte etwa 2 Wochen betragen.
Der Beobachtungsleitfaden ist für Personen, mit denen auf Grund ihrer Verwirrtheit und/oder ihres körperlichen Gesundheitszustandes kein Gespräch möglich ist, vorgesehen.

Wohlbefinden und Geborgenheit
Lassen sich Phasen von Wohlbefinden und Unwohlsein beobachten? Wenn
ja, wie lassen Sie sich beschreiben?
Ist es möglich mit dem Beobachteten über das Thema Geborgenheit zu
sprechen? Was sind seine/ihre Gedanken dazu?

Kommunikation
Gibt es Situationen in denen Kommunikation möglich ist? Wie reagiert die
Bewohnerin oder der Patient auf Kontaktaufnahme?
Körperliche Schmerzen und körperliches Leiden
Gibt es Hinweise auf körperliche Schmerzen und Unwohlsein? Wodurch
oder wann treten sie auf? Lassen sich die Probleme lösen?

'Krisen' und deren Ereignisse
Gibt es krisenhafte Verschlechterung von Wohlbefinden, Verwirrung oder
andere Krisen? Lassen sie sich auf bestimmte Ereignisse, Zeiten (z. B. morgens oder abends) oder Situationen zurückführen?

Aggressivität
Gibt es Zeichen von körperlicher Unruhe und Aggressivität beim Patienten,
bei der Bewohnerin?
Lassen sie sich auf bestimmte Ereignisse, Zeiten (z. B. morgens oder
abends) oder Situationen zurückführen?

Sicherheit des Patienten und Gefahrenpotentiale
Gibt es Situationen, in denen der Patient, die Bewohnerin gefährdet ist?
Gibt es Zeichen des herannahenden Todes beim Patienten?

Andere wichtige Beobachtungen
Bitte tragen Sie in ein Protokoll ein, welche Beobachtungen Sie zu den
oben angegebenen Dimensionen bei BewohnerInnen oder PatientInnen gemacht haben.

8.3   Leitfaden für die Fokusgruppen mit Angehörigen

Danken Sie den Angehörigen für die bereitgestellte Zeit. Stellen Sie den
Kontext her stellen Sie das Ziel der zwei Stunden (eventuell nur anderthalb)
dar.
„Sie haben Angehörige in einer der Einrichtungen der *Diakonie in Düsseldorf*, bzw. Angehörige von Ihnen sind vor kurzer Zeit verstorben. Wir dan-

ken Ihnen, daß sie sich Zeit nehmen heute, um darüber zu sprechen, was für sie in diesem Prozeß des Sterbens und der Trauer von seiten der *Diakonie in Düsseldorf* hilfreich war und was möglicherweise nicht so ist oder war wie es sein könnte. Sie helfen damit der Diakonie, künftigen Betroffenen und hoffentlich auch ein wenig sich selbst."

Einstiegsfrage
Haben Sie über das Sterben Ihrer Angehörigen schon nachgedacht?
Was beschäftigt Sie dabei?

Stationäre Aufnahme	Beginn der häuslichen Pflege
Was ist hilfreich, bei der Aufnahme zu wissen?	Was ist hilfreich, am Beginn der häuslichen Pflege zu wissen?

• Kosten Finanzierung
• Betreuungsangebote
• Ausstattung der Zimmer
• Möglichkeit, als Angehörige übernachten zu können
• rechtliche Seite
  - Patientenverfügung
  - Bestattungsvollmacht
  - Testament
	• Kosten Finanzierung
	• Betreuungsangebote
	• Adaption von Möbeln und Räumen
	• Möglichkeit, Kontakt mit Pflegepersonal aufzunehmen
	• rechtliche Seite
	  - Patientenverfügung
	  - Bestattungsvollmacht
	  - Testament

Krise bzw. Verschlechterung des Gesundheitszustandes
Was wäre bei einer Verschlechterung des Gesundheitszustandes hilfreich zu besprechen?
• Benachrichtigung
• Kontakt zum Hausarzt
• Entscheidung über Information des Notarztes
• Aufklärung darüber, was es bedeutet, den Notarzt zu rufen
• Überweisung ins Krankenhaus
• Entscheidung über Ernährung
• Entscheidung über Abbruch von Behandlung

Information
Welche Information wollen Sie bekommen (z. B. auch Tag und Nacht?)
Haben Sie sich ausreichend informiert gefühlt?

Belastungen und Unterstützungen
Was war bzw. ist für sie am meisten belastend?
Was war für Sie unterstützend?
In welcher Weise wollen sie selbst Begleitung oder Unterstützung, z. B.
• durch das Pflegepersonal
• durch den Arzt
• durch den Pfarrer
• durch ehrenamtliche
• durch Menschen in ähnlicher Situationen

Unterstützungsangebote durch das 'Leben im Alter - Zentrum'
Welche Unterstützungsangebote im Haus kennen Sie (z. B. Trauergruppe)?
Warum haben sie diese (nicht) wahrgenommen?

Die sterbenden Angehörigen („zirkuläre Frage")
Was vermuten sie sind die zentralen Bedürfnisse und Anliegen Ihrer Angehörigen für ihr Sterben?
• Kommunikation
• Einbeziehen der Angehörigen
• Körperliches Wohlbefinden
• Information
• Räumliche Umgebung und Rahmenbedingungen
• Rechtliche Rahmenbedingungen
• Religiöse Rahmenbedingungen

Nach dem Tod
Was wünschen Sie sich nach dem Tod ihres Angehörigen bzw. was war Ihnen seinerzeit hilfreich?
• im Haus Abschied nehmen
• Erinnerungsfeier auf Station
• HeimbewohnerInnen bei der Beerdigung
• persönliche Worte
• Abschlußgespräch mit der Schwester oder der Leitung des Hauses, mit jenen Personen, die meine Angehörige in den letzten Wochen intensiver betreut haben
• Ruhe und nichts von alledem
• einige Wochen nach der Bestattung, wenn alles vorbei ist, noch einmal angesprochen und eingeladen zu werden

Offene Wünsche und Bedürfnisse:
Gibt es offene Wünsche und Bedürfnisse, die *Diakonie in Düsseldorf* Ihnen erfüllen könnte? Oder jemand anderer?
Haben wir etwas, was Ihnen wichtig ist, wenn es zu Ende geht, noch nicht besprochen? Möchten Sie noch etwas wichtiges hinzufügen?

LITERATUR

Dierks M.-L., Bitzer E.M., Haase I., Schwartz F.W.(1995): Die Perspektive der Patienten in der Beurteilung der Qualität hausärztlicher Versorgung. In: Haase, Dierks, Schwartz (Hg.): Patientenbedürfnisse im Gesundheitswesen. Sankt Augustin: Asgard Verlag.

Eichenberger G. (1997): Die Klinik ist keine gute Mutter...aber sie ist eine Mutter. Diplomarbeit an der Kaderschule für Krankenpflege Aarau.

Froschauer U, Lueger M (1992): Das qualitative Interview. Wien: Wiener Universitätsverlag

Gerteis M, Edgman Levitan S, Daley J., Delbanco T. (1993): Through the Patients' Eyes. Introduction. San Francisco: Jossey-Bass, S. 1-18

Garcia-Calvente M.M., Mateo Rodriguez I., Lopez-Fernandez L.A. (1996): Informal Health Care System: Relationship With the Health Services. Paper presented at the Annual Conference of the European Health Care Management Organization, Cascais, Portugal

Glass A. P. (1991): Nursing Home Quality: A Framework for Analysis. The Journal of Applied Gerontology, 10 (1), S. 5-18

Grossmann Ralph, Heimerl Katharina, Heller Andreas, Scala Klaus (1997): Organisierte Gesellschaft. In: Grossmann Ralph (Hrsg.): Wie wird Wissen wirksam? Wien New York: Springer, 43-51

Haase Ingo, Dierks Marie-Luise, Schwartz Friedrich Wilhelm (Hg.) (1995): Patientenbedürfnisse im Gesundheitswesen. Sankt Augustin: Asgard Verlag.

Hager Isabella (1996): „Mir ist schon alles wurscht...". Das Phänomen Pflegeheim und seinen „Insassen" – Lebensumstände und Wohlbefinden von alten, pflegebedürftigen HeimbewohnerInnen. Wien: Edition Praesens

Heimerl Katharina, Heller Andreas (1997): Systemische Evaluation. In: Grossmann Ralph (Hg.): Besser Billiger Mehr. Zur Reform der Expertenorganisationen Krankenhaus, Schule, Universität. Wien, New York: Springer

Heitger Barabara, Jarmai Heinz (1998): ‚Wirklich ist, was wirkt'. Unveröffentlichtes Manuskript zum gleichnamigen Workshop. Wien: Beratergruppe Neuwaldegg.

Husebö Stein, Klaschik Eberhard (1998): Palliativmedizin. Praktische Einführung in Schmerztherapie, Ethik und Kommunikation. Berlin, Heidelberg: Springer

King N. (1994): The Qualitative Research Interview. In: Cassell C., Symon G. (eds.): Qualitative Methods in Organizational Research. London: Sage.

Kitzinger Jenny (1994): The Methodology of Focus Groups: the Importance of Interaction Between Research Participants. Sociology of Health and Illness 16 (1), 103-121

Knox B, Upchurch M, (1992): Values and nursing home life: How residents and caregivers compare. The Journal of Long Term Care Administration, Fall 1992

Köck Chr., Ebner H. (1996): Qualität als Wettbewerbsfaktor für Gesundheitsorganisationen. In: Heimerl Wagner P., Köck Ch. (Hg.): Management in Gesundheitsorganisationen. Wien: Ueberreuter

Ovretveit J. (1992): Health Service Quality. Oxford: Blackwell Scientific Press

Ovretveit J. (1998): Evaluating Health Interventions. Buckingham: Open University Press

Posavac E., Carey R. (1992): Program Evaluation. Methods and Case Studies. New Jersey: Prentice Hall

Rossi P., Freeman H., Hofmann G. (1988): Programm-Evaluation. Einführung in die Methoden angewandter Sozialforschung. Stuttgart: Enke

Steyaert Ch, Bouwen R (1994): Group Methods of Organizational Analysis. In: Cassell C., Symon G. (eds.): Qualitative Methods in Organizational Research. London: Sage.

Straub Christoph (1993): Qualitätssicherung im Krankenhaus: Die Rolle der Patienten. In: Badura Bernhard, Feuerstein Günter, Schott Thomas (Hg.): System Krankenhaus. Arbeit, Technik und Patientenorientierung. Weinheim, München: Juventa

Willke Helmut (1995): Systemtheorie III: Steuerungstheorie. Grundzüge einer Steuerung komplexer Sozialsysteme. Stuttgart, Jena: Gustav Fischer Verlag

Autonomie erhalten: Gespräche über Tod und Sterben in der Hauskrankenpflege

Katharina Heimerl, Elisabeth Seidl

Das veränderte Krankheitspanorama und die Altersstruktur der Bevölkerung haben dazu geführt, daß die Versorgungsschwerpunkte sich zunehmend verlagern: Von der Akutversorgung, in der die ärztlichen Aufgabenbereiche Diagnostik und Therapie dominieren, verschiebt sich der Bedarf hin zur Langzeitversorgung von chronisch Kranken und alten Menschen. Hier trägt die professionelle Pflege in Zusammenarbeit mit den Angehörigen die Hauptlast und –verantwortung. Die Versorgung der Kranken in den Akutkrankenhäusern nimmt in vielen europäischen Ländern derzeit noch den dominanten Stellenwert im Gesundheitssystem ein. Eine Trendwende hat jedoch eingesetzt – die ambulante und die häusliche Versorgung gewinnen an Bedeutung, auch die Pflege von Sterbenden.

Die Hauskrankenpflege steht damit vor wachsenden organisationalen Herausforderungen und damit auch vor einer Fülle von Qualitätsfragen. Für die Qualität der Betreuung spielt die Erfüllung von Patientenbedürfnissen eine wichtige Rolle. Die ‚dezentrale‘ Betreuungssituation (jeder Patient/jede Patientin ist an einem anderen Ort zu pflegen) und die Fragmentierung des deutschen bzw. österreichischen Gesundheitssystems machen hier ein koordiniertes und kooperatives Vorgehen schwierig. Zudem erschwert diese Situation das systematische Erheben von Patientenbedürfnissen. Besonders gravierend ist die Tatsache, daß die Kapazitäten der Hauskrankenpflege dem wachsenden Bedarf nach Betreuung zu Hause derzeit in Österreich nicht gewachsen sind (Grundböck et al. 1998).

Im Zentrum von patientenorientierter Qualität steht die Förderung der Autonomie der PatientInnen. Im folgenden Beitrag wollen wir der Frage nachgehen, was Autonomie für ältere und kranke Menschen zu Hause bedeuten kann, und wie Patientenautonomie in *palliative care* gestaltbar ist.

1. AUTONOMIE DER PFLEGENDEN – AUTONOMIE DER GEPFLEGTEN: DIE GEGENSEITIGKEIT VON AUTONOMIE

Um die Autonomie der PatientInnen zu fördern, geht es zunächst darum, ein autonomes Betreuungssystem herzustellen. Ein System ist dann als ganzes autonom, wenn auch alle seine „Subeinheiten" autonom sind. Am System Hauskrankenpflege sind – ohne Anspruch auf Vollständigkeit – Pati-

111

entInnen, Angehörige, Pflegepersonen, soziale Dienste und HausärztInnen beteiligt. Wenn die Betreuungspersonen selbst abhängig und unselbständig sind, können sie die Selbstbestimmtheit der PatientInnen nicht fördern. Für die Förderung von Autonomie bei den PatientInnen sind also sowohl professionelle als auch organisationale Autonomie der Pflege in weitem Ausmaß bestimmend. Professionelle Autonomie in der Pflege bedeutet, daß die einzelnen Pflegepersonen in ihrem professionellen Handeln autonom sind. Voraussetzung dafür ist unter anderem eine Gesetzeslage, die selbständige Entscheidungen der Pflegepersonen ermöglicht. Andererseits geht es auch darum, Organisationsstrukturen so zu gestalten, daß Entscheidungsfreiheit möglichst weit in die operative Ebene hinein gewährleistet ist (organisationale Autonomie, Kappler 1992).

1.1 Autonomie der Pflegenden soll Autonomie der Gepflegten zum Ziel haben

ExpertInnen sind gefährdet, durch ihr Handeln Dominanz zwischen sich und den 'Laien' aufzubauen. Durch die zunehmende Autonomie der Pflegenden soll eine Entwicklung dahingehend entstehen, daß die Pflegenden den Betroffenen Möglichkeiten autonomen Handelns und Entscheidens anbieten können. Eine Unterstützung ist vor allem dort wichtig, wo die PatientInnen besonders verletzbar und von Abhängigkeit bedroht sind (vgl. Davies et al. 1997 und Pool 1996).

1.2 Autonomes Handeln entspricht dem Bewußtsein der Pflegenden

Eine autonome Haltung hat sich im Pflegebereich innerhalb der letzten Jahre und Jahrzehnte entwickelt. Eine Langzeitstudie von Seidl und Walter (Seidl, Walter 1979, Seidl 1993), erstmals durchgeführt 1978, hat eine umbruchartige Veränderung gezeigt: Sah damals noch die Mehrzahl der Pflegenden ihre Hauptaufgabe darin, die Anordnungen der Ärzte auszuführen und reihte die Bedeutung des eigenen Tätigkeitsbereichs an zweite Stelle, so bezeichneten bereits 1989 fast alle den eigenen Aufgabenbereich als den wichtigsten. Dieser Trend konte in weiteren Jahren durch die Forschungsergebnisse bestätigt werden. Sicher ist die Ausbildung und innerhalb der Ausbildung die Schwerpunktsetzung auf pflegerisches Wissen und Handeln die wichtigste Ursache dafür, ein wachsendes Selbstbewußtsein der Pflegenden geht jedoch damit Hand in Hand.

1.3 Gesetzliche Verankerung

Das österreichische Gesundheits- und Krankenpflegegesetz von 1997 hat den Pflegepersonen in den wesentlichen Bereichen ihrer Berufsausübung einen rechtlich autonomen Status zugeschrieben. Für die Berufsgruppe ist dies eine kopernikanische Wende: Die Hilfstätigkeit gegenüber dem Arzt hat den Beruf der Krankenpflege so sehr geprägt, daß man ihn als ärztlichen Hilfsberuf bezeichnet hat. Die Verantwortung gegenüber den PatientInnen oder KlientInnen trat in den Hintergrund. Nun wurde durch ein neues Gesetz der autonome Aufgabenbereich der Pflegepersonen definiert. Der eigenverantwortliche Tätigkeitsbereich der Gesundheits- und Krankenschwester umfaßt nun alle direkten pflegerischen Aufgaben. Es sind dies Assessment, Planung, Zielformulierung und Evaluierung der einzelnen Maßnahmen, die in stationären und ambulanten Settings mit den Kranken und ihren Angehörigen durchgeführt werden. Zum anderen werden berufliche Handlungsbereiche wie Gesundheitsförderung und Prävention als eigenständige Tätigkeiten genannt. Weiter ist die Mitarbeit an Pflegeforschung als ein Aufgabensektor festgelegt, der dazu beitragen kann, neue Wissensbereiche zu erschließen und derzeitige Handlungsmuster zu evaluieren und zu optimieren.

Neben diesem eigenständigen wird dem mitverantwortlichen Tätigkeitsbereich und der interdisziplinären Zusammenarbeit, die heute ein Gebot der Stunde ist, entsprechendes Gewicht gegeben.

2. AUTONOMIE DER PATIENTINNEN IN *PALLIATIVE CARE*

Selbstverständlich hat die Autonomie von älteren PatientInnen zu Hause auch Grenzen, die notwendigerweise zu respektieren sind und primär in den körperlichen und kognitiven Einschränkungen durch Alter und Krankheit der PatientInnen begründet liegen. Auch setzen Personen jene unselbständigen Muster, die in ihrer Biographie begründet liegen, auch im Alter fort. Speziell in der palliativen Pflege sind der Autonomie Grenzen gesetzt (vgl. Martin 1998). Hier kann sich Autonomie in sehr unterschiedlichen Formen ausdrücken:

2.1 Die erkämpfte Autonomie

PatientInnen, die in die palliative Versorgung gelangen, haben meistens einen langen, schmerzlichen Weg durch die diagnostischen und therapeutischen Stationen des Gesundheitssystems hinter sich. Oft genug endet der Weg mit der Mitteilung der Diagnose, manchmal mit der Entscheidung, daß „nur mehr" palliativ behandelt werden kann. Manche PatientInnen kämpfen um ihre Autonomie gemeinsam mit ihren Angehörigen oder mit jemandem aus dem Versorgungsteam, manche auch ganz allein. Schmerzlich erkämpft ist meist auch die Annahme der Krankheit, erst langsam kann eine autonome Haltung gewonnen werden.

2.2   Die eingeschränkte Autonomie

Bei schwer Pflegebedürftigen kann das Abnehmen der Kräfte, das immer mehr auf andere Angewiesensein, zur größten Belastung werden. Auch sie kann bei sorgfältiger Pflege bewältigt werden, wie eine unserer jüngsten – noch unveröffentlichten – Untersuchungen zeigt. Eine völlig pflegeabhängige, gelähmte Patientin antwortet auf die Frage: „Was können Sie noch selbst tun?": „Ich kann noch sprechen" (Seidl, Walter im Druck). Pflege besteht dann in sensibler Anpassung, in Suche nach Autonomieförderung bis zuletzt und im Ermöglichen von Entscheidungen.

2.3   Die geschützte Autonomie

Es ist sehr schwer, „hilflos zuzuschauen" – für Professionelle und auch für Angehörige. Daher wird auch bei palliativ gut versorgten Menschen immer wieder versucht, durch diagnostische und therapeutische Maßnahmen diese Untätigkeit zu unterbrechen. Die große Leistung besteht dann darin, unter pflegenden und begleitenden Personen Konsens herzustellen. Den Menschen zu schützen bedeutet, seine Wünsche und Meinungen zu erfassen. Das gemeinsame Handeln ist danach auszurichten.

2.4   Die gelungene Autonomie

Bei sehr guter Begleitung können Schwerstkranke ihre Wünsche formulieren. Bis zuletzt können Ziele erreicht werden. Wenn die Kräfte abnehmen, tritt häufig das Tun- und Habenwollen in den Hintergrund. Das Sein wird bedeutender. Hoffnung und Zuversicht im letzten Lebensabschnitt bedeutet, den Zustand und das Leben annehmen können.

3. EINE QUALITATIVE BEFRAGUNG VON ÄLTEREN PATIENTINNEN ZU HAUSE

Für viele ältere Menschen in Österreich wird „zu Hause sein" schlichtweg mit Qualität gleichgesetzt, der Hauskrankenpflege kommt daher eine Schlüsselrolle für die patientenorientierte Qualität des Gesundheitssystems als ganzem zu. Trotz dieses „Vorschußvertrauens" von seiten der PatientInnen wächst auch der Druck auf die Hauskrankenpflege, ihre Qualität nachzuweisen und weiterzuentwickeln. Für die Pflegeforschung entsteht hier zunehmender Forschungsbedarf, was die Situation der Patientenbedürfnisse in der Hauskrankenpflege betrifft. Um diesem Bedarf Rechnung zu tragen, hat das 'Institut für Pflegeforschung' in Wien[1] eine qualitative PatientInnenbefragung in der Hauskrankenpflege durchgeführt, wesentliche Aspekte aus dem Projekt sollen im folgenden vorgestellt werden.

Was macht ihnen zur Zeit am meisten Sorgen? – Diese Frage haben wir an ältere PatientInnen zu Hause gestellt. Unser Interesse galt dabei besonders dem besseren Verstehen von Patientenbedürfnissen in der Hauskrankenpflege. In einem vorangegangenen Projekt war uns aufgefallen, daß die dort befragten HauskrankenpflegepatientInnen immer wieder auf ihre Ängste zu sprechen kamen. Wir gingen also davon aus, daß Angst beziehungsweise ihre „Schwester" – die Sorge (Schwarzer 1993) – ein Thema ist, das dazu geeignet ist, ältere Menschen dazu zu bewegen, über ihre Bedürfnisse zu sprechen.

Wir erhofften uns, daß diese Frage uns leichter Zugang zu den Bedürfnissen älterer Menschen zu Hause verschaffen würde, als die Frage nach der Zufriedenheit – denn so hatten nicht nur wir in anderen Befragungen erfahren – Unzufriedenheit ist eine Emotion oder ein Urteil, das sich speziell ältere Menschen ihren Betreuungspersonen gegenüber – von denen sie sich abhängig fühlen – nicht anmaßen (Pelikan et al. 1995, Kautzer 1991, Wild 1996).

Gleichzeitig hatten wir uns in diesem qualitativen Forschungsprojekt vorgenommen, anwendungs- und vor allem lösungsorientiert zu arbeiten – daher hat eine zweite Frage die Interviews bestimmt: „Was gibt ihnen zur Zeit Sicherheit und Vertrauen?" Diese beiden Fragen sollten die Interviews leiten; ansonsten haben wir die PatientInnen gebeten, frei aus ihrer jüngsten Lebensgeschichte zu erzählen, nämlich über den Zeitabschnitt zwischen

---

[1] Heimerl Katharina, Berlach-Pobitzer Irene (2000): Autonomie erhalten. Eine qualitative PatientInnenbefragung in der Hauskrankenpflege. In: Seidl Elisabeth, Marta Stomkova, Ilsemarie Walter (Hrsg.): Autonomie im Alter. Wien: Wilhelm Maudrich S. 102-165.

der letzten Krankenhausentlassung und dem Gespräch – diese lag bei allen PatientInnen zwischen drei bis sechs Wochen zurück.

Wir konnten so fünfzehn PatientInnen, die über 65 Jahre alt waren, in einem offenen, halbstrukturierten, qualitativen Interview befragen (Mayring 1990: 45 ff). Zur phasenweisen Strukturierung der Gespräche diente ein offener Leitfaden, jedoch stand das Erzählprinzip im Vordergrund. Die Interviews wurden transkribiert und dabei großteils vom Dialekt in die Umgangssprache übertragen und danach qualitativ ausgewertet. In der Auswertung ging es uns vor allem darum – ausgehend von den Daten – neue Erkenntnisse („grounded theories") über die Bedürfnisse von Patientinnen zu Hause zu gewinnen. Dazu wurden die Daten zunächst in einer Grobanalyse offen kodiert und zu Kategorien zusammengefaßt, im anschließenden axialen Kodieren wurden häufige Kategorien versammelt und nochmals verdichtet, um so zu den zentralen Aussagen zu kommen (Strauß 1994, Froschauer/Lueger 1992).

3.1 Systemische Autonomie: Ein zentrales Patientenbedürfnis in der Hauskrankenpflege

3.1.1 Die Gesundheit macht dann Sorgen, wenn sie die Autonomie bedroht

Auf die Frage nach der größten Sorge antworteten viele ältere Menschen in unserer Befragung mit der Sorge um ihre Gesundheit oder die Gesundheit ihrer pflegenden Angehörigen.

Gesundheit macht jedoch vor allem dann Sorgen, wenn durch den Gesundheitszustand die Autonomie bedroht ist. Gesundheit ist für die PatientInnen nicht so sehr ein Wert an sich, sondern gewinnt deswegen an zentraler Bedeutung, weil mit zunehmender Verschlechterung des Gesundheitszustandes die Fähigkeit die eigenen Bedürfnisse selbst zu erfüllen und also die Fähigkeit selbstbestimmt zu leben abnimmt. Die Befragten formulieren dieses Bedürfnis nach Autonomie unter anderem so:

„Wenn man immer ein Mann war, (...) der zu keinem Handgriff zu faul g'wesen is (...) Und dann liegst da, hilflos (...). Alles mußt dir so machen lassen und des ist für so einen Menschen, irgendwie schwierig"

„Die einzige Sorge und der einzige Wunsch: daß mi die Füß, daß die mi nit ganz verlassen, damit i bettlägrig werd, das wär ja ganz furchtbar. I hab mei ganzes Leben, seit dem dreizehnten Lebensjahr nix wie gearbeitet, und i kann Ihnen sagen, des wär für mich die größte Straf, wenn i müßt im Bett liegen, wenn i bettlägrig wär."

„Der Schlüssel zu allem liegt ja letzten Endes in mir selber. Ich mein, ich bin immer schon selbständig gewesen als Bua. Ich hab mir mein erstes Fahrrad verdient durch Schnee schaufeln. Ich war immer schon so, ich versuche selbständig zu sein."

3.1.2 Autonomie ist die Eigenschaft eines Systems

Dennoch: PatientInnen in der Hauskrankenpflege können sich ihre Autonomie sehr unterschiedlich organisieren. Letztendlich ist Autonomie für ältere Menschen zu Hause nicht eine persönliche Eigenschaft, sondern die Eigenschaft eines Systems. Angestrebt wird nicht so sehr persönliche Autonomie sondern „systemische Autonomie".

Diese reicht von dem Versuch, weitestgehend unabhängig von professioneller und Angehörigenhilfe zu sein: „I brauch' niemanden, der was mir hilft", bis zur Fähigkeit, autonom – trotz deutlichem Unterstützungsbedarf – zu leben. So gibt es PatientInnen, die ihre (systemische) Autonomie sicherstellen, in dem sie teilweise weitreichende Hilfe heranziehen: zum Beispiel die Symbiose mit der (Ehe)partnerin und die Organisation von professioneller Hilfe oder sozialer Unterstützung.

Ein Patient wurde gebeten, seinen Tagesablauf zu beschreiben. Er erzählt, daß im wesentlichen alles so geschieht, wie er sich es wünscht und schildert dann die Beziehung zu seiner Frau so: „Na, nachher gehen wir einkaufen, dann tun wir kochen, tun wir is gut g'sagt, i net, früher mal hab i ein bissel drein g'redt, aber jetzt, die verwöhnt mich ja, ich lieg nur... "

Eine andere Patientin, die Rollstuhlfahrerin ist, erfüllt ihre Bedürfnisse mit Hilfe von professioneller Betreuung: „Also die Heimhilfe und diese Art Pflege, die brauch ich immer. Noch immer. Aber es geht mir sehr gut, ich hab alles, was ich will. "

Ein dritter Weg, systemische Autonomie herzustellen gelingt einer älteren Frau, die das Haus nicht verlassen kann, durch die Unterstützung ihres sozialen Netzes: „Was mir am meisten g'holfen hat? Die ganzen Leut' was i kenn. "

3.2 Autonomie bis zuletzt: Gespräche über das Sterben fördern

Wir haben uns bemüht, die Gespräche so offen wie möglich zu gestalten. Daher wollten wir möglichst wenig nach konkreten Ängsten fragen, sondern warten, welche Sorgen die PatientInnen von sich aus ansprechen. Ganz explizit sind wir so mit den Ängsten vor Tod und Sterben umgegangen: Wenn die Patientinnen das Thema von sich aus ansprachen, wollte die Interviewerin dem nachgehen, sie wollte es jedoch nicht als Thema vorgeben. So kam es dann auch: In vielen Gesprächen wurden Tod und Sterben von den PatientInnen unaufgefordert, direkt oder indirekt, zum Thema gemacht. Am Ende der Erhebungen konnten wir feststellen, daß Tod und Sterben eines der am häufigsten angesprochenen Themen war. Dies kam eigentlich nicht ganz überraschend für uns:

• Die Beschäftigung mit Tod und Sterben ist in diesem Lebensabschnitt naheliegend. Die Befragten sind ältere Personen, die zudem gerade eine Episode akuter Krankheit hinter sich haben – in dieser Situation drängt sich für viele das Thema auf. *„Inzwischen werd ich fünfundachtzig(...) meinetweg, mich überrascht der Tod überhaupt nicht."* Manche berichten auch im Gespräch, daß nahe Angehörige bereits verstorben sind und das Thema sie daher beschäftigt.

Immer wieder berichten PatientInnen über Situationen im Krankenhaus, wo sie so schwer erkrankt waren, daß sie befürchteten zu sterben. Andere geben im Gespräch zu verstehen, daß sie ahnen oder wissen, daß die Prognose ihrer Erkrankung ihren baldigen Tod wahrscheinlich macht. *„I bin überhaupt ein positiver Mensch. Also für mi is die Krankheit, also die müßte vorübergehen. Oder eben ja oder nein. Also, i man, ich denk schon daß man damit sterben auch kann.(...) Damit muß man rechnen, daß man eben gehen muß einmal."*

In Leopold Rosenmayrs Worten: „Die Angst vor dem Altern ist ein Teil der menschlichen Urangst vor Hilflosigkeit und Tod. (...) Alles Älterwerden, auch das 'glückliche', konfrontiert bei Nachdenklichkeit mit dem Tod" (Rosenmayr 1990: 78).

• Über Tod und Sterben zu sprechen ist ein unerfülltes Bedürfnis in der Hauskrankenpflege. Auch von professioneller Seite wird bestätigt, daß bei den kurzen Einsätzen für solche Gespräche immer zu wenig Zeit bleibt. Pflegepersonen berichten auch, daß es oft das größte Anliegen der PatientInnen ist, daß Gespräche mit den Angehörigen über den eigenen nahen Tod geführt werden. Vielleicht ist das große Bedürfnis, mit der Interviewerin über den Tod zu sprechen, ein Ausdruck dafür, daß solche Gespräche mit Angehörigen und Pflegepersonen nicht (ausreichend) geführt werden können.

• Naheliegend erscheint auch, daß um Autonomie bemühte Menschen diese Autonomie auf ihr gesamtes Leben – wovon das Sterben ein Teil ist – erstrecken wollen. So wie es in der Sterbebegleitung um Lebensqualität bis zuletzt geht, so geht es auch um Autonomie bis zuletzt. Um die letzte Lebensphase – so weit es eben möglich ist – autonom zu gestalten, brauchen die PatientInnen ein Gegenüber – eine Person, die sie unterstützt. Zunächst als Gesprächspartnerin für die Überlegungen zu Tod und Sterben und später in der Umsetzung der Bedürfnisse. Das setzt voraus, daß bekannt ist, wie die PatientInnen sterben wollen.

3.2.1. In ihrer Sterbeanamnese reflektieren die PatientInnen Tod und Sterben

Im Interview geben die PatientInnen deutliche Hinweise darauf, daß sie über Tod und Sterben sprechen wollen. In den seltensten Fällen allerdings sprechen sie direkt ihre Gedanken zu Tod und Sterben in ihrer derzeitigen Situation an. Sie nähern sich dem Thema indirekt, indem sie über Tod und Sterben von anderen Personen oder zu einem anderen Zeitpunkt sprechen. Das heißt, sie eröffnen das Thema mit ihrer „Sterbeanamnese", mit jenen biographischen Erfahrungen, die sie mit Tod und Sterben gemacht haben. Fast durchweg schlagen die Befragten dann eine Brücke von diesen Betrachtungen über die Vergangenheit in die Gegenwart: An die Sterbeanamnese schließt eine kurze Reflexion an. Tod und Sterben von jemand anderem wird zur eigenen Situation in Bezug gesetzt: So will ich (nicht) sterben, dort will ich (nicht) sterben, zu dem Zeitpunkt will ich (nicht) sterben. Einige Beispiele für solche Versuche, die Interviewerin in ein Gespräch zum Thema Tod und Sterben zu „verwickeln" sollen im folgenden aufgezeigt werden.

Sterbeanamnese 1: Die eigene Lebensgefahr zu einem früheren Zeitpunkt
Mache Befragten leiten das Gespräch über die Angst vor dem Tod ein, indem sie von früheren eigenen Erfahrungen vor allem im Krankenhaus erzählen. Es bleibt der Eindruck, daß hier sehr belastende Erfahrungen zur Sprache kommen und die Patienten einen Versuch unternehmen, diese während des Interviews zu bearbeiten.

Zum Beispiel nähert sich eine Patientin dem Thema Tod, indem sie von ihrem Herzstillstand im Spital erzählt. Da sie von der anschließenden Wiederbelebung Zahnschmerzen zurückbehält, wird sie ständig an dieses Ereignis erinnert: *„Bei der zweiten Operation hab ich Herzstillstand gehabt. Und was sie gemacht haben, weiß ich nicht. Auf jeden Fall ist die untere Spange locker und der Zahn tut mit weh".* Dieselbe Patientin erzählt später nochmals von einer Situation, wo für sie im Spital Lebensgefahr bestand und sie daher plötzlich und unerwartet operiert werden mußte: *„Also Luft hab ich keine gekriegt, so Erstickungsanfälle (...) Daher war des dann, weil Erstickungsgefahr war."*
Ein anderer Patient beginnt seine Sterbeanamnese damit, daß er beschreibt, wie er auf der Intensivstation nach der Operation auf seine Frau gewirkt hat: *„Meine Frau war ja wirklich, also total mit den Nerven fertig. Weil wenn's mich da so liegen sieht, da mit an Schlauch, da an Schlauch, überall Schläuche. Na. Wie's halt is, wenn man tot is, sozusagen. Halbtot..."*

Sterbeanamnese 2: Der Tod naher Angehöriger

Andere PatientInnen sprechen im Interview über den Tod von Personen, die ihnen nahegestanden haben, Nachbarinnen, MitpatientInnnen, Ehepartner und Kinder. Es besteht immer eine Parallele zum eignen Schicksal, wie bei der folgenden Patientin, die an derselben Krankheit leidet, wie ihre Mutter.

„Weil, hab ich schon von vielen Leuten gehört, wenn man einen Schlaganfall einmal hat, dann kommt der zweite und eventuell der dritte und mehr. Hab ich schon gehört, aber ich hoffe nicht. Weil ich werd jetzt behandelt. Meine Eltern sind an dem gestorben, also an den Folgen des Schlaganfalls gestorben. Und das ist hier vererbt. (...) Na gut, dafür gehen die Medikamente auf die Nieren. Meine Mutti ist daran gestorben. An Nierenversagen dann, das Ende. Und von dem hab i schon a Angst."

Sterbeanamnese 3: Die eigene Todessehnsucht

Erfahrungen mit Tod und Sterben können auch darin bestehen, daß sich die Patientin – unter bestimmten Umständen – danach sehnt zu sterben. Die Annäherung an die Beschäftigung mit dem Thema kann auch über den – oft sehr ambivalenten – Wunsch zu Sterben erfolgen.

Eine Patientin spricht über ihre Erfahrungen und Kontakte zu anderen PatientInnen auf der onkologischen Ambulanz: *„Da war ja a Frau, letztes Mal, dort, die hat siebzig Chemotherapien. Und wann i denk, daß i des, was i jetzt viermal mit mach, siebzig mal mitmachen muaß. I man wirklich, da springert i wirklich vom Donauturm. (...) Hat's gsagt: Ja, a paar Jahr möcht i no leben. Die Leut hängen dermaßn am Leben. I man, i wüll jo a net gehen."*

Eine andere Patientin spricht zunächst davon, wie schwer krank sie ist. Im fortschreitenden Interview erzählt sie, daß vor längerer Zeit ein Blinddarmdurchbruch erst in letzter Minute im Krankenhaus erkannt und behandelt wurde: *„Mir wär viel erspart blieben, wenn's des net erwischt hätten. Na, i derf eh net so reden, weil i muaß zufrieden sein a so.*

Sterbeanamnese 4: Mit Humor betrachtet

Die Unsicherheit, ob dieses Tabuthema in der Interviewsituation wirklich angesprochen werden darf oder soll, lösen zwei Gesprächspartner, indem sie das Thema humorvoll ansprechen:

„Und zugleich haben's mir auch den Nabelbruch operiert. Gleich in einem Aufwaschen. Ist billiger. Im Dutzend billiger. Wenn sie's gesundheitlich aushalten, dann paßt's. (lacht). Und wenn nicht, dann stirbt der Patient, net wahr?"

„Ich bin schon zufrieden, daß ich lebe, wie g'sagt. Daß ich das überstanden hab. Ob ich jetzt dem Teufel von der Schaufel g'sprungen bin, oder dem Totengräber, is ma auch wurscht. G'hupft bin i, also."

3.2.2 Hinweise auf „gutes Sterben" in der Hauskrankenpflege

Was kann nun „gutes Sterben" in der Hauskrankenpflege bedeuten? Diese Frage war nicht explizit Thema der Untersuchung; dennoch war es den PatientInnen offensichtlich ein wichtiges Anliegen, so daß sie von sich aus darauf zu sprechen kamen. Die Ergebnisse zum Thema „gutes Sterben" sind in gewisser Hinsicht „unerwartet". Im folgenden wollen wir die Hinweise aus den Interviews zusammenfassen, die die PatientInnen zum Thema gegeben haben.

Es geht hier um den Versuch, an der Gestaltung des eigenen Sterbens mitzuwirken. Dies ist deswegen so wichtig, weil man einfacherweise davon ausgehen könnte, daß zu Hause ohnedies die Rahmenbedingungen so gut es eben geht nach den Bedürfnissen der PatientInnen gestaltet sind – im Gegensatz zur institutionalisierten Situation. Sterben ist jedoch eine Situation, die Angehörige und PatientInnen sicherlich hilflos macht und beängstigt. Um sich die Freiheit zu nehmen, in einer so belasteten Situation weiterhin zu versuchen, eine gewisse Autonomie zu erhalten, bedarf es sicherlich professioneller Unterstützung.

Daß die PatientInnen unaufgefordert auf einige wichtige Bedürfnisse, was die Bedingungen ihres Sterbens angeht, zu sprechen kommen, ist ein Zeichen dafür, daß es ihnen ein großes Anliegen ist. Sicherlich ließen sich in einer Untersuchung, die ausschließlich diesem Thema gewidmet wäre, wesentliche zusätzliche Erkenntnisse darüber gewinnen, wie ältere PatientInnen zu Hause ihre Autonomie im Sterben gewahrt wissen wollen. Dies wäre sicherlich eine sehr entlastende Aufgabe, sowohl für die PatientInnen als auch für ihre Betreuungspersonen.

Der Wunsch, schnell und schmerzlos zu sterben

Die Bewertung der eigenen Sterbeperspektive fällt vor allem dann besonders positiv auf, wenn es um einen schnellen und schmerzlosen Tod geht. Bettlägerigkeit, Schmerzen und auch der Verfall der geistigen Gesundheit werden als bedrohend und beängstigend erlebt. So naheliegend dies ist, ist es für die eine oder andere HauskrankenpflegepatientIn dennoch erwähnenswert. Wenn auch das „einfach umfallen und tot sein" außerhalb der Kontrolle liegt und auf der Ebene eines Wunsches bleibt, so ist „nicht viel leiden zu müssen" dennoch ein Bedürfnis, zu dem Professionelle durch

Schmerz- und Symptomkontrolle in erheblichem Umfang beitragen können.

„Einen einzigen Wunsch, was ich hab, wenn's soweit ist, daß ich sterben muß, daß i schnell stirb. Daß i net viel leiden muß."

„Nur schnell muß es geh'n, überraschend muß kommen. Wie mei Tochter, die hat sich hing'setzt und, zum Frühstück, fallt's um, und sie war weg. Das war ein guter Tod."

Der Wunsch, das Ausmaß der medizinischen Intervention mitzubestimmen
Im Sinne des Versuches, die eigene Autonomie weitestgehend aufrecht zu erhalten, liegt auch der Wunsch, möglichst viel Einfluß auf das Ausmaß der medizinischen Intervention, die vor dem Tod erfolgt, zu nehmen. Die Interviewpartner beschreiben dabei sowohl den Wunsch, das Ausmaß der Behandlung von sich aus und entgegen der üblichen medizinischen Praxis einzuschränken, als auch den Wunsch, maximale Intervention zu erhalten.
Eine Patientin formuliert ihr Bedürfnis nach möglichst viel medizinischer Intervention. Sie verknüpft damit die Hoffnung, durch die Behandlung das Sterben hinauszuschieben. Im konkreten Fall scheint die Patientin auch der Meinung zu sein, daß, wer sich nicht behandeln läßt, länger leiden muß und früher bettlägerig wird – so jedenfalls scheint uns das „die ist schon lange gelegen" aufzufassen zu sein.

„A Bekannte (...) die is schon long glegen. Die wor a bissl, wie soll i denn dos sog'n? I wüll ihr nix schlecht's nochsogn. Oba a bißl a Dickschädl wor sie g'wesen und des geht net beim Krebs. Des geht net. Dos konn man anfoch net mochen. Do muaßt schon ernst behondeln. (...) Jo, sicher konn jeder dos selber entscheiden. Oba die Leit san dumm. Oba i glab des net. Denn i geh a zur Kontrolle immer. I bin immer dahinter."

Im Gegensatz dazu beschreibt eine andere Patientin ihr Bedürfnis, die medizinische Intervention am Lebensende zu begrenzen:

„Also Angst hab ich nicht vorm Spital gehen, sondern Angst hab ich vor schreckliche Operationen, die i jetzt in der Chirurgie g'sehn hab, Wo man die Leut, i find unnötiger Weis, verfuzelt. Daß man a Bauchspeicheldrüse, a Milz, an Teil der Leber nimmt und die Leut sterben dann nach zehn oder zwölf Tag. (...) So was möcht i net.(...) I man des is jo mei Körper, i kann mi jo dagegen wehr a. Wann i net will, also wenn i no geistig imstand bin, daß i mi dagegen wehren kann". Als die Interviewerin anregt, eine Patientenverfügung zu unterschreiben, meint sie: „Genau, das Wort ist das richtige. Das hab i letzens im Fernsehen gesehen, das kann man im Spital hinterlassen, net?"

Die Patientin scheint hier unsicher zu sein, wie sie vorgehen soll, um sich gegen das „Verfuzeln", das Zerschneiden ihres Körpers zu wehren. Um ihre körperliche Autonomie aufrechtzuerhalten bräuchte sie professionelle

Unterstützung bei der Durchführung der Patientenverfügung, jedenfalls jemanden, der ihr den Rücken stärkt. Im Gegensatz zur vorigen Patientin assoziiert sie mit medizinischer Intervention unnötiges Leiden kurz vor dem Tod, das zur Lebensverlängerung kaum beiträgt.

Der Wunsch, bald zu sterben
Dieser Wunsch wird nur sehr vorsichtig angedeutet. Die Patientin, die hier zitiert wird, ist sich dessen bewußt, daß ihre Krankheit so schwer ist, daß sie früher oder später daran sterben könnte. Obwohl die Patientin an einer Stelle sagt: *„Es kommt immer jemand, ich krieg Besucher, es ist nicht so, daß ich allein da sitz und depressiv werd"*, sagt sie an anderer Stelle: *„...Und ich will nicht mehr munter werden, und ich werde mit meinem Zustand nicht fertig. Ich verkrafte das nicht"* und drückt damit ihre Todessehnsucht aus. Diese ist hier auch als ein Appell an Unterstützung bei der Bewältigung des Zustands aufzufassen.

Der Wunsch, ein bestimmtes Ereignis noch zu erleben
Der Versuch, die Autonomie auch im Sterben aufrechtzuerhalten, kann auch darin bestehen, daß man sich wünscht, ein bestimmtes Ereignis noch zu erleben. Aus der Sicht einer Patientin scheint das deren Bekannter gelungen zu sein: *„A Bekonnte von mir, die is im Spital g'wesen und dos komische wor, die is, doß i's besucht hob und do hot's grod Geburtstag g'hobt. Am nächsten Tog is g'storbn."* (...). Die Patientin nennt die Tatsache, daß ihre Bekannte am Tag nach ihrem Geburtstag gestorben ist „komisch" – was hier als „bedeutungsvoll" aufzufassen ist, zumal sie schildert, daß ihre Bekannte „schon lang gelegen ist", also schon länger sterbend war. Auch in einem anderen Zusammenhang spielt der Geburtstag eine Rolle:

„...diesmol im Spitol ..., diesmal war's fürchterlich. Drei Frauen san in mein Zimmer g'storbn. ... I hob g'sogt: ‚I will zu mein Geburtstag ham, weil i will net no jemand mehr sterben seh'n, weil zum Schluß bin i selber.' "

Eine andere Patientin hängt an einem Feiertag, den sie noch erleben will:

„Wenn i Weihnachten noch erleb', werd' ich zufrieden sein."

Der Wunsch, an einem bestimmten Ort zu sterben
Sehr deutlich betonen die Patienten die Tatsache, wie wichtig es für ihre Autonomie ist, nach dem Krankenhausaufenthalt wieder zu Hause zu sein. Dieses Bedürfnis erscheint ihnen so selbstverständlich, daß sie dafür keine andere Erklärung finden, als diese: „... weil zu Hause ist eben zu Hause".

Wenig haben die PatientInnen in den Interviews zur Frage gesagt, ob es ihnen auch wichtig ist, zu Hause zu sterben.

Die oben zitierte Patientin, die zu ihrem Geburtstag nach Hause entlassen werden will, ist eine der wenigen, die damit auch zu verstehen gibt, daß es ihr lieber wäre, zu Hause zu sterben.

Andererseits gibt es Patienten, die im Interview über das Notrufgerät an ihrem Handgelenk oder das Schnurlostelefon am Bett berichten, mit deren Hilfe sie im Notfall die Rettung rufen können und ins Spital gebracht werden. Implizit eröffnen sie damit auch die Möglichkeit im Krankenhaus zu sterben. Hier wird beschrieben, daß die Notrufmöglichkeit im Notfall Sicherheit gibt – denkbar ist auch, daß es für diese Personen Sicherheit gibt, im Krankenhaus zu sterben.

Der Wunsch, über den Tod zu sprechen
Von großer Bedeutung ist hier das Gespräch mit den Angehörigen, sowohl über den eigenen Tod, als auch die Möglichkeit mit sterbenden Angehörigen über deren Tod zu sprechen. Eine Patientin nützt ihre Sterbeperspektive nochmals dazu, zu reflektieren, daß es für sie schwierig war, daß ihr Mann vor seinem Tod mit ihr nicht über das Sterben sprechen wollte. Im Gegenzug scheint sie nun ein Bedürfnis zu haben, mit der Interviewerin und vermutlich auch mit Betreuungspersonen über ihr eigenes Sterben zu sprechen:

„Vor allem kann man d'rüber reden in der heutigen Zeit. I was, mein Mann is g'storben und der hat immer noch geglaubt im letzten Sterbetag, daß er immer noch gesund wird. Und ich find, damit muß man eben die letzte Zeit leben, daß man eben sterben muaß, net. Weil, i mein, der hat immer g'sagt, da hol ma an anderen Arzt. Er hat's bis zum Schluß nicht wahr haben wollen"

Der Wunsch, (un)begleitet zu sterben
Auch über die Frage, wie sie im Sterben begleitet werden wollen, sprechen die PatientInnen in den Interviews.
Eine Patientin spricht zuerst darüber, daß Sterben eigentlich nichts Negatives für sie ist und fährt dann fort: *„Obwohl ich bin sicher kein gläubiger Mensch. Und des – i brauch des net. (...) I brauch des net und i man i hab positive, i hab sehr liebe Bekannte."* Sie stellt also ihre Ablehnung von religiöser Betreuung in Gegensatz zur sozialen Unterstützung, die im Zusammenhang mit Sterben für sie sehr erwünscht ist.
Ein anderer Patient beschreibt zuerst, wie wichtig religiöser Beistand im Verlauf seiner Erkrankung für ihn war, dem katholischen Sterbesakrament gegenüber nimmt er jedoch eine kritische Haltung ein:

„Wie i dann wieder auf Station war, also da hab i dann meine, wie sagt man? Früher hat man g'sagt, die 'letzte Ölung'. Jetzt sagt man ‚Krankensalbung'. Sagt man nimmer 'letzte Ölung'. Ja, das war ein häßlicher Ausdruck, ein makaberer, gel?"

GESTALTBARES GESTALTEN – BIS ZULETZT

Obwohl in der letzten Lebensphase die Kräfte abnehmen und damit auch die Fähigkeit, selbständig zu leben, ist Autonomie auch in dieser Lebensphase wichtig. Sicherlich steht am Ende der Tod und damit auch das Ende aller (Lebens)Autonomie, doch am Weg dorthin ist Selbstbestimmtheit ein wesentliches Merkmal patientenorientierter Qualität. Die Möglichkeit, über Sterben und Tod zu sprechen und damit die Gestaltung dieses Lebensabschnitts zu reflektieren, stehen hier im Zentrum. Voraussetzung für Autonomie bis zuletzt ist aber auch, daß die palliativ Betreuten auf Betreuungspersonen stoßen, die selbst autonom sind und aus dieser Position heraus in der Lage sind, die Wünsche der PatientInnen wahrzunehmen und zu ihrer Umsetzung beizutragen.

LITERATUR

Davies Sue et. al. (1993): Promoting autonomy and independence for older people within nursing practice: a literature review. In: Journal of Advanced Nursing 26 (2): 408-417

Froschauer U., Lueger M. (1992): Das qualitative Interview. Wien: WUV

Grundböck A., Krajic K., Novak-Zezula S., Grießler E., Heimerl K., Nowak P., Pelikan JM. (1998): Begleitforschung zum Modellprojekt „Ganzheitliche Hauskrankenpflege" des Wiener Roten Kreuzes. Endbericht. Integrierte Versorgung /9. Wien: Ludwig Boltzmann Institut für Medizin- und Gesundheitssoziologie.

Kappler E. (1992): Autonomie. In: Frese E. (Hrsg.): Handwörterbuch der Organisation. Stuttgart: Poeschl, 272 - 280

Kautzer K. (1991): Empowering Nursing Home Residents. In: Reinharz S., Rowles G.D. (eds.) (1991): Qualitative Gerontology. New York: Springer, 163 – 183

Martin G. (1998): Empowerment of dying patients: the strategies and barriers to patient autonomy. In: Journal of Advanced Nursing 28 (4), 737-744

Mayring P. (1990): Einführung in die qualitative Sozialforschung München: Psychologie Verlags Union

Pelikan JM., Nowak P., Krajic K., Grießler E., Heimerl K., Grundböck A. (1995): PatientInnenbefragung zur Medizinischen Hauskrankenpflege. In: Integrierte

Versorgung/4. Verbesserte Nutzung der medizinischen Hauskrankenpflege. Endbericht der Grundstudie. Wien: Ludwig Boltzmann Institut für Medizin- und Gesundheitssoziologie.

Pool A. (1996): The nurse-patient relationship from a perspective of autonomy. In: Workgroup of European Nurse Researchers (WENR), 8th Biennial Conference, Stockholm, Proceedings Vol. 2, 578-584

Rosenmayr L. (1990): Die Kräfte des Alters. Wien: Edition Atelier

Schwarzer R. (1993): Streß, Angst und Handlungsregulation. Stuttgart: Kohlhammer

Seidl E., Walter I. (1979): Angst oder Information im Krankenhaus, Interaktionsprobleme zwischen Patienten, Ärzten und Pflegepersonal. Wien: Wilhelm Maudrich, 141-142

Seidl E. (1993): Pflege im Wandel. Das soziale Umfeld der Pflege und seine historischen Wurzeln, dargestellt an Hand einer empirischen Untersuchung. Wien: Wilhelm Maudrich, 225

Seidl E., Walter I. (Hrsg.) (im Druck): Autonomie im Alter, Wien: Wilhelm Maudrich

Strauss A. (1994): Grundlagen qualitativer Sozialforschung, München: Wilhelm Fink

Wild M. Strümpel Ch. (1996): Wie sehen NutzerInnen die Gesundheits- und Sozialen Dienste des Roten Kreuzes?. ÖRK, Generalsekretariat: unveröffentlichter Bericht.

Das Sterben meiner Mutter.
Eine persönliche und fachliche Reflexion

Peter Fässler-Weibel

Im Verlaufe der Krankheitsentwicklung meiner Mutter wuchs eine schonungslose und offene Begegnung mit ihr. Anhand einer gemeinsam erarbeiteten Checkliste verringerte sich ihre Angst vor den Schmerzen auf dem Weg hin zu ihrem Sterben. Die bewußte Begegnung und das Wissen um die Möglichkeiten zur Bekämpfung der körperlichen Schmerzen wie auch die Gewißheit, in der seelischen Not nicht allein gelassen zu sein, führten endlich zu einem Sterben, das trotz Darmverschluß zu Hause im Kreise ihrer Angehörigen erfolgte.

Ich möchte diese Stationen noch einmal durchschreiten und jene Ereignisse besprechen, die mir im Rückblick als wichtige und zentrale Einheiten auf diesem Weg erscheinen.

1. BEOBACHTUNGEN IM VORFELD

Eigentlich begann alles im Sommer 1994. In unserer nächsten Umgebung wurde eine Dreizimmerwohnung frei, die meinen Eltern schon immer sehr gefallen hatte. Sie lag auf der andern Strassenseite, just gegenüber unserem Haus. Es war eine sonnige Wohnung im Erdgeschoß.

Seit längerem schon klagten meine Eltern über das mühsame Treppensteigen. Sie bewohnten eine 4 ½-Zimmerwohnung im zweiten Stock, ohne Lift, und dies schon seit 46 Jahren. Nach intensiven Diskussionen entschieden sie sich, die gewohnte Umgebung zu verlassen und in unsere Nähe zu ziehen. Wir Söhne organisierten den Umzug. Als Umzugstermin wurde der 1. Dezember 1994 gewählt.

Anfang November klagte meine Mutter zunehmend über diffuse Bauchschmerzen. Ihr Hausarzt überwies sie ans Kantonsspital, um einen Ultraschall vorzunehmen. Ich begleitete sie auf diesem Weg. Auf dem Monitor war im Bereich der Leber ein orangengroßer Tumor erkennbar. Er wurde punktiert, und gleichzeitig ordnete man eine Computertomographie an, die noch am gleichen Nachmittag durchgeführt wurde.

Während meine Mutter im CT-Raum lag, saß ich zusammen mit dem Radiologen am Bildschirm. Bild um Bild zeigte ein erschreckendes Ausmaß eines verheerenden Tumors im Bauch. Klanglos kommentierte der Radiologe die Bilder und erklärte mir, daß dies ein Ovarialkarzinom (Eierstockkrebs) in fortgeschrittenem Stadium sei. Therapeutisch sei hier nicht mehr viel zu machen. Ich verstummte und erkannte die Tragweite dieser ehrlichen Information. Es war Freitag nachmittag, und am kommenden Wochenende feierte meine Mutter ihren 75. Geburtstag. Nach der Untersuchung wollte sie von mir wissen, was das sei, was sie in ihrem Bauch habe. Ausweichend gab ich ihr zur Antwort, daß die Bilder noch detailliert ausgewertet werden müßten und zudem die Laborwerte noch nicht bekannt seien. Wir vereinbarten einen weiteren Untersuchungstermin beim Hausarzt für anfangs kommender Woche. Meiner Mutter genügten diese Auskünfte. Sie konzentrierte sich auf ihren Geburtstag.

Zuhause erzählte ich meiner Frau, was ich gesehen hatte und aufgrund meines Gespräches mit dem Radiologen bereits wußte. Wir vereinbarten, diese Erkenntnisse über das kommende Wochenende als Geheimnis zu wahren und das Arztgespräch abzuwarten. Meine Mutter feierte ihren 75. Geburtstag in guter Stimmung.

Bis zu diesem Zeitpunkt zeigte sie Verhaltensweisen, die als erste Hinweise auf eine körperliche Veränderung aufzufassen waren. In physischer Hinsicht war ihr praller Bauch auffällig. Sie klagte über Appetitlosigkeit und verlor an Gewicht. Ihr Gang war schleppend, stark verlangsamt. In psychischer Hinsicht waren ihre Lustlosigkeit, ihr Unmut, ihre Müdigkeit auffällig. Sie ertrug wenig, zeigte andererseits einen sarkastischen Humor, der für uns Angehörige recht schwer zu verstehen war. Nach ihrer Geburtstagsfeier also galt es, sie über das Ausmaß ihrer Erkrankung zu informieren und gleichzeitig die letzten Vorbereitungen für den Umzug zu treffen.

2. INFORMATION UND THERAPIE

Auf ausdrücklichen Wunsch meiner Mutter erfolgte die Information in Anwesenheit meines Vaters, meiner Frau und mir. Der Arzt informierte einfühlsam, sorgfältig und bestätigte anhand der CT-Bilder folgende Diagnose: Ovarialkarzinom als ursprünglicher Tumor in fortgeschrittenem Zustand, Peritonealkarzinom (Bauchfellkrebs) als Absiedelung. Die Bilder liessen keinen Zweifel an der Aussage offen, daß therapeutisch lediglich eine Chemotherapie als Palliativtherapie (Therapie zur Linderung des Schmerzes) zur Anwendung gelangen könnte. Für meine Mutter waren diese Informationen ein Hammerschlag. Es begann ein schmerzhafter Prozeß zwischen Annehmen und Verdrängen. Fragen wie „Wozu zügeln wir noch?" vermischten sich mit Aussagen wie „Hoffentlich geht alles schnell!" oder „Nach der Operation kann ich sicher besser laufen". Mein Vater schwieg. Mir schien, als wollte er uns nicht glauben. Wir vereinbarten beim Arzt einen weiteren Termin, um über die Art der Therapie zu entscheiden. Ich übernahm die Aufgabe, meine beiden Brüder zu informieren. Für die Information meiner Brüder wählte ich die Form des Konferenztelefongesprächs. Durch diese Gesprächsart wird es möglich, alle Betroffenen gleichzeitig und mit dem gleichen Inhalt zu informieren. Beide Brüder reagierten je unterschiedlich und auf ihre Art mit großer Betroffenheit. Uns allen wurde bewußt, daß das letzte Lebensjahr der Mutter begonnen hatte. Wir entschieden, folgende Verantwortlichkeiten aufzuteilen: Für den Umzug übernahm mein ältester Bruder die Hauptverantwortung. Der jüngere Bruder kümmerte sich um die Einrichtung der neuen Wohnung, und ich übernahm die Verantwortung für die medizinischen Belange. Unsere Frauen unterstützten uns dabei tatkräftig. Gleichzeitig vereinbarten wir, daß alle weiteren Informationen aus nachfolgenden Untersuchungen jeweils per Konferenztelefongespräch weitergegeben werden sollten. Für die Eltern war dieses Vorgehen entlastend.

So verwunderte es keinen, daß sich Mutter zu einer Chemotherapie entschloß, im Bewußtsein, daß diese Therapie nicht heilenden, sondern nur noch lindernden Charakter aufwies. Die Zeit zwischen Januar und September 1995 erlebte sie ausgesprochen gut, auf jeden Fall bedeutend besser als die gleiche Zeitspanne des Vorjahres. Ihre Lustlosigkeit, Müdigkeit und ihr Unmut waren gewichen. Sie nahm vitalen Anteil am Leben. Erstaunlicherweise zeigte sie keine Akklimatisationsprobleme in der neuen Wohnumgebung. Sie lebte sich rasch und gut ein. Ihre psychische Stabilität ließ sie einen guten Sommer verbringen.

Anfang September erhielt sie die letzte Chemotherapie. Sie ertrug sie nicht sonderlich gut. Trotzdem erholte sie sich relativ rasch, begann jedoch ernsthafte Gedanken über die nun folgenden Monate anzustellen. Sie formulierte Angst vor Schmerzen. Ihr erklärter Wunsch war es, keine Schmerzen erleiden zu müssen. Wir hörten diesen Wunsch, konnten ihr in der damaligen Phase jedoch keine Garantien abgeben. Allerdings konnten wir sie insofern beruhigen, als daß wir ihr versprachen, mit ihr zusammen eine Therapie zu wählen, die sie möglichst schmerzfrei hielte. Ich legte ihr ein Exemplar des Patienten-Testamentes und der Patienten-Verfügung der Stiftung „Begleitung in Leid und Trauer" zur Information hin. Wir vereinbarten, uns in den nächsten Wochen dieser Dokumente anzunehmen. Während der nächsten zwei Wochen blieben das Patienten-Testament und die Patienten-Verfügung unangetastet liegen.

Der letzte Sonntag im September wurde für unsere Familie und die Beziehung zu meiner Mutter etwas ganz Besonderes. Unser Sohn Beat erhielt von uns zu seinem zwanzigsten Geburtstag einen Gutschein für einen Tandem-Fallschirmabsprung. Dieser Sprung wurde für Ende September geplant. Die ganze Familie nahm Anteil, wobei die ältere Tochter und ich spöttelnderweise meinten, ihn bei diesem folgenschweren Sprung ins erwachsene Erwerbsleben begleiten zu müssen. So kam es, daß im Flugzeug genügend Platz vorhanden war und sowohl die ältere wie auch die jüngere Tochter und ich uns spontan entschlossen, mit ihm zusammen aus dem Flugzeug zu springen. Ein Platz neben dem Piloten war noch zu vergeben. Meine Eltern hatten sich zeitlebens gegen das Fliegen gewehrt. So glaubte ich nicht, daß einer der beiden davon Gebrauch machen würde: Irrtum, wie die Geschichte lehrte. Meine Mutter entschied sich kurzerhand, diesen Sitzplatz einzunehmen. Ich denke noch oft an das kuriose Bild einer todkranken Frau, die – mit einem Notfallschirm ausgerüstet – in ein Flugzeug klettert. Sie nahm Platz und genoß den Flug in vollen Zügen. Kitschiger hätte die Stimmung nicht sein können. Im Westen erlosch die rot glühende Herbstsonne, und im Osten stieg ein heller Vollmond am Himmel auf. Unter uns zogen Nebelschwaden wie weißlich-gräuliche Wattebäuschchen über die Felder. Es begann langsam Nacht zu werden.

In dieser Stimmung sprangen ihr Sohn und ihre drei Enkelkinder vor ihren Augen aus dem Flugzeug – hinab ins Unendliche zwischen Himmel und Erde. Wir ließen sie im Flugzeug zurück. Für mich war es mein Abschied von ihr.

3. KRANKHEITSENTWICKLUNG

Überraschenderweise mußten wir die Mutter wegen einer Pleurodese (Verklebung der inneren Wände des Brustkorbes) hospitalisieren. Sie verbrachte zwei Wochen im Spital. Diese Zeit erlebte sie als sehr schlecht. Sie entschied sich daraufhin auch, sich nie wieder hospitalisieren zu lassen, egal was auch immer mit ihr geschehen möge.

Ich erlebte eine gebrochene Mutter, an ein Spitalbett gefesselt, weg von ihrem Umfeld, in dem sie sich recht rasch wohl und heimisch gefühlt hatte. Ihr fehlte Molli, die Katze, zu der sie ein äußerst spezielles Verhältnis unterhielt: meine Frau, meine Kinder und ich hatten meiner Mutter zu ihrem siebzigsten Geburtstag eine Katze aus einem privaten Tierheim geschenkt.

Sie wünschte sich schon immer eine Katze. Mein Vater war konsequent dagegen, meine Brüder fanden diese Idee nicht zwingend unterstützungswürdig. Im schlechtesten Falle hätten wir sie wieder übernommen. Doch es kam ganz anders. Zwischen meiner Mutter und dieser Katze entwickelte sich ein sehr enges Verhältnis, mein Vater gewöhnte sich daran, und die Brüder fanden diese Idee nachträglich sehr gut. Diese Katze fehlte ihr im Krankenhaus. Sie legte sich beim Mittagsschlaf nicht mehr an ihre Seite, und – was viel wichtiger war – die Mutter hatte niemanden mehr, den sie umsorgen konnte. Die Sorge um die Pflege dieser Katze beschäftigte die Mutter vollends.

Der Zeitpunkt war jetzt gekommen, die Patienten-Verfügung und das Patienten-Testament definitiv zu bearbeiten. Als persönliche Erklärung hielt sie in ihrer Patienten-Verfügung (Formular der Stiftung „Begleitung in Leid und Trauer", Winterthur) folgendes fest:

Hiermit erkläre ich, Fässler-Benz Rosa, Zielstr. 6, 8400 Winterthur, daß ich in bezug auf den weiteren Verlauf meines Lebens nachfolgende Regelung getroffen habe. Sie bezieht sich auf den Fall, daß ich gesundheitlich nicht in der Lage bin, klare Entscheidungen zu treffen und/oder mich meiner Umgebung verständlich mitzuteilen.

1. Solange nach medizinischer Erkenntnis Aussicht auf Erholung aus diesem Zustand besteht, will ich nach geltenden Regeln der Medizin behandelt werden.

2. Ich akzeptiere Eingriffe, die zur Genesung oder Erholung unerläßlich sind und zur Durchführung einer schonenden und humanen Pflege eine Notwendigkeit darstellen.

3. Ich wünsche eine Therapie, die mich schmerzfrei hält, auch wenn dies mit gewissen Risiken verbunden ist.

4. Besteht keine Aussicht auf Erholung, soll auf lebensverlängernde Maßnahmen verzichtet werden.

5. Führt der Verlauf meiner Krankheit unweigerlich zu meinem Sterben, so wünsche ich, zu Hause sterben zu dürfen.

6. Weitere Wünsche habe ich in meinem Patienten-Testament formuliert. Sie sind zu beachten.

7. Eine Kopie dieser Erklärung liegt beim Hausarzt, zu Hause und bei den drei Söhnen. Diese Personen sind in jedem Fall zur Entscheidungsfindung im Sinne meines persönlichen Anwaltes beizuziehen.

Mit handgeschriebenem Datum und eigenhändiger Unterschrift wird dieses Dokument besiegelt.
Nach dem Unterzeichnen dieser Verfügung weinte sie. Ihr wurde jetzt bewußt, daß sie damit den Beginn ihres Sterbens eingeleitet hatte. Wörtlich fragte sie, ob sie wohl damit ihr Todesurteil unterzeichnet habe. Ich verstand diese Frage und versuchte ihr nochmals zu erklären, daß sie uns Angehörigen mit dem Kundtun ihres Willens viel helfe. Ich würde alles daran setzen, daß dieser ihr Wunsch auch erfüllt werde. Als wesentliche Merkmale hielt sie im Patienten-Testament folgendes fest:

Vor dem Sterben:
• Ich will keine Autopsie.
• Ich will keine Organspende leisten.
• Ich will zu Hause, in meiner gewohnten Umgebung sterben.
• Ich will durch meine engsten Angehörigen begleitet werden.
• Ich wünsche die Krankensalbung.

Während des Sterbens:
• Ich möchte, daß mein Partner bei mir ist.
• Ich möchte, daß meine Kinder bei mir sind.
• Ich wünsche, daß in meinem Zimmer normal gesprochen wird.
• Ich wünsche, nie alleine gelassen zu werden.

Nach dem Tod:
• Ich wünsche eine Erdbestattung mit einer üblichen kirchlichen Feier.
• Ich will den offiziellen Sarg.
• Ich wünsche, mit folgenden Kleidern angezogen zu werden: rosaroter Pullover, blaue Hosen.
• Ich wünsche, so lange wie möglich zu Hause aufgebahrt zu werden.
• Das Leidzirkular soll durch meine Angehörigen formuliert werden.
• Die Todesanzeige soll nur in unserer Tageszeitung veröffentlicht werden.
• Ich möchte in einem Familiengrab auf unserem Hauptfriedhof beigesetzt werden.
• Ich möchte, daß die Angehörigen entscheiden, ob und in welchem Rahmen sie ein Leidmahl durchführen wollen.
• Die Wahl des Grabsteines überlasse ich den Angehörigen.
• Dem Friedhofamt habe ich einen Bepflanzungsauftrag für 20 Jahre erteilt.

- Anstelle von Blumenspenden soll man der Stiftung „Begleitung in Leid und Trauer", Winterthur, gedenken.

So schwierig es war, sich all diesen Fragen zu stellen, so deutlich wurde meiner Mutter, wie sehr wir sie in ihren vertraulichen Anweisungen und Wünschen für den Todesfall ernst nahmen. Diese Form der Auseinandersetzung hat auch immer wieder zugelassen, daß im Rahmen anderer Gespräche offen und ehrlich über Sterben, Tod und Trauer diskutiert werden konnte.

Im Verlaufe des Monats November 1995 verschlechterte sich ihr Zustand zunehmend. Lungenpunktionen bedeuteten häufige Arztbesuche. Ihr Leben wurde deutlich beschwerlicher. Für die kurze Strecke zwischen ihrer Wohnung und unserem Haus benötigte sie eine auffällig lange Zeit. Sie sprach auch häufig davon, Weihnachten und Neujahr noch erleben zu wollen. Für mich war jetzt der Zeitpunkt gekommen, um ein Notfallblatt zu erarbeiten, anhand dessen die Verantwortlichen zu handeln in der Lage sind. Patienten wie auch Angehörige wissen oft nicht, was alles auf sie zukommen könnte.

Ich verwende eine Checkliste, auf der geregelt ist, was im Notfall zu unternehmen ist. Selbstverständlich sind diese Listen nur im offenen und ehrlichen Gespräch mit dem Patienten und den Angehörigen sinnvoll. Die Unsicherheit des Patienten kann nicht aufgefangen werden, wenn diffuse Informationen über den möglichen Verlauf der Krankheit formuliert werden. Wichtig ist, daß die möglichen körperlichen Veränderungen besprochen werden. Für meine Mutter hielten wir nachfolgende Informationen fest.

Checkliste für Frau Rosa Fässler-Benz:

1. Allgemeine Informationen

Frau Fässler leidet an einem unheilbaren, aggressiv wachsenden Ovarialkarzinom (Eierstocktumor) mit Metastasen. Als Sekundärtumor wurde ein Peritonealkarzinom (Bauchfelltumor) festgestellt. Nach eingehenden Gesprächen zwischen Frau Fässler, Herrn Dr. Sch., Frau Käthy Gyger-Stauber und den Angehörigen wurden folgende Vereinbarungen getroffen:

- Frau Fässler will auf keinen Fall mehr hospitalisiert werden. Diesem Wunsch ist Rechnung zu tragen.

• Um ihr das Leben so angenehm wie möglich zu gestalten, soll eine gezielte Palliativtherapie (Maßnahme zur Linderung aller Beschwerden wie Schmerzen, Übelkeit, Sauerstoffbedarf, Angstreaktionen) zur Anwendung gelangen.

Zur qualifizierten Schmerzlinderung sind folgende Verordnungen auszuführen:
• Sauerstoff (2-4 Liter),
• Morphin subkutan (unter die Haut) gespritzt
• Menge der Nahrung/Flüssigkeit nach Rücksprache mit Dr. Sch./ K. Gyger-Stauber.
• Ziel der Behandlung ist es, daß Frau Fässler weder Schmerzen noch Angst erleiden muß. Deshalb ist eine der Situation angepaßte Schmerztherapie anzuwenden, auch mit dem Risiko, daß durch das Verabreichen der Medikamente die Lebens- und Leidensdauer abgekürzt werden könnte.
• Sowohl die Patientin wie auch deren Angehörige sind über diese Maßnahmen und die damit verbundenen Konsequenzen informiert und unterstützen sie.

Alle Symptome der nachfolgend beschriebenen Körperreaktionen können mit obiger Therapie gelindert werden!

2. *Mögliche körperliche Reaktionen und damit verbundene Komplikationen*

2.1 Ileus (Darmverschluß) oder Peritonitis (Bauchfellentzündung als Folge eines Darm- oder Tumordurchbruches). Die Symptome sind:
• Veränderung des Stuhlverhaltens
• Fieber
• akute Oberbauchschmerzen
• brettharter Bauch, Abwehrspannung
• Übelkeit und Erbrechen
• blasse, fahle bis bläuliche Gesichtsfarbe
• Atemnot

2.2 Atemnot bedingt durch Tumorwachstum (von unten drückend) oder durch Nachfüllen eines Pleuraergusses. Die Symptome sind:
• Kurzatmigkeit
• erhöhte Pulsfrequenz

• Brustschmerz wie einengender Ring
• eventuell Atembeschwerden
• Angst

2.3 Lungenembolie zum Beispiel als Folge einer Thrombosenbildung.
Die Symptome sind:
• stechender Schmerz bei der Atmung
• Atemnot
• Angst

2.4 Herzbeschwerden oder Herzinsuffizienz bedingt z. B. durch Über-
belastung. Die Symptome sind:
• erhöhte Pulsfrequenz
• Herzschmerzen
• Atemnot mit rasselnder, brodelnder Atmung
• Stauungssymptome (lagerungsbedingt Ödeme in Beinen, Rücken und
Gesäß)

2.5 Obere Einflußstauung durch tumorwachstumsbedingte Stauung der
Blutgefäße. Die Symptome sind:
• Gesichtsschwellung
• erweiterte Kopf-, Hals- und Brustvenen
• Zyanose (Blaufärbung der Haut)
• Halsvenenstauung
• Atemnot

2.6 Allfällige anderweitige Veränderungen sind sorgfältig zu beobachten
und mit Herrn Dr. Sch. oder Frau K. Gyger-Stauber zu besprechen.

3. Alarmplan

3.1 Im Notfall muß Morphin subkutan gespritzt oder eine Infusion
gesteckt werden:
• Maria oder Peter (Tel. Nrn.)
• K. Gyger-Stauber (Tel. Nr.)
• Dr. Sch. (Tel. Nr.)

3.2 Bei einer akuten Verschlechterung werden die Brüder von Peter
unverzüglich wie folgt informiert:
• Jack und Iris (Tel. Nrn.)

• Paul und Annelies (Tel. Nrn.)

4. Medikamente/Hilfsmittel

Alle notwendigen Hilfsmittel (Sauerstoff usw.) sowie die benötigten Medikamente (Morphin usw.) sind bereits organisiert und stehen zur Verfügung. Sie lagern in einer eigens eingerichteten Schachtel im Zimmer von Frau Fässler.

5. Psycho-soziale Begleitung

Frau Fässler wird regelmäßig von Frau Käthy Gyger-Stauber und Herrn Dr. Sch. besucht. Einschneidende Veränderungen dieser Checkliste oder gravierende körperliche Entwicklungen werden allen Beteiligten sofort mitgeteilt. Die Begleitung richtet sich nach den Bedürfnissen der Patientin und deren Angehörigen.

6. Verteiler

Diese Liste wurde mit allen Beteiligten besprochen und wie folgt abgegeben:
• Rosa und Jakob Fässler-Benz (Adresse)
• Dr. Sch.
• Frau Käthy Gyger-Stauber
• Söhne und Schwiegertöchter

Diese definitive Checkliste erhielt Ende Dezember ihre Gültigkeit. Damit wußten alle, was wohl auf sie zukommen würde und wie in welchem Fall sinnvoll gehandelt werden konnte.

Die Krankensalbung erfolgte am 27. Dezember 1995 durch die Ortsseelsorgerin. Der späte Zeitpunkt hatte damit zu tun, daß meine Eltern als gläubige Katholiken beim Verständnis der Krankensalbung von einem Sterbesakrament im Sinne der letzten Ölung, wie dies im Volksmund immer wieder genannt wird, ausgingen. Die Krankensalbung war jedoch im kirchlichen Raum als Instrument zur Stärkung während der Krankheit gedacht. Dieses durchaus sinnvolle Ritual ist in den letzten Jahrzehnten durch falsches Verständnis einerseits und größere Distanz zur Kirche andererseits eher stark rückläufig, wenn nicht sogar inexistent geworden. Meine Mutter reagierte positiv darauf, sie schien entspannter geworden zu sein. Bis zu diesem Zeitpunkt vertrat sie die Meinung, daß ihre Katze eingeschläfert und ihr in ihrem Sarg beigegeben werden sollte. Ich erklärte unmissverständlich, daß ich nicht bereit wäre, ihr diesen Wunsch zu erfüllen. Ich würde nicht glauben, daß sich ein Tierarzt finden ließe, der eine gesunde Katze zu Tode spritze. Wohl verstand ich ihr Anliegen, konnte es nachvollziehen und fand die Idee gar nicht so abwegig. Nur machte es mir enorm Mühe, das Leben von Tieren vom Leben eines Menschen abhängig machen zu müssen. Die klare Konfrontation und Auseinandersetzung mit diesem Thema führte zu einer Ergänzung des Patienten-Testamentes, in dem folgende Eintragung nachgeholt wurde:

Meine Katze Molli soll nach ihrem Tod in meinem Grab beigesetzt werden.

Nach jeder entscheidenden Besprechung erfolgte ein Konferenztelefongespräch mit meinen Brüdern. Mein Vater mochte an diesen Gesprächen nicht mehr teilnehmen. Trotz starker und zunehmender Schmerzen lebte meine Mutter in guter psychischer Verfassung. Sie freute sich an Weihnachten und Neujahr und erlebte diese beiden Stationen in sehr guter Stimmung.

Das neue Jahr zählte erst einige Tage, als sich ihr Gesundheitszustand massiv verschlechterte. Durch einen ungeschickten Sturz brach sie sich den linken Unterarm. Meine Frau und Käthy erstellten ihr mit einer Schiene und Gips, mit dem die Kinder früher Figuren formten, einen kunstgerechten Verband, ins Spital wollte sie um keinen Preis mehr. Zudem zeichnete sich eine deutliche Veränderung in ihrem Bauch ab. Gemäß Notfallblatt schien sich zunehmend zu bestätigen, daß sich ein Ileus (Darmverschluß) entwickelte. Dieser war auch ohne Stethoskop diagnostizierbar. Sie aß nicht mehr und trank auch nicht mehr viel. Molli lag stundenlang auf oder neben ihr.

Es war an einem Dienstagmorgen, als ich (erschreckt über ihren Zustand) meine Brüder informierte mit der Bitte, den Nachmittag frei zu halten. Sie lag schwer atmend im Bett und regte sich kaum mehr. Gegen 14.00 Uhr waren alle versammelt: ihr Mann, die drei Söhne mit ihren Ehefrauen und die Enkelkinder. Sie erwachte aus ihrem schläfrigen Zustand, und der Nachmittag entwickelte sich zunehmend zu einem nicht geplanten Familienfest. Gegen 17.00 Uhr begannen wir zu essen und ein Glas Wein zu trinken. Um 22.00 Uhr erstellten wir eine Ablösungsliste für die kommende Nacht. Jedes Mitglied der Familie verabschiedete sich von ihr und, was ebenso wichtig war, sie verabschiedete sich von ihren Lieben. Daraufhin fiel sie in einen tiefen Schlaf, aus dem sie nicht wieder erwachte.

Die Ablösung erstreckte sich auch über den nächsten Tag und die folgende Nacht. Ich hielt am Abend noch einen Vortrag und konnte erst gegen 23.00 Uhr wieder zurück sein. Meine Mutter wußte dies. Bevor ich wegfuhr, informierte ich sie nochmals genau. Sie nickte, obwohl anzunehmen war, daß sie in ihrem komatösen Zustand den Inhalt der Mitteilung nicht hatte wahrnehmen können. Ich denke, daß jeder Patient über eigene Wahrnehmungsstrukturen verfügt und es müßig ist zu diskutieren, was man ihm sagen soll. Das offene und ehrliche Gespräch bis zur letzten Sekunde seines Lebens ist unbestreitbar notwendig. Die letzte zweistündliche Morphiumampulle erhielt sie um 21.00 Uhr. Eine Stunde später begann sie unruhig zu werden. Meine Frau spritzte ihr erneut eine Ampulle. Kurz nach meiner Rückkehr entwickelte sie eine starke Unruhe, die wir als zunehmende Bauchschmerzen interpretierten. In der darauffolgenden Stunde spritzte ich ihr viertelstündlich Morphium. Sie starb um Mitternacht und war von ihren Schmerzen erlöst. Ihr Ziel, nicht mehr hospitalisiert zu werden, hatte sie erreicht.

4. NACHLESE

Bei aller Offenheit und Ehrlichkeit zwischen der Patientin und ihrem Pflegesystem und innerhalb des Pflegesystems gab es immer wieder Momente des Zweifels. Zweifel ihrerseits, vielleicht nicht doch noch eine, wenn auch kleine Überlebenschance zu haben. Der Verlauf der Krankheit mit der permanent zunehmenden Schwächung lehrte sie anderes. Die Gespräche über das Sterben brachten Sicherheit, wenn auch unter seelischen Schmerzen. Natürlich wurden damit alle möglichen Resthoffnungen erstickt. Aber ist es der Patientin gegenüber ethisch verantwortbar, sie bei klarem und terminalem Krankheitsverlauf theoretisch hoffen zu lassen? Wird ihr dadurch nicht die Möglichkeit verbaut, adäquat Abschied zu nehmen? Abschiednehmen ist kein einmaliger Vorgang, sondern ein Prozeß mit unbekanntem Inhalt und Dauer. Das Klammern an Resthoffnungen kann diesen Prozeß verhindern. Fallen Abschiednehmen und Sterben zusammen, so ist ersteres nicht mehr möglich. Die Patientin soll bewußt und mit ehrlichen Informationen entscheiden dürfen, welchen Weg sie wählt. Die Erfahrungen mit meiner Mutter haben mich und meine Verwandten darin bestärkt.
Partielle Zweifel kamen aber innerhalb des Pflegesystems auf. Ist es richtig, eine Patientin mit einem Ileus (Darmverschluß) nicht mehr zu hospitalisieren? Der Hausarzt machte uns darauf aufmerksam, daß ein Ileus operiert

werden müßte. Im gemeinsamen Gespräch wurde dann klar, daß die Mutter in ihrem Zustand eigentlich nur drei Möglichkeiten hat:

(1) Sie wird operiert und stirbt auf dem Operationstisch, weil sie für diese Operation zu schwach ist.

(2) Die Operation gelingt, und die Mutter wird auf der Intensivpflegestation künstlich beatmet. Dort bleibt sie auf die Gefahr hin, nicht mehr vom Respirator (Beatmungsgerät) entwöhnt werden zu können. Die Möglichkeit, intubiert (beatmet), sediert (beruhigt, gedämpft) und relaxiert (mit medikamentös entspannter Muskulatur) ein Restleben angeschlossen an die Technik zu verbringen, ist sehr groß. Es stellt sich früher oder später die Frage der weiteren Behandlung, sprich: Verzicht auf antibiotische Therapie, damit sie in Würde sterben kann.

(3) Sie bleibt gemäß ihrem Wunsch zu Hause und stirbt an den Folgen eines nichtoperierten Darmverschlusses. Ihr Grundanliegen war es, zu Hause sterben zu dürfen. Die ersten zwei Varianten widersprachen diesem Wunsch. Vom dritten Gedanken liessen wir uns leiten. Das Pflegesystem mußte sich aktiv damit auseinandersetzen.

Die Offenheit im Vorfeld ihres Sterbens führte auch dazu, daß wir Söhne, die Schwiegertöchter und die Enkelkinder die Abdankungsfeier mitgestalteten. Die Stimmung war herzlich, warm und getragen von einer grossen Erleichterung, der Mutter auf ihrem letzten Weg in ihrem Leben jene Unterstützung gewährt zu haben, die ihr ein Sterben in Würde ermöglichte.

Die Welt der Alten respektieren, ihre Sprache sprechen ...
Was ist palliative Geriatrie?

Marina Kojer

WAS IST PALLIATIVE GERIATRIE?

In Phasen, in denen der Mensch schwach und hilflos ist, ist es besonders leicht, sich über seinen Willen hinwegzusetzen. Ist der Betreute nicht mehr in der Lage, sein eigener Anwalt zu sein, hält die wohlmeinende Umgebung nur allzu leicht ihre eigenen Wünsche und Vorstellungen für dessen Bedürfnisse. Schwerkranke und pflegebedürftige Hochbetagte sind häufig diesem fürsorglichen Zwang ausgesetzt. Sehr alt zu sein ist eine schwere Aufgabe; sie wird dann noch schwerer. Geriatrie ist immer eine Gratwanderung zwischen den Extremen des therapeutischen Nihilismus („Was bringt das bei einer 90-Jährigen?") und der bedingungslosen Verwirklichung jeder diagnostischen und therapeutischen Option („Wir tun was in unserer Macht steht"). Sowohl „Hilfe" als auch verweigerte Hilfe werden zur Folter für den Wehrlosen. Apparate, Befunde, Vorschriften und der zunehmende Zwang zur Dokumentation von Details bauen Barrieren zwischen Helfern und Patienten, zwischen Helfern und Angehörigen und zwischen Helfern verschiedener Berufsgruppen auf. Das Antlitz des leidenden Menschen droht dabei unterzugehen, der leise Hilferuf der Hochbetagten verhallt oft ungehört. Vielfach ist Medizin nicht mehr Dienst am Menschen, sondern Dienst an Wissenschaft, Forschung und Fortschritt. Kein anderes Fachgebiet ist sich dieser Verantwortung deutlicher bewußt als die Palliativmedizin. In der Geriatrie findet sie ein weites Betätigungsfeld; andere Sparten der Altersheilkunde werden dadurch aber keineswegs überflüssig.

AKUTGERIATRIE

Kurative Maßnahmen dürfen nicht vom kalendarischen Alter des Erkrankten abhängig gemacht werden. Vor ihrem Einsatz sollten Fragen des Patientenwillens, der Zumutbarkeit und der Erfolgsaussichten geklärt sein. Vorbedingung für alle Maßnahmen ist ihre Anpassung an die seelischen und körperlichen Voraussetzungen alter Menschen. Wesentlichstes Ziel der stationären vorwiegend internistischen Behandlung von schwer akut erkrankten oder von Pflegebedürftigkeit bedrohten, multimorbiden Patienten ist die Beherrschung der Akutproblematik. Dafür gelangen alle erforderlichen diagnostischen und therapeutischen Mittel zum Einsatz. Die Grenzen zwischen kurativer und palliativer Geriatrie verlaufen fließend. Ausgeprägte Multimorbidität, reduzierter Allgemeinzustand, kurze Lebenserwartung und mangelnder Lebenswille sollten stets Anlaß sein, alle Maßnahmen zu überdenken; es gilt immer wieder zu prüfen, nach welcher Seite sich die Waagschale des Lebens neigt. Sind Heilung oder wesentliche Besserung nicht mehr möglich, kommen akutgeriatrische Maßnahmen zu spät.

BRAUCHEN WIR EINE *PALLIATIVE* GERIATRIE?

Mein Arbeitsplatz, das Geriatriezentrum am Wienerwald (GZW) in Wien, vormals Pflegeheim Lainz, ist mit fast 3000 Betten die größte Pflegeinstitution Europas. Seit Beginn meiner Tätigkeit am Bett schwerkranker und sterbender alter Menschen stand ich immer wieder ratlos vor den Grenzen geriatrischer Konzepte. Oft gelingt es mir trotz aller Mühe kaum, die Beziehung zwischen den Mitteilungen der Lehrbücher und dem Leiden meiner Patienten herzustellen. Es ist von Wiederherstellung die Rede – aber die Mehrzahl meiner Patienten kann nie mehr gesund werden, nie mehr nach Hause gehen, nie mehr alleine leben. Meine Patienten haben oft Schmerzen, deren Ursachen irreversibel sind, sie leiden unter quälenden Beschwerden, die sich aus ihrem Zustand ergeben, sie leiden an einem überwältigenden Sinnlosigkeitsgefühl, gegen das auch die Pharmakologie machtlos ist. Viele fühlen sich ausgegrenzt; sie sind längst den sozialen Tod gestorben. Viele stumpfen ab, ziehen sich in ihre immer enger werdende Welt zurück, verlieren körperliche und geistige Fähigkeiten, weil es sich nicht mehr lohnt, sie einzusetzen. Viele sterben einsam in dem Raum, den sie mit anderen Einsamen teilten. Früher bot sich bei Betreten eines Zimmers oft ein deprimierendes Bild: Einige Patienten lagen teilnahmslos im Bett, andere saßen ganz in sich gekehrt oder irrten verloren herum. Jeder eingekerkert im privaten Gefängnis seines Lebens. Jeder ein hoffnungslos Leidender.

„Wer ein Warum zu leben hat, erträgt fast jedes Wie" (Nietzsche)

Angesichts dieses Elends stand ich vor der Frage: Welchen Sinn hat das Leben dieser Menschen? Verliert Leben seinen Sinn? Welchen Sinn hat hier und jetzt meine ärztliche Tätigkeit? Ich kam zu folgender Hypothese: Das Leben ist für meine Patienten nicht mehr sinnvoll, wenn „die Umstände" eine ihnen gemäße Lebensweise nicht zulassen. Die Umstände, das sind neben Krankheit, Pflegebedürftigkeit und (wirklich unvermeidbarem?) Verlust der Autonomie, die Fehler, die von der Institution und ihren Mitarbeitern gemacht werden. In dem Ausmaß, in dem ich dazu Vorschub leiste, verliert auch meine Arbeit ihren Sinn: Aus Hilfe wird medizinische Reparaturmaßnahme, aus Schutz Zwang, aus dem Pflegeheim ein Gefängnis. Viele Patienten verzweifeln bei uns am „Warum" ihres Lebens. Sie haben alles zurückgelassen, was für sie lebenswert war. Die Institution empfängt sie, trotz allen Bemühens, letztlich doch mit leeren Händen, und die Betreuer merken nicht, wie oft sie sich über den Willen eines Ichs hinwegsetzen: Die Schwester entscheidet, ob ich einen Leibstuhl oder Windeln bekomme, wie lange ich auf meinem Sessel sitzen muß, in welchem Tempo ich gefüttert werde. Der Arzt entscheidet, ob mir Blut abgenommen wird, wie viele Pulver ich schlucke, ob mein Schmerz wirklich weh tut. Jeder weiß besser, was für mich richtig ist, als ich selbst.

Diese Gedanken ließen nur die Möglichkeit zu resignieren oder Ausschau nach neuen Wegen zu halten. Ich bemühte mich darum, meinen Patienten näher zu kommen, kämpfte um persönlicheren Kontakt. Dabei wurde die Weisheit des Fuchses im „Kleinen Prinzen" (10) zur Brücke zum Du: „Man sieht nur mit dem Herzen gut, das Wesentliche ist für die Augen unsichtbar". Die Patienten schienen nur darauf gewartet zu haben. Die Welle von Resignation, Angst, Ratlosigkeit und Verzweiflung hätte mich aus dem Gleichgewicht gebracht, wäre in den Augen, die mich anblickten, nicht da und dort ein Lächeln durchgebrochen, hätte ich nicht auch zunehmend Vertrauen gespürt. Es zeigte sich, daß fast alle Schmerzen hatten, daß sie sich häufig (z. B. durch langes Sitzen auf dem Leibstuhl oder durch belastende Untersuchungen) bestraft fühlten, daß sie sich wünschten, von quälenden Symptomen wie Atemnot, Übelkeit, Juckreiz, Obstipation, Angst oder Schlaflosigkeit befreit zu sein. Darüber hinaus erreichten mich die meist schweigenden Bitten um Zuwendung, Verständnis und Geduld, Respekt und Autonomie. Alle wünschten sich, ernst genommen und akzeptiert zu werden. Verlangsamte fühlten sich verlassen, weil das Stationsleben über sie hinwegrauschte; Verwirrte verzweifelten, weil ihre Realität nichts mehr galt; Sterbende hatten Angst, verlassen zu werden.

In meiner Hilflosigkeit entschied ich mich für das Selbstverständliche: Jedem Einzelnen, mochte er in einem noch so kläglichen Zustand sein, mit Respekt und Wertschätzung zu begegnen. Dann drängte die Frage nach Methoden der Schmerzerkennung und Schmerztherapie für Hochbetagte nach Lösung. Dies war der erste Schritt, der mich zur Palliativmedizin führte.

PALLIATIVMEDIZIN GESTERN UND HEUTE

Die ‚Deutsche Gesellschaft für Palliativmedizin' definiert, der WHO folgend, Palliativmedizin „als Behandlung von Patienten mit einer nicht heilbaren, progredienten und weit fortgeschrittenen Erkrankung mit begrenzter Lebenserwartung, für die das Hauptziel der Begleitung die Lebensqualität ist" (8). Lange Zeit kamen palliative Methoden ausschließlich unheilbaren Tumorpatienten, in den letzten Jahren auch Kranken mit Aids oder chronischen, neurologischen Leiden zugute. Dabei blieb die Grunderkenntnis, daß Schmerzen und andere quälende Symptome ausschließlich am Leiden der Betroffenen gemessen werden können, auf der Strecke.

Meine Überzeugung, daß auch Hochbetagte „lohnende" Zielpersonen für Behandlungswege sind, die primär auf eine Verbesserung der Lebensqualität abzielen, stieß vorerst fast überall auf Verständnislosigkeit und Ablehnung, obwohl die Leiden meiner Patienten der WHO-Definition für Palliativmedizin in allen Punkten entsprechen: Sie haben in der Regel nicht heilbare, progrediente Erkrankungen, eine begrenzte Lebenserwartung und den Wunsch, daß die verbleibende Zeit eine gute Zeit sein möge. Erst seit ganz kurzer Zeit beginnt sich ein Einstellungswandel abzuzeichnen. Ich hoffe, daß er in Zukunft dazu führt, daß auch „normales" Leiden und Sterben Grund genug für fachlich und menschlich kompetente Hilfe ist.

Das Erkennen von Bedürfnissen

Alte Menschen müssen mit stetig zunehmenden Leistungseinbußen, Verlusterlebnissen, Enttäuschungen und Beschwerden leben. Belastungen aller Art nehmen zu, gleichzeitig ist immer weniger körperliche, geistige und seelische Kraft verfügbar, um damit zurechtzukommen. Zudem können Hochbetagte ihre Anliegen häufig nicht mehr vorbringen, geschweige denn, ihren Anspruch auf Hilfe geltend machen.

Körperliche und seelische Voraussetzungen

Mit den Jahren nimmt die Kompensationsfähigkeit für jede Art von Störung ab. Im hohen Alter können Infekte, Traumata, Blutdruckschwankungen, Nebenwirkungen von Medikamenten, Ängste, Enttäuschungen und Kränkungen rasch zu schwerwiegenden Konsequenzen führen. Frau M., 94 Jahre alt, ist heute für sich völlig kompetent, falls sie hoch anfiebert, kann sie schon morgen verwirrt und inkontinent sein. Gestern war Herr H. frisch und munter, heute treffe ich ihn apathisch im Bett an. Eine Schwester erzählt mir, daß der ersehnte Besuch der Tochter ausgeblieben ist. Jede Störung stellt eine potentielle Bedrohung für Gesundheit und Leben dar. Mit steigendem Lebensalter nimmt die Anzahl von Erkrankungen zu. Hochbetagte sind in der Regel multimorbid, das heißt sie haben eine Vielzahl mehr oder weniger schwerwiegender gesundheitlicher Probleme. Chronische Leiden schreiten unaufhaltsam fort. Selbst wenn sie potentiell heilbar wären, sind kurative Maßnahmen oft nicht mehr sinnvoll oder möglich, weil allgemeine Schwäche und kurze Lebenserwartung aggressivere Therapien mit länger anhaltender Beeinträchtigung der Lebensqualität ausschließen oder weil andere, gleichzeitig bestehende Erkrankungen, davon negativ beeinflußt würden. Viele Leiden sind mit Sicherheit nicht mehr heilbar.

Viele Patienten sind zu schwach, zu müde, zu „sprachlos" (z. B. nach einem Schlaganfall), zu behindert, zu verwirrt und zu dement um sich mitzuteilen. Wissen auch die Angehörigen nicht weiter, können zuwendendes Verhalten, Einfühlungsvermögen, das Anbieten von Möglichkeiten und nonverbale Kommunikation doch noch weiterhelfen. Häufig findet sich der Leidensquell im seelischen oder sozialen Bereich. Die Auswirkungen werden oft körperlich empfunden, sie verstärken bestehende Schmerzen oder geben durch Verkrampfung Anlaß zu neuen Schmerzen.

Ein großer Teil der Pflegebedürftigen (bei der Aufnahme im Geriatriezentrum am Wienerwald sind es derzeit ca. 60%) ist dement und/oder verwirrt. Ihr Zustand verhindert die uns angemessen erscheinenden Reaktionen; Schmerzen und seelische Qualen aber kann er nicht verhindern. Die Annahme, daß, wer nicht richtig denken kann, auch nicht richtig leidet, ist ein verbreiteter Irrtum. Er kann nicht um Hilfe bitten, er kann nicht sagen, was ihm weh tut, er kann seinen Schmerz nicht begreifen; er ist ihm – und oft auch der Verständnislosigkeit seiner Betreuer – hilflos ausgeliefert.

Die Wege zum Du

Eine sehr alte, kranke Frau sitzt im Rollstuhl. Sie beachtet mich nicht. Ich spreche sie an, sie wendet mir den Kopf zu, doch ihr Blick bleibt nach innen gekehrt. Noch habe ich ihr Vertrauen nicht verdient. Ich stelle mich vor und setze mich zu ihr. „Was wollen Sie von mir?" fragt sie mißtrauisch.

Frau K. ist eine einfache Frau; sie ist voll orientiert und schätzt ihre Lage realistisch ein. Solange es ging, hat sie allein zu Hause gelebt. Der Sohn ist nach Australien ausgewandert, er kommt selten auf Besuch. Die meisten Freunde sind verstorben. Im letzten Jahr war sie sechsmal im Krankenhaus. Jetzt ist sie bei uns. Mit der Zeit lernen wir einander besser kennen. Sie geht nie von sich aus auf uns zu, aber sie freut sich über unsere Zuwendung. Wir sprechen über die Vergangenheit und auch über den Tod. „Ich möchte bei meinem Mann sein," stellt sie sachlich fest, „der Petrus hat mich scheinbar vergessen!" Ich begreife, daß sie begonnen hat, Abschied zu nehmen. Langsam und sachte zieht sie ihre Wurzeln aus dem Erdreich des Lebens; sie lebt immer mehr nach innen. Es gibt noch viel zu tun: Es gilt Rechenschaft über viele Jahrzehnte abzulegen. Frau K. wünscht sich Respekt, distanzierte Nähe, Zuwendung ohne Anbiederung, dann ist sie bereit sich anzuvertrauen.

Herr J. läuft mit verlorenem Gesicht an mir vorbei; er wirkt ängstlich und gehetzt. Leise rufe ich ihn bei seinem Vornamen und stelle mich dabei so, daß ich ihm in die Augen sehen kann. Er bleibt stehen, zögert. Ich lege meine Hände leicht auf seine Schultern und sage lächelnd „Schön Dich zu sehen!" Herr J. lächelt zurück und beginnt mir eine Geschichte zu erzählen, die nach einigen Worten unverständlich wird. Ich spüre, daß er empört ist und Angst hat. Ich streichle ihn, wir umarmen uns. „Es ist nicht leicht, nicht wahr" murmle ich. Er strahlt ...

Zwei von unendlich vielen Wegen zum Du. Jeder Mensch ist einmalig und einzigartig, zu jedem ist der Zugang ein wenig anders. Unsere Patienten sind nur mehr wenig flexibel, sie können uns nicht weit entgegengehen; es liegt an uns, den Weg zu finden. Die Kommunikation mit ihnen erfordert Takt und Einfühlungsvermögen. Wir müssen uns vorsichtig vortasten, um das richtige Verhältnis von Distanz und Nähe zu finden. Jedes Gesprächsangebot ist ein fragendes Vorwegnehmen, ein behutsames Reagieren auf eine Stimmung, die wir erahnen, auf feine Signale, die der andere aussendet. Unsere wichtigste Botschaft lautet: „Ich bin für Dich da. Du bist für mich wichtig". Hochbetagte haben feine Antennen. Sie merken rasch, ob ihnen Respekt und Wertschätzung entgegengebracht wird. Haben sie sich davon überzeugt, ist der Weg zu ihnen offen.

Begleitung ist immer eine Teamleistung. In dieser Zusammenarbeit wird jedes Teammitglied in seiner Kompetenz anerkannt und übernimmt Verantwortung. Voraussetzung für das Funktionieren der Gruppe sind Respekt und gegenseitiges Vertrauen. Auch der hilflose, schwerkranke, demente Patient wird als Experte für seinen Zustand Mitglied des Teams. Wir alle sind nicht nur als Fachkräfte, sondern ebenso als mitfühlende Menschen aufgerufen. In diesem Sinn übernimmt jeder seinen Teil der Seelsorge in der Begleitung.

Schmerztherapie und Symptomkontrolle
Mindestens 40-60% der Hochbetagten haben *chronische Schmerzen*, die ihnen Kraft rauben und ihr Leben belasten. Daneben tragen fast alle auch seelisches und soziales Leid, das die Tragfähigkeit weiter reduziert. Es heißt oft, alte Menschen seien weniger schmerzempfindlich. Meine Erfahrungen stimmen damit nicht überein. Die Schmerzen werden allerdings häufig übersehen, bzw. nicht richtig gedeutet. Neben der Überheblichkeit der Urteilenden (was darf weh tun?) und unkritisch übernommenen Vorurteilen („banale Schmerzen tun nicht wirklich weh"), wird das Erkennen von Schmerzen vor allem durch körperliche und geistige Behinderungen erschwert. Probleme der Kommunikation, Gedächtnisschwäche, das Fehlen von Mimik und Körpersprache, Verwirrtheit und Demenz tragen dazu bei, den Zustand zu verschleiern (4) (7). Oft sind indirekte Schmerzzeichen wie angespannter Gesichtsausdruck, verkrampfte Haltung oder plötzlich auftretende Verwirrtheit die einzigen Hinweise.

In der Schmerztherapie nimmt die ärztliche Seelsorge einen sehr breiten Raum ein. Sie ist nicht nur wichtigster Weg zur Schmerzerkennung und -beurteilung sondern auch wirksame Barriere gegen Übermedikation. Die medikamentöse Therapie richtet sich in der großen Linie nach dem Stufenplan der WHO (15). Sie berücksichtigt besondere körperliche und seelische Bedingungen. Die Dosierung hat sich stets den Stoffwechselbedingungen für die Aufnahme und Ausscheidung von Medikamenten anzupassen. Je mehr gesundheitliche Schwachstellen ein Kranker aufweist, je mehr verschiedene Medikamente er benötigt, desto genauer müssen Neben- und Wechselwirkungen, Nutzen und Risiko, bedacht werden. Nicht selten verhindern auch Schluckprobleme oder mangelnde Compliance die Durchführung einer an sich erfolgversprechenden Therapie. Engmaschige Kontrollen und laufende Reevaluierung aller Maßnahmen sind unverzichtbar.

Eine *Vielzahl von Beschwerden* beeinträchtigt die Lebensqualität Hochbetagter. Ob dafür ein körperliches Äquivalent gefunden wird oder nicht, alles was quält verdient Beachtung. Häufig ist allerdings der Griff zum Rezeptblock nicht der richtige Weg. Liebevolle Pflege, physikalische Therapie, „Seelsorge", oder ein klärendes Gespräch mit Angehörigen können Wunder wirken. Zusätzliche Medikamente, besonders Psychopharmaka, sollten die ultima ratio sein und nicht als chemische Zwangsjacke mißbraucht werden, die den

Kranken unnötig Bewußtsein und Erlebnisfähigkeit raubt und ihr Leben durch Stürze, Bettlägrigkeit und erhöhte Krankheitsanfälligkeit gefährdet.

Palliativpflege, Reaktivierende Pflege

Pflegepersonen stehen Langzeitpatienten sehr nahe; sie verbringen viel Zeit mit ihnen und haben die Möglichkeit, sie näher kennenzulernen. So werden sie zu Bezugspersonen, Freunden, Beschützern, Tröstern, nicht selten auch zum Ersatz für die fehlende Familie. Dieses besondere Vertrauensverhältnis und die Hilflosigkeit der Gepflegten fordern nicht nur das ganze Repertoire der Palliativpflege (12), sondern bringen auch neue Aufgaben und ein Mehr an Verantwortung mit sich.

Reaktivierende Pflege (2) ist auch für schwerkranke alte Menschen mit geringer Lebenserwartung ein Gewinn, denn jedes Stück Autonomie bedeutet ein Stück Lebensqualität. Die Versuchung Macht auszuüben, ist dabei leider sehr groß: Einer 92-Jährigen Leistungen abzuverlangen, die sie von innen heraus ablehnt, nur weil wir meinen, sie sei dazu in der Lage, darf niemals unser Ziel sein – das hieße Zwangsarbeit, Entwürdigung und Erniedrigung. Es hieße zwar *am Leben sein aber kein Leben haben (Loewy)*. Es geht nicht an, daß Patienten darum betteln müssen, sich niederlegen zu dürfen! Wir wollen alte Menschen zum Leben verlocken, nicht aber, sie mit Gewalt ins Leben zwingen. In der Palliativen Geriatrie müssen Reaktivierung und pflegende Seelsorge stets Hand in Hand gehen.

Palliative Ergo- und Physiotherapie (9)

Frau R. war nach einem schweren Schlaganfall fast immobil. Sie lebte, in sich gekehrt und kontaktarm, fast 2 Jahre lang bei uns. Wenige Monate vor ihrem Tod stellte sich heraus, daß sie sich sehnlich wünschte, wieder gehen zu können. Es schien hoffnungslos, dennoch setzten Therapeutinnen, Ärztin und Pflegende alles daran, ihr dabei zu helfen. Aus der passiven, resignierenden Patientin wurde plötzlich eine willensstarke und aktive Frau. Tägliche Übungen brachten nur winzige Fortschritte, aber sie gab nicht auf. Schließlich gelang das Wunder: Sie ging mit Hilfe ein paar Schritte! Frau R. war wie umgewandelt, lächelte, nahm Anteil am Leben, nahm Anteil an den Mitmenschen. Sie starb einige Wochen später, aber bis dahin *lebte* sie! Auch in diesem Bereich ist „Seelsorge" unverzichtbar. Eine Ergotherapeutin faßt die Arbeit aller Therapeuten zusammen: „Unsere Hauptaufgabe ist es, den ganzen Menschen mit seinen Fähigkeiten und Wünschen, mit seinen Leistungseinbußen und Ängsten zu erfassen. Gemeinsam mit dem Patienten wird nach Wegen gesucht, möglichst viel an Selbständigkeit zu erhalten oder wiederzuerlangen" (14).

Validation

Die Behandlung und Begleitung von Dementen und Verwirrten stellt das Team oft vor fast unlösbare Aufgaben. Sie zetern und schreien, sie beschuldigen, toben, flüchten, sie starren im Sitzen vor sich hin und wiederholen stundenlang bestimmte Bewegungen, sie dämmern mit leeren Augen und reagieren nicht mehr ...

Mit 'Validation' hat *Naomi Feil* (3) eine Methode entwickelt, wirksam zu helfen. Validieren heißt, die Gefühle des anderen anzuerkennen, zu versuchen, ihn einfühlsam in seine Welt zu begleiten. In respektvoller Zuwendung gibt der Validierende dem Menschen seine Würde, das Recht auf seine Wirklichkeit zurück. Er greift auf, was dem Patienten wichtig ist und spricht es aus. Der Validierte faßt allmählich Vertrauen und gewinnt seine Selbstsicherheit zurück. Er ist nicht weniger dement, aber das Leben ist für ihn wieder lebenswert.

Ein interdisziplinäres Team meiner Abteilung, insgesamt 19 Mitarbeiter, wurde im Vorjahr hierin ausgebildet. Die daraus resultierende Steigerung der Lebensqualität für Patienten und Team überstieg alle Erwartungen.

Basale Stimulation (1)

Bewegungsunfähige Bettlägerige verlieren mit der Zeit den Bezug zur Umwelt und zu sich selbst. Bald wissen sie nicht mehr, wo ihre Gliedmaßen, wo die Grenzen ihres Körpers sind. Ohne die gewohnten Sinneseindrücke verarmt das Leben. Tages- und Jahreszeiten verschwimmen, schließlich dämmern die Kranken nur noch vor sich hin.

Durch *Basale Stimulation* gelingt es dem Menschen, über gezielte Berührungen mit den Händen, wieder klarere Informationen über sich selbst und seine Umwelt zu vermitteln und damit Farbe und Erlebniswert in den Alltag zurückzubringen. Gelegenheiten dazu ergeben sich bei jeder Kontaktaufnahme.

Weitere Bausteine der Lebensbegleitung bis zuletzt

Angehörigenarbeit

Kontakte mit Angehörigen haben für uns einen besonderen Stellenwert. Ihre vertrauten Bezugspersonen sind für die Patienten in vieler Hinsicht kompetenter als professionelle Betreuer. Gelingt es, sie zu Partnern zu machen, werden sie zu wertvollen Informationsquellen, Dolmetschern und Entscheidungshelfern. Schon bei der Aufnahme legt das Team den Grundstein dazu. Das geschieht durch Anbieten von Information und Gesprächen, durch Einbeziehen in wesentliche Entscheidungen und durch das Respektieren von anders lautenden Meinungen.

Tiertherapie

Vor über 10 Jahren hielten die ersten Tiere als Co-Therapeuten im GZW Einzug. Initiatorin und Trägerin ist Prim. Dr. Eva Fuchswans, Leiterin der 1. Medizinischen Abteilung im GZW. Der Kontakt mit dem Tier erlaubt Zärtlichkeit und Nähe; darüber hinaus wird er auch gezielt therapeutisch eingesetzt: Das Streicheln eines warmen Fells hilft Verkrampfungen zu lösen, im Plaudern mit dem Hund überwinden Sprachgestörte leichter ihre Hemmungen, Schmerzen und Depressionen können günstig beeinflußt werden (6) (13).

Gartentherapie (5) (11)

Mit der Einweisung auf eine geriatrische Station reißt die Verbindung zur Natur oft abrupt ab. Die Sonne scheint nur mehr durch die Fensterscheiben, Jahreszeiten rauschen vorbei, nur die Spatzen, die unverdrossen zum Fenster hereinfliegen, bringen ein bißchen Umwelt in die Zimmer. Ein entscheidender Teil des Lebens, Erde und Himmel, Blumen, Gras und Bäume, ist für die Kranken verloren.

Das große, parkähnliche Areal des GZW wäre ideal dafür geeignet, den Patienten den Zugang zur Natur wiederzugeben. Bisher ist das leider kaum geschehen. An meiner Abteilung hat Dr. Fritz Neuhauser mit einer Gruppe von Mitarbeitern begonnen, konkret darüber nachzudenken. Eines der zentralen Anliegen wäre die Schaffung höhenadaptierter, behindertengerechter Beete, die den unmittelbaren Kontakt zur Pflanze ermöglichen und Raum für Kreativität und autonomes Handeln bieten.

Gemeinsam Feste feiern

Alt – krank – hilflos – wertlos – freudlos – so ist es nicht. Auch 95jährige Schwerkranke oder Demente singen mit Inbrunst, auch Bettlägerige freuen sich, im Mittelpunkt zu stehen, auch Schwache und Müde verlassen gerne einmal ihren Alltag.

Ein Beispiel: Alle Geburtstagskinder eines Monats feiern gemeinsam mit Angehörigen, Freunden, Ärzten und Pflegepersonen bei Kaffee und Kuchen, Musik, Gesang, und kleinen Überraschungen ein sehr persönliches Fest. Alle sagen 'Ja' zum Leben.

Palliative Geriatrie ist *palliative care*

Palliative care bezieht Wünsche und Bedürfnisse schwerkranker und hilfloser Hochbetagter in die Betreuung ein. Ein Teil unserer Patienten kommt fast sterbend, wir können sie nur auf dem letzten Stück ihres Wegs begleiten. Andere leben Monate und Jahre bei uns. Die Betreuung aller erfordert ein kompetentes, multiprofessionelles Team, das über genügend eigene Ärzte, Pflegepersonen und Therapeuten verfügt und jederzeit auf Seelsorger, Psychologen und Sozialarbeiter zurückgreifen kann. Die Begleitung eines alten Menschen setzt voraus, daß wir versuchen, seine Sprache zu verstehen, daß wir seine Welt respektieren. Palliative Geriatrie ist für alle da, „für die man nichts mehr tun kann": Für Schwerkranke mit fortgeschrittenen chronischen Leiden, für Demente, für Schwache, Müde und Hilflose. Unterschiedliche Leidensursachen, unterschiedliche Charaktere und unterschiedliche Lebenswege zeitigen unterschiedliche Wünsche und Bedürfnisse. Immer, wenn wir uns zu einem Menschen auf den Weg machen, starten wir eine Entdeckungsreise in ein unbekanntes Land. Begleiten heißt, ein Stück Wegs mit dem anderen gehen und nicht, ihn an der Hand dorthin ziehen, wo man ihn haben möchte. Jeder Mensch hat das Recht seine Lebensmelodie in seiner Weise zu vollenden. Unsere Aufgabe dabei ist es, auf die immer leiser werdenden Töne zu achten und Sorge zu tragen, daß sie bis zum letzten Takt zu Ende gespielt werden.

LITERATUR

(1) Bienstein, Ch., Fröhlich, A.: Basale Stimulation in der Pflege. Verlag Selbstbestimmtes Leben Düsseldorf, 10. Auflage 1997
(2) Böhm, E.: Verwirrt nicht die Verwirrten. Psychiatrie Verlag, Bonn 1996
(3) Feil, N.: Validation. Verlag Altern & Kultur, 4. Auflage 1992
(4) Ferrell B. A.: Overview of Aging and Pain. In: Ferrell B. R., Ferrell B. A. (eds.) Pain in the Elderly. IASP Press, Seattle 1996:1-10 7
(5) Frohmann, E.: Gestaltqualitäten in Landschaft und Freiraum. Österr. Kunst- und Kulturverlag, Wien 1997
(6) Fuchswans, E.: Pets as therapy – Experiences in pet supported therapy in geriatrics. Atemwegs- u. Lungenkrankheiten 23/Suppl. 1, 1997
(7) Gagliese L., Melzack R.: Pain. 70 1997: 3-14
(8) Husebö, S., Klaschik, E.: Palliativmedizin. Springer Verlag Berlin Heidelberg 1998:2
(9) Nieland, P., Physiotherapie in der Palliativmedizin. 10 1998:1688-1692
(10) de Saint Exupéry, A.: Der kleine Prinz. Verlag der Arche, Zürich:72
(11) Schaier, A.: Gartenarbeit für Körperbehinderte und Senioren. Verlag Modernes Lernen, Dortmund 1986
(12) Weissenberger-Leduc, M.: Palliative Pflege. Springer Verlag Wien, 1997
(13) Wilson, C., Turner, D. (Eds): Companion Animals in Human Health. Sage Publications, inc. 1998

(14) Wiltschnig, A.: Frau W. meistert ihr Schicksal. Willkommen, Ztschr. GZW 4
     1996: 18-19

(15) Zech D., Schug St. A., Grond St.: Therapiekompendium Tumorschmerz und
     Symptom-kontrolle. PERIMED-spitta, Med. Verl. - Ges. 1992

Neue Wege im „Geriatriezentrum am Wienerwald"

Angelika E. Blume, Marina Kojer

Das Geriatriezentrum am Wienerwald, 1904 erbaut, befindet sich in einem großen parkähnlichen Areal am Rande Wiens. Es ist zwar ein Pflegeheim, wird aber als Krankenhaus geführt und kann seinen PatientInnen neben einem Pflegeangebot auch einen hohen medizinischen Standard bieten. 14 Abteilungen (die meisten davon mit sechs Stationen à 40 Betten) repräsentieren eine Reihe von medizinischen Fachrichtungen und bieten verschiedene Betreuungskonzepte an (Langzeitpflege, Rehabilitation, reaktivierende Pflege, Kurzzeitpflege, betreutes Wohnen, psychosoziale Rehabilitation). Jede von ihnen wird von einem Primararzt und einer Oberschwester geleitet und verfügt im Durchschnitt über sechs ÄrztInnen. 26% der aufgenommenen Patienten (Stand 1996, inklusive Kurzzeitpflege) können wieder nach Hause entlassen werden: Das heißt, daß die Mehrheit der PatientInnen bis zu ihrem Tod im Pflegeheim leben.

Aufgrund historisch bedingter Strukturen gibt es vorwiegend Achtbettzimmer. Es gibt somit für Patienten und Angehörige in Krisensituationen praktisch keine Rückzugsmöglichkeiten. In ihrer Sterbephase bleiben die Patienten mit den Mitbewohnern, mit denen sie zusammengelebt haben, im gleichen Zimmer.

Ärzte und Pflegepersonen haben sich immer schon trotz knapper personeller und zeitlicher Ressourcen hingebungsvoll der schweren Aufgabe gewidmet, alte und gebrechliche Patienten auch im Sterben zu begleiten.

Einigen Mitarbeitern war es von jeher ein Anliegen, diese „Rahmenbedingungen" im Umfeld des Sterbens zu überdenken und Alternativen anzubieten. So kann auf Wunsch der Patienten und Angehörigen ein Paravent um das Bett aufgestellt werden. Es besteht auch die Möglichkeit, einen Tag- oder Sozialraum kurzfristig umzuräumen und ihn zum Abschiednehmen zur Verfügung zu stellen. Dieses Angebot wird fallweise dankend angenommen. Es gibt allerdings bisher auf keiner Station einen eigens hierfür vorgesehenen Raum.

Nun stellt sich die Frage, ob solche Bemühungen wirklich den Wünschen und Bedürfnissen der Patienten entgegenkommen, oder ob es nicht eher unsere eigenen Vorstellungen über ein „gutes Sterben" sind, die wir verwirklichen wollten?

STUDIE „STERBEBEGLEITUNG IM PFLEGEHEIM"

1992 entschlossen sich daher vier ÄrztInnen (in alphab. Reihenfolge: A. Blume, E. Meisel, R. Stangl, M. Werni), die Patienten selbst zu befragen. Das war der Grundstein zur Studie „Sterbebegleitung im Pflegeheim durch Angehörige und Bekannte" (2). Das Vorhaben gelang nur, weil viele unserer Kollegen und Mitarbeiter aus dem Pflegebereich bereit waren, mit ihren Patienten und ihren Angehörigen über dieses Tabuthema zu reden.
Die Studie sollte über die tatsächlichen Bedingungen, über Wünsche und Vorstellungen der Patienten und deren Angehörige und über die Inanspruchnahme der genannten Angebote Aufschluß geben.
Mehrere Fragenkomplexe wurden mittels Datenerhebung und Befragung in Interviews bearbeitet. Diese wurden von zuvor geschulten Ärzten und Pflegepersonen mit Patienten und sterbebegleitenden Angehörigen durchgeführt.

Die Studie gliederte sich in fünf Abschnitte:

(I.)Erfassung der Angehörigendaten von allen Patienten, die sich bereits mindestens vier Wochen auf der Station befanden. (Haben sie Kontaktpersonen? Wenn ja, wie oft kommen diese zu Besuch und wie ist die Beziehung zum Patienten und zu den Mitarbeitern der Station?)

(II.)Befragung der Patienten über ihr Verhältnis zu den Angehörigen und über persönliche Wünsche und Vorstellungen im Umfeld des Sterbens (siehe Abbildung).
Die folgenden Abschnitte betrafen nur die Patienten, deren Zustand sich während des Beobachtungszeitraums von einem Jahr bedrohlich verschlechterte:

(III.)Erfassung aller befragten Patienten, bei denen eine Verschlechterung des Gesundheitszustandes eine Verständigung der Kontaktperson erforderlich machte. (Wie, von wem und wann wurde verständigt?)

(IV.)Erfassung der verstorbenen Patienten. (Wie waren die Rahmenbedingungen? Gab es Sterbebegleitung durch Angehörige?)

(V.)Alle Angehörigen, die sterbende Patienten begleitet hatten, bewerteten die begleitenden Umstände und formulierten ihre Wünsche.

Datenübersicht (Patienten von 40 Stationen)		
Erfaßte Patienten (Abschnitt 1)	1489	
Davon Patienten mit Kontaktperson	1350	(91%)
Befragte Patienten (Abschnitt 2)	845	
Im Zeitraum verstorbene Patienten	351	
Davon zeitgerecht verständigte Angehörige	262	(76%)
Von den zeitgerecht verständigten Kontakt-Personen zur Sterbebegleitung gekommen	129	(49,2 %)
Davon befragt...	122	(95%)

Hier eine kurze Zusammenfassung der interessantesten Ergebnisse:

- Nur ca. 37 % aller Sterbenden werden von ihren nahestehenden Personen begleitet.
- Von den rechtzeitig Verständigten begleitet fast die Hälfte den Patienten bis zum Tod. Werden die Angehörigen über die Verschlechterung persönlich (meist telefonisch) verständigt und nicht nur schriftlich benachrichtigt und besteht außerdem eine gute Beziehung zwischen ihnen und dem Stationsteam, nimmt die Zahl der Sterbebegleitenden deutlich zu.
- Überraschend war, daß 74 % der Patienten aus verschiedenen Gründen lieber im Pflegeheim sterben wollten und nicht, falls dies möglich gewesen wäre, zu Hause.
- Von den Angehörigen verneinten sogar 91 % die Frage, ob sie die letzte Lebensphase der Patienten lieber mit ihnen außerhalb des Pflegeheimes (z. B. zu Hause) verbracht hätten.
- 76% der begleitenden Personen bewerteten die Bedingungen der Sterbebegleitung als „gut" bis „sehr gut".
- Ein eigener Abschiedsraum wurde von den wenigsten Patienten (16 %) sowie deren Angehörigen (20%) besonders gewünscht.

Im November 1994 wurden die Ergebnisse der Studie in der Enquête „Wie gehen wir mit dem Sterben um?" im Wiener Rathaus vorgestellt.
In den darauffolgenden Jahren entwickelten sich verschiedene Initiativen mit dem gemeinsamen Ziel, den Patienten in der entscheidenden letzten Lebensphase nicht allein zu lassen:

PROJEKTGRUPPE STERBEBEGLEITUNG

• „Die Brücke" (Interdisziplinäre Arbeitsgruppe zur Verbreitung des Hospizgedankens in die Langzeitpflege)
• Bibliothek mit Literatur über Trauer- und Sterbebegleitung, Palliativmedizin und -pflege
• Vorträge über moderne Schmerztherapie im Rahmen der innerbetrieblichen Fortbildung.

Seminare zum Thema Sterbebegleitung (DKGS Olena Luciak) wurden für Mitarbeiter aus dem Pflegebereich schon länger angeboten.

MODELLVERSUCH STERBEBEGLEITUNG

Im Juni 94 erging vom Gemeinderat der Stadt Wien an das Geriatriezentrum am Wienerwald der Auftrag, im Rahmen eines zweijährigen Modellversuches, die bereits bestehenden Überlegungen zu einer eigenen Hospizstation für Karzinompatienten ab dem 19. Lebensjahr zu konkretisieren, und darüber hinaus auch über ein geeignetes Angebot für geriatrische Patienten nachzudenken. Gedacht war an die Implementierung eines ambulanten Teams zur Wahrung der Bedürfnisse Sterbender, die Direktion beauftragte eine interdisziplinäre Projektgruppe (Leitung Prim. Dr. Kojer) (1) mit der Erstellung des Projektplans.

Im folgenden soll nur über den geriatrischen Teil des Modellversuchs berichtet werden. Das Projektteam erhielt freie Hand, seine Vorstellungen umzusetzen. Zusätzliches Personal und finanzielle Ressourcen wurden nicht zur Verfügung gestellt. Es war uns von Anfang an klar, daß ohne beträchtliche Erhöhung der Ressourcen signifikante Veränderungen für rund 3000 Patienten und 2500 Mitarbeiter nicht mit einem Schritt zu erreichen wären.

Modellstationen

So wie ein Architekt erst seiner Vorstellung nach ein Modell baut, erprobten wir mögliche Wege zu einer Verbesserung des bestehenden Angebotes an einer kleineren, überschaubareren Gruppe von Patienten und Mitarbeitern. Damit wollten wir die Hypothese bestätigen, bzw. widerlegen, daß gezielte Schulungen und persönliche Unterstützung der Mitarbeiter bei gleichbleibenden Ressourcen zu einer Anhebung der Betreuungsqualität führen.

So entstanden drei Modellstationen (etwa 120 Patienten und 60 Mitarbeiter), die sich in Ausstattung, Personalstand und Patientenauswahl nicht von anderen Langzeitpflegestationen unterschieden. Am Beispiel dieser Stationen sollte im Rahmen eines zwölfmonatigen Projektes aufgezeigt werden, inwieweit es möglich ist, Sterbebegleitung geriatrischer Patienten bei unverändert knappen personellen und finanziellen Möglichkeiten zu verbessern. Wir verwirklichten dabei folgende Ideen:

- Zweitägige palliativmedizinisch orientierte Einführungsseminare für jedes Stationsteam (Ärzte, Pflegepersonen, Abteilungshelfer, Therapeuten). Die Seminare wurden von einem Arzt, einer Pflegeperson, einem Seelsorger und einem Psychologen geleitet. Alle Teammitglieder erlebten diese Tage als positiv und impulsgebend – es bot sich die Gelegenheit, frei miteinander zu kommunizieren, Probleme aufzuarbeiten und seinen Wissensstand zu erweitern. Darüber hinaus entstand ein neues Gefühl echter Teamarbeit; etliche Teilnehmer erkannten erst jetzt die volle Bedeutung ihrer persönlichen Leistung für das Wohl der Patienten.
- Nachfaßtage
- Teamsupervision
- Psychologische Einzelbetreuung
- Angehörigenabende

Die Evaluierung erfolgte mittels Fragebögen, welche die Arbeitszufriedenheit zu Beginn und nach einem Jahr intensiver Fortbildung, Angehörigenarbeit und Unterstützung durch Supervision festhielten. Die Ergebnisse bestätigten unsere Arbeitshypothese:

- Obwohl das Personal der Modellstationen in dem Beobachtungszeitraum nicht konstant gehalten werden konnte und daher nicht alle Teammitglieder gleichzeitig geschult und gefördert wurden, kam es zu einer eindeutigen Verbesserung der Arbeitszufriedenheit auf den drei Stationen.
- Die in der terminalen Lebensphase besonders bedeutsame Arbeit mit Angehörigen wurde am Ende des Jahres viel höher eingeschätzt und viel positiver gesehen.
- Es bestätigte sich der hohe Stellenwert der Supervision für alle am Krankenbett tätigen Berufsgruppen.

Interdisziplinäre Seminare „Lebensbegleitung für Sterbende"

Den einzelnen Abteilungen wurden mehrtägige interdisziplinäre Seminare für ca. 15 Teilnehmer angeboten. Unter Leitung eines Psychologen, eines

Arztes und einer Hospizschwester wurden verschiedene inhaltliche Schwerpunkte erarbeitet, die sich nach den Wünschen und Bedürfnissen der Teilnehmer richteten. Mit Hilfe von Diskussionen, Referaten, Rollenspielen und Filmen wurden praktische Probleme im Umgang mit Schwerkranken, Sterbenden und deren Angehörigen erarbeitet:

- Umsetzung von Hospizideen in der Geriatrie
- Verwirrte Sterbende
- Verständnis für Demente
- Angehörigenarbeit
- Schmerztherapie und Umgang mit Schmerzpatienten
- Kommunikation (verbal und nonverbal)
- Euthanasie und Suizid – das Recht auf den eigenen Tod
- Leiden und Sterben im eigenen Leben

Die Teilnehmer lernten einander besser kennen, es wuchsen Verständnis und Toleranz für Patienten und Angehörige, aber auch füreinander und für die Sichtweise anderer Berufsgruppen. Vier Wochen nach Beendigung des Seminars erhielten die Teilnehmer einen Feedback – Bogen – die Rücklaufquote war mit 80 % ungewöhnlich hoch. 92% wollten das Seminar ihren Kollegen weiter empfehlen.

Die Evaluierung belegte den dringenden Bedarf nach weiteren Fortbildungen dieser Art.

Schmerztherapie

In sechs Vorträgen – sie waren für alle am Krankenbett tätigen Berufsgruppen offen – wurden die wesentlichen Aspekte moderner Schmerztherapie besprochen. Ziel der Referate war es, den allgemeinen Wissensstand anzuheben und auf ein einheitlicheres Niveau zu bringen. Der Besuch mindestens eines Vortrags war für jeden der rund 120 Ärzte des Geriatriezentrums verpflichtend. Alle Referenten sprachen über die Behandlung chronischer Schmerzen und brachten dabei ihre persönlichen Erfahrungen und Schwerpunkte zum Ausdruck.

„Die Brücke"

Die interdisziplinäre, abteilungsübergreifende Gruppe von Mitarbeitern versteht sich als Bindeglied zwischen den einzelnen Abteilungen und möchte dort integrative und beratende Funktion übernehmen. Ihr Hauptanliegen ist es, den Hospizgedanken in jede Station hineinzutragen, das Sterben zu enttabuisieren, als Teil des Lebens bewußtzumachen und Patienten, Angehörige und Personal in Krisen zu unterstützen. Das Problem der Arbeitsgruppe liegt in der Größe des Hauses, die eine flächendeckende Aktualisierung dieser Vorhaben nicht zuläßt. Die Mitglieder der „Brücke" sind für ihre über die beruflichen Forderungen hinausgehenden Leistungen nicht freigestellt; sie dürfen zwar Krisenintervention anbieten, müssen diese jedoch in ihren Tagesablauf integrieren – was aufgrund knapper Zeitressourcen oft gar nicht möglich ist – oder in ihre Freizeit verlegen.

Schmerzambulanz

In Palliativmedizin und Schmerztherapie speziell ausgebildete Ärztinnen sind über Funk erreichbar und begutachten Patienten mit chronischen, schwer therapierbaren Schmerzen direkt am Krankenbett. So bleiben die Kranken in ihrer gewohnten Umgebung, unnötige schmerzverursachende und für Hochbetagte oft auch anstrengende Transporte können vermieden werden. Zudem hat die Ambulanzärztin Gelegenheit, die Schmerztherapie gemeinsam mit dem stationsführenden Arzt und dem Pflegeteam zu besprechen und zu überdenken.

Eine Schmerzevaluierung ist bei alten Menschen sehr schwierig. Da verbale Kommunikation oft nicht möglich ist, waren wir gezwungen, eigene Wege zu gehen. In Anlehnung an einen kleinen „Schmerzschieber" einer pharmakologischen Firma für Kinder, verwenden wir, im Sinne einer numerischen Analogskala, große Bilder von „Smilies", die Schmerzempfindungen von „kein Schmerz" bis zum „stärksten vorstellbaren Schmerz" ausdrücken sollen. Sehr viele Patienten sind in der Lage, ihren eigenen Zustand in einem Bild wiederzuerkennen. Diese Methode erleichtert eine Schmerzeinstellung und erlaubt eine Reevaluierung der Therapie.

Trotz guter Ergebnisse wird die Ambulanz bis jetzt noch immer zu wenig genützt.

Mit Hilfe der oben angeführten Projekte ist es uns in den vergangenen Jahren gelungen, Sensibilität für Wünsche und Ängste schwerkranker und sterbender alter Menschen zu schärfen. Die in der gleichen Zeit erfolgte Verbesserung der personellen Situation auf dem Pflegesektor gibt uns die Möglichkeit, den Bedürfnissen unserer Patienten besser Rechnung zu tragen. Daneben hat auch das berufsbegleitende Lernen einen wesentlich höheren

Stellenwert gewonnen. Veranstaltungen über Schmerztherapie, Sterbebegleitung, Ethik und Kommunikation sind zu selbstverständlichen Bestandteilen der laufenden Fortbildung geworden. Eine Abteilung (240 Betten) hat es sich zum Ziel gesetzt, in ihrer Arbeit die Philosophie von „Palliative Care" für die Geriatrie umzusetzen. Seit über einem Jahr werden dort Mitarbeiter systematisch geschult und Projekte erarbeitet, die der besonderen Situation von Hochbetagten gerecht werden sollen (siehe den Artikel: „Was ist *Palliative Geriatrie?*" in diesem Band, S. 141ff.).

Trotz dieser positiven Entwicklung bleibt die Realität auch weiterhin deutlich hinter dem Bedarf zurück: Noch immer stehen für Behandlung, Betreuung und Begleitung der uns anvertrauten kranken und hilflosen Menschen viel zu wenige Ärzte, Pflegepersonen, Therapeuten, Seelsorger, Psychologen und Schreibkräfte zur Verfügung.

Dies ist ein Appell an alle Verantwortlichen, sich intensiver als bisher diesem Thema zu widmen und der Verbesserung der Rahmenbedingungen in geriatrischen Institutionen zum Wohle der Patienten mehr Aufmerksamkeit zu schenken.

LITERATUR

(1) M. Kojer, „Modellversuch Sterbebegleitung im Geriatriezentrum am Wienerwald", Abschlußbericht, 1997
(2) H. Ebner, Ch. Köck, M. Werni, Studie „Sterbebegleitung im Pflegeheim durch Angehörige und Bekannte", Abschlußbericht, 1994

Der sterbende, alte Patient:
Der Alltag alter, schwerkranker Patienten

Hospiz und Palliativmedizin für alte Menschen

Stein Husebö, Bettina Sandgathe-Husebö

„Wie Menschen versterben, verbleibt als wichtige Erinnerung für diejenigen, die weiterleben. Sowohl in ihrem Interesse wie auch im Interesse des Patienten ist es unsere Pflicht, Kenntnisse darüber zu haben, wie Schmerzen und andere Symptome entstehen, und wie man diese Probleme effektiv behandeln kann. Das, was in den letzten Lebensstunden eines Menschen geschieht, kann früher erlebte Wunden heilen oder es verbleibt als quälende Erinnerung, die eine adäquate Trauer verhindert."

Cicely Saunders (1)[*]

WARUM HOSPIZ UND PALLIATIVMEDIZIN FÜR ALTE MENSCHEN?

Wenn alte Menschen ernsthaft und schwer erkranken, sind sie nicht selten in der Gefahr zu sterben. Der kranke Ältere oder Alte bedarf in dieser Zeit einer guten Schmerztherapie und Symptomkontrolle. Offene Kommunikation und bewußte Haltung gegenüber Ethik und Würde sind für ihn nötig und nützlich. Der alternde Mensch braucht ein Gesundheitswesen, das grundlegende Gedanken der Palliativmedizin vertritt: Integration von Körper, Seele, Psyche und sozialen Relationen unter den Aspekten der Pflege, Fürsorge und medizinischen Behandlung, sowohl für den Patienten wie auch seine Angehörigen. Der sterbende Alte hat besondere Probleme und Bedürfnisse, und auch das Personal und die Angehörigen brauchen Kompetenz und Stütze.

Hospiz und Palliativmedizin sind bis heute schwerkranken Tumorpatienten und ihren Angehörigen vorbehalten. Die alten Menschen haben nur selten einen Nutzen aus den Fortschritten der Palliativmedizin ziehen können. Eine Durchsicht der anerkannten internationalen Lehrbücher der Geriatrie zeigt das völlige Fehlen des Fachbereiches Palliativmedizin. Eine weitere Durchsicht der Lehrbücher für Palliativmedizin hat ebenso ergeben, daß die Spezialisten der Palliativmedizin ihrerseits den Bereich der Geriatrie ausgeklammert haben, oder unterstellen, daß alte Menschen keinen Nutzen von einer palliativen Betreuung haben.

---

[*] Literatur s. S. 180

Palliative care entstand als ein besonderes Angebot für schwerkranke und sterbende Krebspatienten. Die Pioniere innerhalb der Palliativmedizin beabsichtigten eine Fokussierung auf die 70 % aller Krebspatienten, deren Erkrankung nicht geheilt werden kann (2). Unter dem Aspekt, daß 25-30% der Bevölkerung an Krebs verstirbt, ist diese Entwicklung ein äußerst notwendiges Angebot.

Heutzutage existieren Abteilungen für Palliativmedizin, Hospize, Tageskliniken und häusliche Pflegedienste in zahlreichen Ländern der ganzen Welt. In Norwegen hat man sich frühzeitig darum bemüht, den Palliativgedanken in Fort- und Weiterbildung des medizinischen Personals zu integrieren, wohingegen die Anzahl der Hospize oder Palliativstationen im Vergleich zu anderen skandinavischen Ländern oder zu England noch zurückbleibt. Die allgemeine Entwicklung und das öffentliche Interesse deuten aber darauf hin, daß sich in den kommenden Jahren einiges verändern wird.

In den vergangenen Jahren wurde die notwendige aber einseitige Fokussierung auf Krebspatienten in zahlreichen internationalen Gremien der *Palliative Care* diskutiert. Inzwischen herrscht Einigkeit darüber, daß die großen Fortschritte der *Palliative Care* nicht nur schwerkranken Tumorpatienten, sondern auch anderen Patientengruppen zu Gute kommen sollten. Die Definition der WHO über die Inhalte der *Palliative Care* ist in Tabelle 1 (3) wiedergegeben.

Tabelle 1: Welt- Gesundheits- Behörde (WHO):
Definition von *Palliative Care*

- Ist die aktive, ganzheitliche Beurteilung, Behandlung, Pflege, psychologische Betreuung, Seelsorge und Fürsorge für Patienten, die unheilbar krank sind.
- Die Kontrolle von Schmerzen, von anderen Symptomen, von psychologischen, sozialen und seelischen Problemen stehen im Mittelpunkt.
- Das Ziel der *Palliative Care* ist, ein hohes Maß an Lebensqualität für den Patienten und seine Familie zu erreichen.
- Viele Behandlungsformen von *Palliative Care* sind auch einsetzbar in früheren Stadien der Krankheit.

Viele Mitarbeiter aus dem Bereich der Geriatrie oder Altenfürsorge können sich voll und ganz dieser Zielsetzung anschließen. Es fehlen aber die Voraussetzungen, um eine gute Versorgung schwerkranker und sterbender alter Patienten zu gewährleisten. Es fehlt an Ärzten, an Pflegepersonal, an Zeit und Geld; mehr noch fehlt es an Ausbildung, Kompetenz, Motivation und Einstellung.

Es ist wohl kaum zu akzeptieren, daß Geld oder Alter bestimmen sollen, wer in unserer Gesellschaft welche Behandlung erhält. Basierend auf dem Prinzip der Gleichberechtigung ist zu fordern, daß alle Patienten eine adäquate, fachlich kompetente Betreuung erfahren – zumindest die, die es am meisten brauchen. Gleichzeitig ist in unserer Gesellschaft ein wachsendes Verständnis für eine Priorisierung der medizinischen und menschlichen Behandlung Schwerkranker und Sterbender zu beobachten (3).

„Warum mußte Vater (und Mutter) unnötig und unendlich leiden? Glauben wir, daß Patienten mit Demenz keine Schmerzen haben, weil sie Schmerzen nicht beschreiben können?" – dies schreibt eine erfahrene britische Ärztin in der Zeitschrift '7Palliative Medizin' 1996 (4) nach dem Todesfall ihres Vaters in einem Pflegeheim. Auch in Großbritannien, dem Mutterland der *Palliative Care*, leiden alte Patienten unter mangelhafter palliativer Versorgung. In Großbritannien warnen zunehmend medizinische Fachartikel davor, daß die palliativmedizinischen Angebote die Probleme der Alten verstärken könnten. „Alte sterbende Menschen, die wenig Hilfe von Angehörigen bekommen, sind nicht in der Lage, sich um sich selbst zu kümmern; sie haben mehr chronische Erkrankungen als Patienten, die in jüngeren Jahren sterben. Im Vergleich zu ihren Bedürfnissen ist die Fürsorge für sie um ein vielfaches schlechter. Ihre Probleme werden zusätzlich durch die Angebote der Palliativmedizin verstärkt, die für sie nicht aktuell sind (5)."

Unter den Aspekten, daß unsere durchschnittliche Lebenserwartung nahezu achtzig Jahre beträgt und ein großer Teil der Bevölkerung im hohen Alter versterben wird, sollte in den kommenden Jahren eine gesteigerte Aufmerksamkeit auf die Lebensqualität im Alter und auf eine menschliche Umsorgung vor dem Tod gelegt werden.

Die Erfahrungen und das Wissen aus der *Palliative Care* müssen in Unterricht und Fortbildung für alle im Gesundheitswesen Tätigen integriert werden.

DER ALLTAG ALTER, SCHWERKRANKER PATIENTEN

(a) Herr Solheim ist 103 Jahre alt und Patient in unserem Pflegeheim. Er ist kritisch, mobil, klar und orientiert. Jeden Morgen holt er seine Zeitung und verfolgt die Neuigkeiten mit Aufmerksamkeit- besonders die Todesanzeigen. Solheim hat einen Dickdarmtumor, der immer wieder rektale Blutungen und Schmerzen verursacht. Aber er ist auch über längere Zeit beschwerdefrei. Nach klinischer Untersuchung und Laboruntersuchungen

163

führen wir mit ihm und seiner Tochter gemeinsam ein ausführliches Gespräch, in dem wir besonders die Möglichkeiten und Absichten weiterer Untersuchungen und Behandlungen besprechen. Hintergrund für dieses Gespräch ist, daß der Patient außergewöhnlich vital für sein Alter ist. Die Tochter wünscht mit Nachdruck die Einweisung des Vaters in das Universitätskrankenhaus zur weiteren Diagnostik und Therapie. Der Vater antwortet daraufhin: „Selbstverständlich tue ich alles, was ihr für richtig haltet. Aber für meinen Teil wünsche ich hier zu bleiben. Hier habe ich meine Ruhe und Frieden, das ist mir wichtig. Und wenn ich sterben sollte, dann möchte ich hier sein. Ich habe kein weiteres Interesse an einer ausgedehnten medizinischen Behandlung." Die Tochter ist sehr rasch überzeugt davon, daß der Vater diese Worte ernst meint. Sie selbst ist 85 Jahre.

(b) Eine erfahrene Krankenschwester ruft an und bittet um Hilfe: „Meine Mutter liegt hier zu Hause; sie wurde unlängst aus dem Krankenhaus entlassen. Sie hat eine schwere Herzinsuffizienz und hat gewünscht, zu Hause sterben zu dürfen. Wir in der Familie wollen gerne diesen Wunsch erfüllen. Aber nun wirkt es so, daß sie sehr leidet. Der Arzt kommt nicht zum Hausbesuch – kannst du uns helfen?"
Auf die Frage hin, ob es eilt, oder ob man über das Wochenende warten kann, antwortet sie: „Im Augenblick sieht es stabil aus, aber wenn du am Montag kommen könntest, wäre das sehr schön."
Der Hausbesuch am Montag ist dramatisch. Die Patientin, Frau Brattbakk, 83 Jahre, ist sterbend. Sie hat eine sehr reduzierte periphere Blutzirkulation, Puls und Blutdruck sind nicht meßbar. Die oberflächliche Atemfrequenz liegt bei ungefähr 50 in der Minute. Auf dem Nachtschränkchen stehen ungefähr sechs bis acht unterschiedliche Medikamentenpackungen, die der Krankenhausarzt bei der Entlassung verschrieben hat. Keines dieser Medikamente gibt in dieser Situation eine adäquate Linderung. Um ihren Hals hängt ein Nasenkatheter, der zu einer Sauerstoffflasche führt – eine Behandlung ohne Sinn. Bevor wir mit den notwendigen Medikamenten (Morphin und Scopolamin) zurückgekommen sind, ist Frau Brattbakk gestorben.
Das Tragische an dieser Situation ist, daß das Gesundheitswesen und vor allen Dingen die verantwortlichen Ärzte versagt haben, als die Patientin ihre Hilfe am meisten brauchte. Im Krankenhaus verfügte man über reichlich Personal, Untersuchungen und Behandlung. Als die Behandlung nicht das gewünschte Resultat erbrachte, hat man mit einer sinnlosen Therapie fortgesetzt und gleichzeitig der Patientin und der Familie nicht die Hilfe gegeben, die sie eigentlich brauchten.

Das Erfreuliche ist, daß die Familie mit Kindern und Enkelkindern in der letzten Zeit mit ihr zusammen war. In den letzten Tagen und Wochen haben sie das Äußerste dafür gegeben, daß die Mutter zu Hause sein konnte. Kurz bevor sie starb, sagte sie zu uns: „Ich bin so dankbar dafür, daß ich zu Hause sein kann – zusammen mit meinen Kindern."

(c) Die Schwestern Jensen sind beide unverheiratet und leben gemeinsam im Pflegeheim. Sie sind mobil, gut gelaunt und halten zusammen. Eva hat einen großen Ovarialtumor. Weitere Diagnostik und Behandlung lehnt sie ab. Wenn wir mit ihr über ihre Tumorerkrankung sprechen, lacht sie ruhig und freundlich; sie streichelt sich über den Bauch und sagt: „Ich glaube, ich bin schwanger. Nein, nein, ich will nicht ins Krankenhaus. Und wenn die Zeit kommt, dann kommt die Zeit."

Altersweisheit?

Der schwedische Soziologe Tornheim (6) beschreibt in einer Reihe von Artikeln, wie sich mit zunehmendem Alter die Lebensperspektive ändert. Er bezeichnet diese Entwicklung mit „Gero-Transzendenz" und weist unter anderem auf folgende Kriterien dieses Reifungsprozesses hin:

- Zeit und Raum: Die Beziehung zwischen Zeit und Raum verändert sich. Der Abstand zwischen Vergangenheit und Gegenwart nimmt ab.
- Das Verhältnis zu früheren Generationen: Entwickelt sich dahingehend, daß man sich selbst als Teil einer Generation erlebt.
- Leben und Sterben: Die Angst vor dem Tod nimmt ab und die Offenheit gegenüber dem Sterben als einem Teil des Lebens wird größer.
- Die Ungereimtheiten des Lebens: Finden zunehmend mehr Akzeptanz.
- Die Lebensfreude: Wird in einer größeren Perspektive betrachtet.

Der Psychologe C. G. Jung beschreibt folgendermaßen, wie sich die Lebenserwartungen mit zunehmendem Alter verändern:

- In der ersten Lebenshälfte ist es unsere wichtigste Aufgabe, die Gesellschaft und die Welt kennenzulernen.
- In der zweiten Lebenshälfte werden wir mit uns selbst und dem kollektiven Unbewußten vertraut; in einigen Gesellschaften sucht man den Rat der Alten und unterstützt ihren Reifungsprozeß.

Diese Gedanken werden durch Studien bestätigt, die die Einstellung alter Menschen zum Sterben hinterfragen. Ältere und Alte sind weitaus mehr mit dieser Frage beschäftigt als jüngere Menschen unter 60 Jahren (7), und ihre Angst vor dem Tod ist bedeutend geringer (8,9). Unsere Erfahrung im Umgang mit Älteren bestätigt diese Entwicklung der „Altersweisheit". Das Geschwisterpaar Jensen, Frau Brattbakk und Herr Solheim sind keine isolierten Einzelphänomene. Das Problem entsteht, sobald neue Gesellschafts- und Familienstrukturen den Alten gegenüber keinen Respekt in ihrer letzten Lebensphase erweisen.

Die Durchsicht von Fachbüchern und Fachzeitschriften nicht nur aus dem Bereich der Geriatrie zeigt, daß so gut wie nie erwähnt wird, daß alte Menschen sterben und welche medizinischen und menschlichen Herausforderungen bestehen, wenn sie eine adäquate Behandlung und Pflege brauchen. Allem Anschein nach haben wir Schwierigkeiten mit der Vorstellung, daß das Alter unsere Zukunft ist. Die Wahrscheinlichkeit, unsere letzte Lebensphase in einem Pflegeheim oder Krankenhaus zu verbringen, liegt heutzutage bei über 80%. Falls wir alt oder krank werden, haben wir weder Status noch Kraft, Protest zu erheben.

Für alte Menschen hat dies ernste Konsequenzen. Die Alten haben eine große Geduld und Offenheit dem Gedanken gegenüber, daß das Sterben eine Befreiung sein kann, wenn die Zeit gekommen ist. Sowohl Ärzte, Pflegepersonal wie auch Angehörige verfügen nicht über diese Reife und Einsicht. Doch die Alten sind völlig abhängig von uns. Wir bestimmen über ihren Alltag und ob sie die Erlaubnis haben, zu Hause zu wohnen.

Wenn sie in eine Institution kommen, bestimmen wir mit unbegrenzter Macht über das meiste:

- Wann der Patient aufstehen soll

- Wann er sich hinlegen soll und wie lange

- Wann ein Toilettenbesuch möglich ist und das wöchentliche Bad

- Wann es möglich ist, Essen und Trinken zu bekommen

- Wie der Inhalt des Alltages auszusehen hat

- Welche Symptome und Leiden wichtig sind

- Welches Benehmen wir wünschen oder auch nicht

Wenn sich der alte Mensch dem Lebensende nähert, veranlassen wir Untersuchungen, Behandlungen und Medikamente, die er nicht braucht und gleichzeitig übersehen wir, welche medizinischen und menschlichen Bedürfnisse schwer kranke und sterbende Patienten haben. Das Gesundheitswesen bestimmt über einen langen Zeitraum, wie es um diesen alten Patienten bestellt sein soll und hat dabei wahrscheinlich mehr Angst als der Patient, sich den entscheidenden Fragen zu stellen.

Leben und Sterben – früher und jetzt

Die Anzahl alter Menschen in der Bevölkerung hat sich in diesem Jahrhundert dramatisch verändert. 1920 war das durchschnittliche Lebensalter in Deutschland 49 Jahre und ein großer Teil derer, die starben, waren Kinder oder Jugendliche. Ca. 80% starben zu Hause. Tabelle 2. zeigt die entsprechende Situation in der USA 1920 und 1980.

Tabelle 2: Leben und Sterben in den USA 1920 und 1990 (10)	
1920	1990
durchschnittliches Lebensalter 49 Jahre	durchschnittliches Lebensalter 80 Jahre
50% der Verstorbenen jünger als 20 Jahre	2% der Verstorbenen jünger als 20 Jahre
80% verstarben zu Hause	80% verstarben in einer Institution
geringe Anzahl von Krankenhäusern	9 mal mehr Krankenhausbetten

Noch deutlicher wird diese dramatische Änderung von Leben und Sterben in einer Berliner Statistik von 1775 und 1975 (Tabelle 3) (11).
Die Situation in Berlin zeigt, wie sich Altersverteilung und Sterbealter in Europa in den letzten zwei Jahrhunderten entwickelt haben. 1775 waren 60% der Verstorbenen unter 10 Jahren und nur 13% der Verstorbenen über 60 Jahre. 1975 waren 89% über 60 Jahre. In Norwegen waren 1993 82% der Verstorbenen älter als 65 Jahre. Ein Mann im Alter von 65 Jahren hat im Durchschnitt eine Lebenserwartung von weiteren 15 Jahren, eine Frau von weiteren 19 Jahren. Es besteht keine Diskussion darüber, daß diese Entwicklung Konsequenzen für unsere Gesellschaft hat.
Früher waren Tod und Sterben eine private Herausforderung. Es fand in der Familie ohne Einwirkung der Öffentlichkeit statt. Ein Patient, der nicht mehr essen und trinken konnte oder wollte oder die Medikamente verweigerte, verstarb ohne weitere Proteste zu Hause. Leben und Tod fanden innerhalb der Familie mit entsprechender Würde statt.

167

Tabelle 3: Todesfälle – Altersverteilung in Berlin

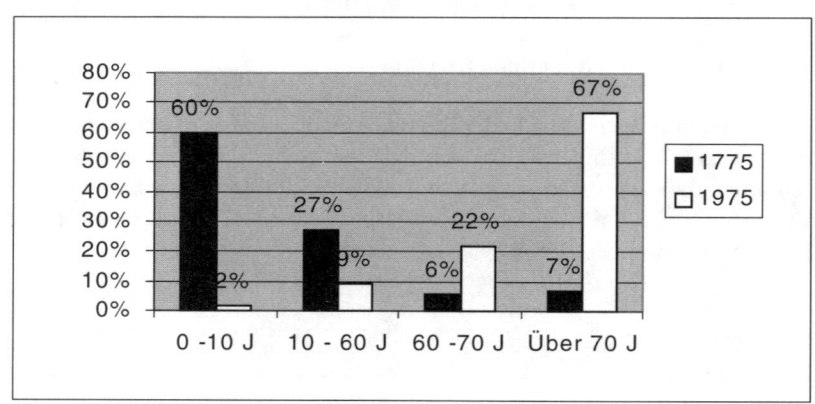

Ebenso dramatisch haben sich die ärztlichen Aufgaben verändert. Weit über das Mittelalter hinaus bestanden die ärztlichen Aufgaben darin (12):

(1) Schmerzen zu lindern,

(2) die natürlichen Kräfte des Patienten zu unterstützen, so daß er seine Gesundheit zurück erlangen kann,

(3) eine aktive Behandlung zu unterlassen, sobald die Erkrankung die Oberhand gewonnen hat.

Dem Arzt war es ausdrücklich untersagt, unheilbar Kranke aktiv zu behandeln. Es gab zahlreiche Gründe für diese Haltung. Vieles weist darauf hin, daß ein Arzt nicht gerne in Verbindung mit dem Sterben gebracht wurde. Falls es Gerüchte darüber gab, daß man Sterbende behandelte lief man Gefahr, seine Patienten zu verlieren. Eine derartige Haltung hat mit Sicherheit auch dazu beigetragen, daß viele Patienten in der letzten Lebensphase nicht die Hilfe und Unterstützung erhielten derer sie bedurften, und die das Leiden im Sterben linderten.

KÖNNEN WIR IM VORAUS ERKENNEN, DASS EIN PATIENT STERBEND IST?

Wann können wir eine Behandlung abbrechen, die möglicherweise einen Sterbeprozeß verlängert?
Selbst für erfahrene Ärzte und Pflegepersonal ist es schwierig vorauszusehen, wann ein Patient sterbend ist. Gleichzeitig hat ein solches Erkennen

wichtige Konsequenzen für den Patienten und seine Angehörigen, so daß sie notwendige Entscheidungen treffen und sich auf eine schwierige Situation einstellen können. Wenn wir in der Lage sind, klare Signale darüber zu geben, daß das Sterben bevorsteht, dann können auch von unserer Seite wichtige Entscheidungen und Behandlungen einfacher sein.

Viele, die Erfahrungen im Umgang mit Krebspatienten haben, können mit einem hohen Grad an Sicherheit voraussehen, daß ein Patient möglicherweise nicht mehr lange zu leben hat. Aber die Situation ist schwieriger bei denjenigen, die unter schweren chronischen Erkrankungen von Herz, Lunge, Haut und Nervensystem leiden.

Frau Brekke wird vom Universitätskrankenhaus zu uns verlegt. Sie ist 71 Jahre alt; drei Monate zuvor wurde ein inoperabler Hirntumor diagnostiziert. Bei der Aufnahme ist sie bewußtlos auf Grund ihres erhöhten Hirndrucks unter einer Maximaltherapie mit Steroiden (Dexamethason). Wir haben den Eindruck, daß die Patientin sterbend ist. Im gemeinsamen Gespräch mit den Töchtern der Patientin sind diese überrascht, daß die Situation der Mutter so ernst sein soll, etwas über das weder Mutter noch Töchter zuvor eine Information erhalten hatten. Wir wurden uns darüber einig, die Behandlung mit Steroiden in der augenblicklichen Situation zu beenden, um den Sterbeprozeß der Mutter nicht unnötig zu verlängern, wobei die Töchter unterstrichen, daß die Mutter eine Verlängerung ihres Sterbens niemals gewünscht hätte. Zwei Tage nach dem Absetzen der Medikamente erwachte die Patientin zu unserer großen Überraschung; sie begann zu sprechen, essen und trinken. Die Familie erhielt drei weitere Wochen um Abschied zu nehmen, bevor die Mutter starb.

Für uns stellten sich folgende wichtige Fragen:

• Haben wir mit der Einstellung der Steroidbehandlung die klinische Situation falsch beurteilt?

• Sollte die Patientin diese Medikamente nun weiterhin bekommen?

• Was sagen wir zu ihr, den Töchtern und dem Pflegepersonal?

Dieses Patientenbeispiel zeigt, wie leicht eine Situation falsch beurteilt werden kann. Wir sehen auch wie wichtig es ist, solche Entscheidungen dynamisch zu hinterfragen, sobald wir erkennen, daß sich eine Patientensituation verändert. Man sollte sich allerdings nicht dazu verleiten lassen, auf seine medizinische Kompetenz und klinische Erfahrung zu verzichten.

Eine lange Reihe von Krankheitsprozessen können nur in einem geringen Grad durch eine medizinische Behandlung beeinflußt werden; der Krankheitsverlauf eines Patienten ist oft irreversibel und fortschreitend. Ein erfahrener Arzt, der den Patienten und seinen Zustand gut kennt, sollte zusammen mit einem Kollegen, Pflegepersonal und anderen die wichtige Entscheidung treffen, ob eine medizinische Behandlung begonnen oder abgebrochen werden sollte, wenn sie möglicherweise zur Verlängerung des Sterbeprozesses beiträgt (13).

In Tabelle 4 haben wir grundlegende Voraussetzungen für diese Überlegungen zusammengefaßt (14):

Tabelle 4: Wann ist der Patient sterbend?

1. Der Zustand zeigt:
- Er / sie leidet an einer fortgeschrittenen, progressiven Erkrankung mit infauster Prognose
- Er / sie ist zunehmend bettlägerig und extrem geschwächt
- Er / sie ist zunehmend verwirrt oder bewußtlos
- Er / sie zeigt abnehmendes Interesse an Essen und Trinken
- Er / sie zeigt zunehmendes Desinteresse an der Umgebung und dem Leben
- Er / sie ist einer oder mehreren lebensbedrohlichen Komplikationen ausgesetzt

2. Ein Arzt mit guten Kenntnissen über diesen Patienten und seine Situation beurteilt gemeinsam mit dem Pflegepersonal den Zustand dahingehend, daß der Sterbeprozeß begonnen hat und der Tod in absehbarer Zeit bevorsteht.

3. Wenn mehrere oder alle genannten Punkte unter 1) und 2) zutreffen, ist es sehr wahrscheinlich, daß der Patient innerhalb der nächsten Stunden, Tage oder Wochen sterben wird.
- Diese Beurteilung sollte (falls möglich) mit dem Patienten, mit den Angehörigen und dem betreuenden Personal besprochen werden.
- Die Entscheidung über die Form der weiteren Behandlung/ nicht-Behandlung muß vom zuständigen Arzt im Patientenjournal dokumentiert werden.
- Entscheidungen müssen überprüft und ggf. aufgehoben werden können. Bei Veränderungen des Zustandes eines Patienten sollte eine frühere Entscheidung neu beurteilt werden.

KOMMUNIKATION UND INFORMATION – DIE LETZTEN STUNDEN UND TAGE

Angehörige fragen häufig: „Wie lange wird es noch dauern, Doktor?" Diese Frage drückt vielleicht mehr, oder etwas anderes, aus, als den Wunsch nach einer konkreten Zeitangabe. Auch wenn es keine Antwort gibt, ist es wichtig, daß diese Frage gestellt werden darf. Falls der Patient in dieser Situation bei Bewußtsein ist, müssen wir uns fragen, ob er bei diesem Gespräch dabei sein sollte. Als Hauptregel gilt, wichtige Beobachtungen nicht ohne den anwesenden (wachen) Patienten zu besprechen. Manchmal wünschen Patienten ausdrücklich, nicht dabei zu sein. In diesem Fall ist es in Ordnung, wenn wir mit den Angehörigen sprechen, nachdem uns der Patient seine Erlaubnis dazu gegeben hat. Die gleichen Überlegungen gelten auch für alte Menschen. Man darf keine Entscheidung über einen Alten treffen, ohne daß dieser anwesend ist.

Eine schwierigere Situation entsteht, wenn ein Patient nicht mehr länger in der Lage ist, sich wichtigen Fragen gegenüber zu verhalten und seine Zukunft mit zu bestimmen. In diesem Fall muß ein anderer im Interesse des Betroffenen diese Aufgabe übernehmen. Dieser „andere" ist abhängig von der jeweiligen Situation. Einige alte Menschen haben Angehörige, die sehr kompetent wiedergeben können, was sich der Betroffene in dieser Situation gewünscht hätte. In anderen Fällen ist es erforderlich, daß der Patient einen Vormund erhält, oder daß das Pflegepersonal über eine besonders umfassende Einsicht in die Patientensituation verfügt.

Bei Diskussionen um medizinische Entscheidungen müssen wir differenzieren zwischen Entscheidungen, die vom Patienten oder Vormund getroffen werden können und denen, für die der verantwortliche Arzt zuständig ist. Dieser trägt die volle Zuständigkeit und Verantwortung in bezug auf adäquate Angebote und Behandlung. In den Beispielen von Frau Jensen und Herrn Solheim diskutierte der Arzt offen mit dem Patienten um weitere diagnostische und therapeutische Maßnahmen im Krankenhaus.

Über den Einsatz von Antibiotika, Schlafmittel oder Psychopharmaka entscheidet der Arzt. Der Patient kann selbst bestimmen, ob er das eine oder andere Angebot annehmen möchte. Die meisten Patienten (Angehörigen, Vormund) sind völlig abhängig von der Information, die sie erhalten. Wir müssen uns im klaren darüber sein, daß wir durch die Art und Weise, wie wir Informationen weitergeben, manipulieren können. Unsere Herausforderung besteht darin, die Aufklärung und Information so zu vermitteln, daß der Patient eine adäquate Wahl treffen kann; gleichzeitig muß er vor einer unmöglichen Wahl beschützt werden.

Demnach kann es auch richtig sein, daß ein Arzt einen alten Patienten nicht in das Krankenhaus einweist – trotz lebensbedrohlicher Komplikationen, wenn er von dieser Einweisung keinen Nutzen hat, möglicherweise dadurch eher verstirbt oder weniger Symptomlinderung und Respekt im Krankenhaus erhält.

Somit ist der alte, schwerkranke Patient vollständig abhängig von einer ärztlichen Entscheidung, die zu seinem Besten getroffen werden sollte. Fast noch wichtiger als diese Behandlungsentscheidungen sind die offenen, vertrauensvollen Gespräche zwischen dem Patienten, Angehörigen, Pflegepersonal und Arzt (und all denjenigen, die für den Patienten von Bedeutung sind!). Das folgende Beispiel soll zeigen, wie weit wir in einem Gespräch kommen können, wenn wir uns Zeit nehmen und einander zuhören:

Wie geht es mit meinem Mann, Doktor?

Guten Morgen, Frau Dahle. Es bedeutet viel, daß Sie so rasch gekommen sind. Wir haben Sie heute morgen angerufen, weil wir den Eindruck haben, daß Ihr Mann einen ausgedehnten Schlaganfall erlitten hat. Unter der morgendlichen Pflege hat er plötzlich das Bewußtsein verloren...

Ja, Bewußtsein, ich bekomme keinen Kontakt mehr mit ihm. Er reagiert überhaupt nicht auf mich, und seine linke Hand ist völlig schlapp. Was sollen wir jetzt machen? Können Sie ihn nicht ins Krankenhaus schicken?

Frau Dahle, ich glaube es ist wichtig, daß wir ganz offen miteinander sprechen... (Pause). Wenn Sie Ihren Mann beobachten, können Sie kein Zeichen der Reaktion erkennen. Jetzt hat er innerhalb kurzer Zeit hohes Fieber bekommen und die linke Körperhälfte ist gelähmt. Wenn Sie die Atmung beobachten, sehen Sie, daß er lange Atempausen hat, bevor die nächsten Atemzüge wieder einsetzen. All das weist darauf hin, daß Ihr Mann einen ausgedehnten Hirnschaden hat.

Glauben Sie, daß mein Mann sterben wird?

Ja, Frau Dahle, ich glaube, daß Ihr Mann nur eine sehr geringe Chance hat, sich zu erholen. Ich habe fast den Eindruck, daß Ihr Mann an diesen Komplikationen versterben wird.

Gestern war ich noch mit ihm spazieren... Und jetzt sollen wir nichts mehr für ihn tun können?

Es gibt vieles, was wir für Ihren Mann tun können, Frau Dahle. Aber wir sollten nicht darauf fokussieren, sein Leben zu retten, sondern die Leiden zu lindern in dieser letzten Lebensphase. Ihr Mann soll keine Schmerzen haben oder Atemnot. Wir wissen, wie wir das verhindern können, mit einer adäquaten Medizin und guten pflegerischen Maßnahmen. Ihr Mann soll nicht allein sein, und Sie sind jetzt die wichtigste Person für ihn.

Aber wie lange wird es dauern?

Es ist wichtig, daß Sie diese Frage stellen, aber es ist nicht einfach darauf zu antworten. Er hat ein starkes Herz. Es kann sich um Stunden handeln oder um Tage oder vielleicht auch länger, aber das glaube ich eher nicht im Augenblick.

Ja, das kann ich verstehen. Es ist schwer das vorauszusagen, aber ich wollte es gefragt haben. Es bedeutet alles für mich, hier zu sein und..... wir hatten ein gutes Leben zusammen, er war ein guter Mann.

Kommunikation bedeutet nicht immer, die ganze Wahrheit oder Botschaft zu vermitteln. Wir sollten die Patienten oder Angehörigen nicht schütteln oder bedrängen, daß sie endlich den bevorstehenden Tod begreifen. Viel wichtiger ist es, gegenseitiges Vertrauen zu zeigen, Fragen und Gedanken aufmerksam zuzuhören und die Zeit und die Sicherheit zu geben, daß alle Beteiligten die Möglichkeit nutzen können, wichtige Fragen zu stellen. Das Ziel eines solchen Gespräches in den letzten Stunden oder Tagen ist es, dem Kranken, Angehörigen und Pflegepersonal die Möglichkeit zu geben, das bevorstehende Ende zu begreifen. Unser Fokus sollte darauf gerichtet sein, Leiden zu lindern und die Voraussetzungen dafür zu schaffen, daß ein Mensch das Leben in optimaler Würde und Integrität verlassen kann.

Die letzten Stunden und Tage

Bettina Sandgathe-Husebö, Stein Husebö

Der erste Wissenschaftler, der in der heutigen Zeit die Leiden und Probleme sterbender Patienten beschrieb, war der bekannte Pulmologe Sir William Osler (1906). In einem Artikel „Wissenschaft und Sterblichkeit" (15) schreibt er: „In unserer heutigen Zeit sterben die Patienten normalerweise ohne Bewußtsein und ohne größere Beschwerden. Ich habe genau 500 Sterbefälle dokumentiert unter den Aspekten von Todesart und quälenden Begleitsymptomen. 90 Patienten hatten physische Schmerzen oder andere Symptome. 11 zeigten psychischen Streß, einer von diesen in zunehmender Form. Ein Patient äußerte existentielle Verzweiflung, und ein anderer litt unter schlechtem Gewissen. Die Mehrzahl hatte geringe Probleme; wie die Geburt so war ihr Tod geprägt durch Schlaf und Vergessen."

Exton- Smith untersuchte 1961 220 Patienten in einer geriatrischen Abteilung (16) 140 Frauen und 80 Männer. Das durchschnittliche Alter betrug 80 Jahre. 14% litten unter bedeutenden Schmerzen. 8% zeigten andere Symptome wie Übelkeit, Erbrechen, Dyspnoe und Atemnot. Die meisten Patienten starben ruhig und friedlich. 40% waren in den letzten drei Stunden vor dem Tod ohne Bewußtsein. Nur sieben Patienten zeigten bedeutende Angst vor dem Alleinsein. Mehr als 25% waren sich im klaren darüber, sterbend zu sein. Die große Mehrzahl sah dem nahenden Ende mit Vertrauen und Ruhe entgegen.

In unserem geriatrischen Rote Kreuz Pflegeheim untersuchten wir 69 Sterbefälle innerhalb eines halben Jahres (14) (Tabelle 5 und 6). 23 (40%) starben mit einer Krebsdiagnose – 46 (60%) ohne Tumorerkrankung. Die meisten verstarben ruhig und friedlich, aber eine wichtige Voraussetzung hierfür war eine engmaschige Begleitung in den letzten Stunden und Tagen unter dem Aspekt einer adäquaten medikamentösen Symptomlinderung und Pflege.

Die große Mehrzahl der Patienten brauchte Morphin und andere Medikamente, um eine gute Symptomkontrolle in den letzten Stunden und Tagen zu erlangen. Bei den meisten von ihnen hatte sich zuvor der Einsatz peripherer Analgetika oder mittelstarker Opioide als nicht ausreichend erwiesen.

Die Tumorpatienten bekamen häufiger, über einen längeren Zeitraum und höhere Dosierungen von Morphin (in den letzten drei Tagen durchschnittlich 110 mg/ 24 Std). Alle bekamen mindestens ein Medikament, die meisten mehrere. 50% von ihnen erhielten ihre Medikation über eine subkutane Spritzenpumpe.

75% der Patienten ohne Tumordiagnose erhielten Morphin in den letzten drei Tagen (in einer niedrigen Tagesdosierung von durchschnittlich 10 mg). Nur wenige erhielten mehr als ein Medikament und der Einsatz einer subkutanen Schmerzpumpe (8%) war eher eine Ausnahme.

Tabelle 5: Patienten in % (ohne Tumordiagnose) – Angabe der Medikamente in den letzten Tagen vor dem Todesfall (N=46)

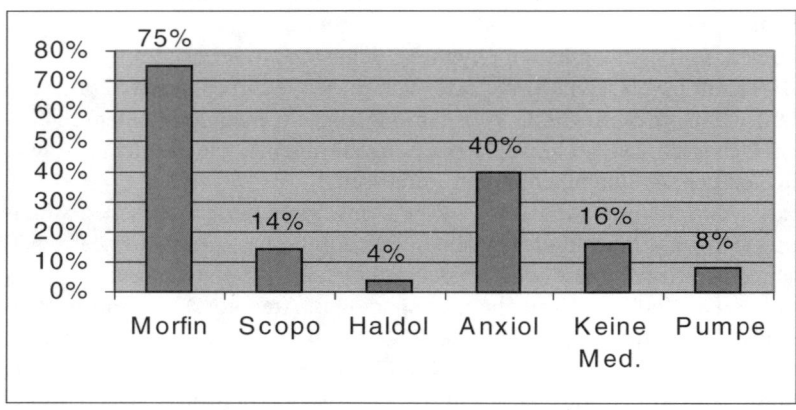

Tabelle 6: Patienten in % (mit Tumordiagnose) – Angabe der Medikamente in den letzten Tagen vor dem Todesfall (N=23)

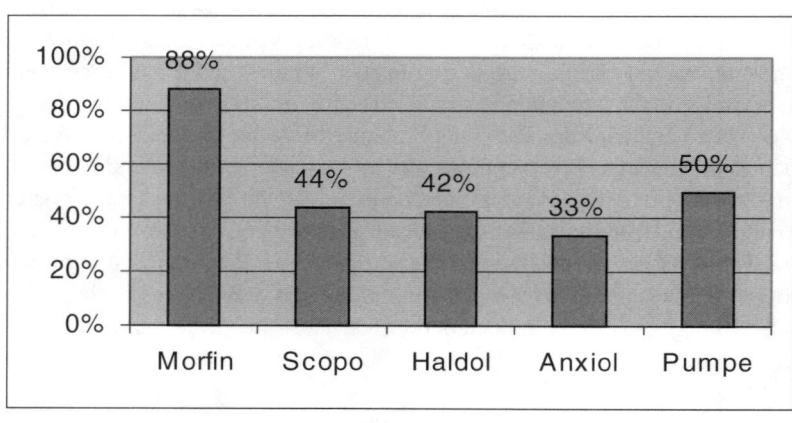

Eine große Anzahl älterer Menschen haben eine Tumordiagnose, aber die meisten von ihnen versterben *mit* dieser Tumorerkrankung und nicht *aufgrund dessen*. Die eigentlichen Todesursachen sind altersbedingt und eine Reihe chronischer Leiden, die altersbedingt auftreten. Eine umfangreiche prospektive Studie zu dieser Fragestellung ist geplant.

NACH DEM STERBEFALL – ROUTINE UND REFLEXIONEN

Frau Berge war über lange Jahre Patientin in unserem Pflegeheim. In den letzten Jahren verstärkte sich ihre *senile Demenz*. Mit 90 Jahren verstarb sie ruhig und friedlich. Die Angehörigen waren anwesend und gemeinsam nahmen wir Abschied von der Verstorbenen. Vor ihrer Zimmertür sah ich zufällig eine andere Patientin, Frau Brodal, zusammengesunken in ihrem Rollstuhl sitzen.

Frau Brodal, sagte ich, was ist los mit ihnen, sie sehen so traurig aus?!

Nein, nein... Nichts, alles ist in Ordnung.

Das sieht nicht so aus, aber sie weinen ja! Ist es wegen Frau Berge?

Ja, sie war meine beste Freundin hier.

Sie ist ruhig und friedlich gestorben. Sie sieht sehr schön aus. Möchten Sie mit mir zusammen in das Zimmer fahren und Abschied nehmen?

Nein, nein. Das ist nicht nötig.

Vielleicht möchten sie es dennoch. Ich glaube, für Frau Berge wäre es wichtig gewesen, daß sie Farewell sagen...

Sie nickte und wir fuhren gemeinsam in das Zimmer. Dieser stille Abschied zwischen zwei alten Freundinnen ist mir unvergeßlich. Es war ergreifend, anrührend und tränenvoll. Eine liebevolle Berührung der Hände, die Versicherung, daß die Verstorbene friedlich und schön aussehe und sie vielleicht die nächste sein könnte. Wenn ich jetzt Frau Brodal treffe, reden wir jedes mal darüber, wie wichtig diese letzte Begegnung für sie war.

Auch für uns war diese Begebenheit von Wichtigkeit, indem wir reflektiert haben, wer in einer solchen Situation einer Information bedarf (Tabelle 7). Ein wichtiger Indikator für unsere Offenheit und Reife gegenüber dem Tod sind unsere Routinen und Rituale, wenn ein Patient verstorben ist. Das Problem vieler Angehöriger ist es, daß sie selbst nichts bestimmen können, solange sich ein Patient in einer Institution befindet. Über Jahrhunderte entstandene und gepflegte inhaltsreiche Rituale in Verbindung mit einem Trauerfall sind nicht zuletzt mit Hilfe des Gesundheitswesens im Laufe der letzten 60 - 70 Jahre abgeschafft worden. Doch an vielen Stellen sind noch weiterhin liebevolle Traditionen erhalten. In einer Institution ist der Ablauf einer solchen Situation häufig abhängig von den Diensthabenden, von ihrer Reife und Empfindsamkeit. Wir sollten nicht müde werden, diese wichtigen Fragen mit dem Personal immer wieder in Ruhe zu diskutieren, so daß unsere eigene Angst vor dem Tod nicht eine dominierende Rolle einnimmt, wenn ein Patient stirbt.

Tabelle 7: Information und Routine bei einem Sterbefall	
Routinen bei einem Sterbefall	Wer bedarf einer Information? Wer trauert?
• Wer soll den Verstorbenen waschen und zurecht machen? Möchten die Angehörigen dieses tun oder dabei helfen? • Hat der Verstorbene hierzu etwas selbst bestimmt? Wünschte er beispielsweise eine besondere Kleidung? • Signal an die Angehörigen, daß sie so lange Zeit haben, wie sie brauchen • Braucht jemand eine besondere Unterstützung oder Zeit? • Gedenkstunde/ Andacht? • Rücksicht auf die Religion, persönliche Lebensweise • Teilnahme an der Beerdigung • Nachgespräch	• Angehörige und Freunde • Mitpatienten • Pflegepersonal (an die denken, die frei oder Ferien haben) • Arzt • Seelsorger • Reinigungspersonal • Physiotherapeuten • Freiwillige • Bestattungsbüro • Andere

AKTIVE LEBENSHILFE

Die meisten Sterbenden sind über achtzig Jahre. Viele sterben im Krankenhaus, einige zu Hause und zahlreiche in einem Pflege- oder Altersheim. Viele Alte leben ein reiches Leben in Relation zu ihrer Gesundheit und ihrem Alter. Sie sind über lange Zeit in der Lage, sich zuerst ohne Hilfe, danach für eine längere Periode mit mehr Hilfe allein zu versorgen. Wenn der

Bedarf an Unterstützung und Pflege das Angebot überschreitet, brauchen sie im weiteren Verlauf einen Pflege- oder Altersheimplatz. Ein Pflegeheim soll ein Heim sein für denjenigen, der krank ist. Ein Zuhause mit Respekt vor dem Leben des einzelnen – eine aktive Form der Lebenshilfe. Aktive Lebenshilfe beinhaltet Respekt vor dem Leben des Alten, seinen Träumen und Gedanken; sie ist eine Fokussierung auf die guten Seiten des Alltags: physisch, psychisch und sozial. Vielleicht durch eine angebotene Hand, ein zurecht gelegtes Kissen, oder das Erkennen eines Menschen mit einer Freundlichkeit, die Respekt und Wertschätzung vermittelt. Wenn die letzte Lebensphase bevorsteht, ist der Respekt gegenüber einer Person der Respekt gegenüber dem Leben; dem Leben, welches sich dem Ende nähert.

Es ist an der Zeit, das Altern und unseren Umgang mit alten Menschen neu zu definieren. Wer sich in ein Pflegeheim begibt, kann schnell überwältigt werden. Auffallend ist, wie hilfsbedürftig, körperlich und seelisch reduziert die Patienten sind. Auffallend ist auch der Mangel an kompetentem Personal und geeigneten Wohnverhältnissen.

Wer genau hinsieht, entdeckt aber auch Ressourcen, Lebenserfahrungen, Altersweisheiten, Reife und Schönheit. Von Geduld, Dankbarkeit und Liebe der Alten können wir viel lernen, wie sie sich freuen über eine unerwartete Aufmerksamkeit, Zuwendung und Freundlichkeit. Oft gibt es für sie keine Angehörigen, keinen Besuch, jemand der sie in Schutz nimmt oder Erinnerungen teilt. Hier, wo das Leben an seinen letzten, geschwächten Strang geraten ist, können wir vielleicht am meisten lernen; wie zum Beispiel von den dementen Patienten:

Finn Hoem steht häufig neben der verschlossenen Tür (17). Er sagt dann:

Kennst du sie? Und ich antworte:

Nein. Wen?

Arnhild! Ich warte auf sie.

Arnhild? Ist das deine Frau?

Ich weiß es nicht. Sie hat gesagt, daß sie kommt heute nachmittag – etwas später.

Du, Finn, Arnhild ist deine Frau. Du bist mit ihr verheiratet.

Ich bin verheiratet. Bin ich verheiratet? Das ist phantastisch – ich bin verheiratet!

Ja, Finn, du bist verheiratet. Deine Frau heißt Arnhild. Ihr habt lange zusammen gewohnt, nicht weit von hier.

Wo?

Wenn du aus dem Fenster schaust, kannst du den Weg sehen, wo euer Haus steht; es ist der Weg direkt `runter zum Meer.

Oh, das ist phantastisch – ich bin verheiratet!

Ja, Finn, und deine Frau heißt Arnhild.

Kennst du sie?

Wen?

Arnhild. Ich warte auf sie. Glaubst du, daß sie kommt?

(Und wir wissen, daß Arnhild jeden einzelnen Tag zu Besuch kommt)

LITERATUR (FÜR DIE KAPITEL „DER STERBENDE, ALTE PATIENT" UND „DIE LETZTEN STUNDEN UND TAGE")

(1) Saunders C. Pain and impending death. In: Melzack R, Wall P. Textbook of pain. Churchill Livingstone, London 1994;861.
(2) Beardsley TA. A war not won. Scientific American 1994;270: 130-138.
(3) Husebø S, Klaschik E. Palliativmedizin. Springer Verlag, Heidelberg 1998.
(4) Asolon CM. Pall Med 1998;12:195-6
(5) Rev Clin Gerontol 1997; 7: 265- 72
(6) Tornstam G. Gerotranscendence. Journ Aging Identity;1996:1:37-50
(7) Cameron, Stewart, Z, Biber H. Consciousness of death across the life span. Journal of Gerontology 1973;28:92-95.
(8) Marschall VW, Levy JA. Aging and dying. In Binstock RH (ed) Handbook of aging and the social sciences. Academic Press, San Diego 1990:245-260.
(9) Ingebretsen R, Solem PE. Death, dying and bereavement. In: Nordhus IH, VandenBos GR, Berg S, Fromholt P (eds). Clinical Geropsychologie. American Psychological Association, Washington DC, 1998.
(10) Fulton R, Bendiksen R. Death and Identity. Philadelphia, US. Charles Press Publish 1994.
(11) Winau R, Rosemeyer HP. Tod und Sterben. Walter de Gruyter, Berlin 1984:206.
(12) Loewy EH. Ethische Fragen in der Medizin. Springer, Wien 1995:12.
(13) Husebø S, Tausjø J. Alvorlig syke og døende pasienter på sykehus. Tidsskr Nor Lægef 1986;110:2233-5.
(14) Husebø Sandgathe B, Husebø S. De gamles siste timer og dager. Omsorg 1998;2/3:56-61.
(15) Osler W. Aequanimitas with Other Adresses to Medical Students, Nurses and Practioners. London 1904: Keynes Press.
(16) Exton-Smith AN. Terminal illness in the aged. Lancet 1961;ii:305-308.
(17) Husebø Sandgathe B, Husebø S. Vente på Arnhild. Omsorg 1998;2/3:8-19.

Wie lassen sich Bedürfnisse alter Menschen organisieren?
Lernen aus den Erfahrungen in den Niederlanden

Andrea Schüller

Von moderner Altenbetreuung wird heute erwartet, daß sie die individuellen Ansprüche und Wünsche der Alten erfüllt, d. h. daß sie deren subjektive Bedürfnisse als Basis für die Gestaltung der Pflege und Betreuung anerkennt. Diese Erwartung hat mehrere Quellen: Einmal die schon länger und immer wieder geführte Debatte um die Würde der Alten, deren Patienten- und Bürgerrechte, die den Wert, die Steuerungsmacht und den „Eigensinn" des Individuums gegenüber dem Kollektiv – sei es Institution, sei es Staat, aufwerten will. Zum zweiten die in der Marketing- und Managementwissenschaft und -praxis vor etwa 50 Jahren erstmals aufgeflackerte und kürzlich wieder hochaktuell gewordene Propaganda des Konzepts der Kundenorientierung. Drittens wird Kundenorientierung im Zusammenhang mit der Diskussion über organisationale Professionalisierung von Nonprofit-Organisationen verstärkt gefordert bzw. „dorthingewünscht". Viertens richten gerontologische Forschungsergebnisse den Blick auf die Individualität, die Differenziertheit und die Potentiale des Alter(n)s und legen nahe, diese in der Pflege und Betreuung auch zu berücksichtigen. Auf der Handlungsebene hat sich dieses Wissen zwar in diverse Pflegekonzepte und -modelle verwandelt, die Transformation der Altenheime in bedürfnisorientierte Lebens- und Sterbensräume ist damit aber mit Sicherheit noch nicht abgeschlossen. Die (immer noch) aktuelle Rede von der De-Institutionalisierung der Altenbetreuung deutet darauf hin, daß zwischen den Regeln der Institution und den Bedürfnissen der Menschen weiterhin eine Lücke klafft. Wie diese Lücke durch organisatorische Gestaltung verkleinert werden kann, ist Gegenstand dieses Beitrags. Ich werde dabei zwei Widersprüche diskutieren, die mir für die Realisierung von Bedürfnisorientierung zentral erscheinen: Den Widerspruch zwischen Form (Organisation) und Inhalt (Pflege) und den Widerspruch zwischen zweckrationaler Gestaltbarkeit und dem institutionalisierten Selbstlauf von Altenbetreuungseinrichtungen (Organisation und Institution). Der praktische Niederschlag des Widerspruchsmanagements wird anhand von Beispielen bedürfnisorientierter Betreuungsarrangements illustriert.

Wie kommen die Bedürfnisse der Alten in die Organisation?

Tatsache ist, daß die Bedürfnisse bereits da sind. Die Frage ist, woran ihre offensichtliche Nicht-Beachtung liegt. Ich behaupte, daß es zum einen an geschärften Sinnen dafür auf Seiten der Pflegenden mangelt, zum anderen unterbinden Normen in Institutionen die Erfüllung wahrgenommener Bedürfnisse, und zum dritten erschwert der Teufelskreis aus Nicht-Können und Nicht-Dürfen die Entwicklung von geschärften Sinnen und deren Wirksamwerden in Organisationspraktiken. An Wissen über Bedürfnisse der Alten mangelt es jedenfalls nicht, wie eine Auswahl von Befunden aus der gerontologischen Forschung zeigt:

Es ist unbestritten, daß Altern individuell und im Laufe eines individuellen Lebens unterschiedlich verläuft (vgl. Baltes/Baltes 1992). Diese Unterschiede ergeben sich nicht nur aus dem Lebensalter, sondern aus der genetischen Ausstattung, den Umweltbedingungen sowie der Intensität und der Ausprägung individueller Erlebnisweisen von allgemein menschlichen Erfahrungen im Laufe eines Lebens: Großelternschaft, Berufsaustritt, Krankheit etc. Die Anerkennung der Variabilität sowohl zwischen den Alten als auch im individuellen Lebensverlauf ist die zentrale Botschaft für eine Altenbetreuung, die individuelle Bedürfnislagen berücksichtigen will.

Ebenso gilt als gesichert, daß Altern sowohl Verfall als auch Entwicklung bedeutet, womit sowohl regressive als auch progressive Bedürfnisse verbunden sind. Ergebnisse der Interventionsforschung (vgl. Riley/Riley 1992) zeigen, daß latente Reserven der Alten durch soziale Kontakte, durch Übungsmöglichkeiten und Feedback freigesetzt werden können. Gedächtnisleistung, physische und psychische Reaktionszeiten können beschleunigt werden, wenn die Umgebung zur Übung reizt und Feedback liefert. Die Selbstwahrnehmung als autonomer Mensch wird dadurch gestärkt und damit auch das Fundament zur Wahrnehmung und Äußerung von Bedürfnissen.

Sieht man das Alter als eigenständigen Lebensabschnitt und die Alten als Menschen mit dem Bedürfnis nach Sinn und Selbstverwirklichung, so muß der Lebensraum Anlässe und Orte für die Sinnsuche und das Finden von Antworten bieten. Ob Alleinlebende oder im Familienverband integrierte Alte oder Heimbewohner – alle sind auf andere Menschen angewiesen, auf Zuhörer, Mitstreiter, Antagonisten und auf Akteure, die sie beobachten können, um sich einen „Reim" auf eigene Fragen zu machen. Dieses Bedürfnis ist meist unsichtbar, wird aber bemerkbar, wenn Menschen „sich hängen lassen", „nichts mehr wollen" oder heldenhaft dem Tod die Stirn bieten (bekannt als das sog. Syndrom der „*matter of fact mindedness*", vgl.

Thomae 1989, S. 64). Bedürfnisorientierte Pflege hätte hier das Bedürfnis nach Kommunikation anzuerkennen und zu initiieren.

Diese Erkenntnisse finden sich in prominenten und vielpraktizierten Pflegekonzepten, wie den Modellen der Selbstfürsorge (Orem 1997) oder des Lebens (Roper, Logan, Tierney 1993) wieder. Die gesamte Lebensspanne, alle Lebensdimensionen und Bedürfnislagen sowie der gesamte Unterstützungsbedarf werden darin gewürdigt. Die Aufgabe der Pflege besteht darin, die jeweils fehlenden Dimensionen zu kompensieren und die Eigenkräfte der Alten zu fördern. Dabei ein gutes Maß zu finden und tatsächlich alle Daseinsweisen der Alten gleichermaßen zu berücksichtigen und leben zu lassen, ist die Herausforderung und die Schwierigkeit für die Pflege. Hinzu kommt, daß Lebensbereiche wie Kommunizieren, Arbeiten und Spielen, sich Bewegen, Sexualität und Sterben eher ausgeblendet werden als andere (vgl. Olbermann/Reichert 1993). Um das Atmen, Schlafen, Essen, Trinken, Sicherheit, sich sauber Halten, sich Kleiden sorgt sich die Institution tendenziell mehr („warm, satt, sauber"), hier kann auch weniger außer Kontrolle geraten, so daß das Sicherheitskalkül der Institution nicht gefährdet wird.

Bisher können wir also bilanzieren, daß die Heterogenität der Alten und die Vielfalt ihrer Bedürfnisse Flexibilität im pflegerischen Handeln erfordern. Dieses zu ermöglichen, zu unterstützen und dauerhaft sicherzustellen ist die Aufgabe der Organisation. Einerseits ist ein formal verbindlicher Grundrahmen für die Arbeitsorganisation zu definieren und andererseits Raum für die unvorhersehbare, tatsächliche Gestalt der Pflegeinteraktion zu gewährleisten. Für die Handlungsebene resultiert daraus eine permanente Vermittlungsnotwendigkeit zwischen Inhalt der Pflege und Form der Organisation, denn: „Was die Pflege weiß, muß die Organisation noch lange nicht wissen"! Gerontologisches und Pflegewissen ist nicht nur aus Überlegungen der Bedürfnisorientierung in Organisationskategorien zu übertragen, sondern auch um die Einzelpersonen zu entlasten. Häufig „verkriecht" sich das Engagement Einzelner in Nischen der Institution oder es versickert überhaupt. Die vielzitierte „*besonders* engagierte Schwester" erhält zwar Ansehen als Märtyrerin oder Heldin, was ein psychologisch durchaus einträgliches Geschäft sein kann, was aber auch einen hohen Preis hat – unter anderem auch den, daß Engagement für Strukturverbesserungen fehlt bzw. in die Nischen abdriftet.

Aus diesen Überlegungen ergeben sich bestimmte Anforderungen an bedürfnisorientierte Altenbetreuung:

• Erkennen individueller Bedürfnislagen, Ressourcen und Funktionen; Abstimmung des Leistungsspektrums und der Darbietung darauf (Stichwort „maßgeschneiderte Pflege", Module).

- Kompensation von limitierten Ressourcen durch Zurverfügungstellung von medizinisch-technischen Hilfsmitteln und von „Krücken" für die Psyche (z. B. Psychotherapie).
- Förderung und Toleranz von sozialen Kontakten.

Um dieses zu leisten, ist ein hohes Maß an Flexibilität erforderlich, und gerade das ist das Problem der Institution.

WIE KOMMT DIE ORGANISATION IN DIE INSTITUTION?

Auch die Organisation, damit ist hier die gestaltbare Seite des Systems gemeint, ist bereits da, hat aber, aus institutionentheoretischer Sichtweise, ein schwächeres Gewicht als die institutionelle Seite. Dieser Umstand liegt daran, daß die formale Struktur einer Insititution weniger der Zweckorientierung oder der Machbarkeit folgt, sondern den Anforderungen und Erwartungen der Umwelt. Dadurch erhält sie Legitimität und sichert ihren Bestand (vgl. Walgenbach 1995). Die Legitimationsnotwendigkeit bezieht sich auf solche (institutionelle) Umwelten, welche die Institution mit Ressourcen zur Bestandssicherung versorgen: Steuergelder, Subventionen, (Zwangs)mitgliedschaftsbeiträge, Grund und Boden etc. Für Institutionen besteht somit wenig Notwendigkeit, auf veränderte Situationen in für ihre Bestandssicherung irrelevanten Umwelten zu reagieren. Mit anderen Worten: Die Bedürfnisse und Erwartungen der Alten sind nicht zentral für die Bestandssicherung, außer durch Umwege über relevante Umwelten (z. B. rechtliche Klagen der Alten oder der Angehörigen) – eine Konstruktionslogik, die den geringen Stellenwert der Alten(bedürfnisse) aber auch der Mitarbeiter(bedürfnisse) erklärt.

Umgekehrt leistet die Altenbetreuung die Regelung von Konflikten zwischen Alt und Jung, indem sie Teile des Generationenkonflikts in allgemein akzeptierte soziale Verkehrsformen gießt und damit zur Friedenssicherung beiträgt. So gewährleistet sie auch, daß junge Menschen ältere Menschen pflegen (an manchen Punkten blitzt der zugrundeliegende Konflikt durch, etwa in der Mißhandlung von Alten und/oder in der Tyrannisierung des Pflegepersonals). Der Preis für die Sicherheit (in) der Institution ist das Verkümmern von reflexivem und absichtsvollem Handeln der Organisationsmitglieder, da legitimierte Strukturen und Abläufe nicht hinterfragt werden müssen. Darin liegt jedoch gerade das Potential zur Entwicklung von Strukturen und Praktiken, welche für die Umsetzung von Ambitionen wie verstärkter Bedürfnisorientierung notwendig sind, weil diese, wie schon ausgeführt, täglich „neu", nämlich passend zur aktuellen Bedürfnislage der Alten, gestaltet werden muß. Ein Ansatzpunkt zur Stärkung dieser Seiten liegt in der Entwicklung der Organisationsseite der Institutionen, also in der Fähigkeit, interne Abläufe nach Ziel- und Effizienzvorstellungen des Managements zu gestalten und nicht nach Verwaltungsvorschriften. Um diesen Schwung in die Institution zu bringen und dabei gleichzeitig den Spin in Richtung individualisierte Dienstleistung zu verstärken, wird die Kundenorientierung ins Spiel gebracht. Für den Bereich Organisation und Führung wird ihre Realisierung in folgenden Bausteinen gesehen (vgl. ausführlich Schüller 1998, S. 78-117):

- Objektgliederung: Gestaltung der Aufbauorganisation nach Kundengruppen.

- Flache Hierarchien/Dezentralisierung/Schaffung kleiner, selbststeuernder Einheiten: Wohngruppen, die von (interdisziplinären) *Case Teams* betreut werden; Ausstattung der operativen Einheiten mit Budgetverantwortung und Einbindung in strategische Fragen.

- Prozeßmanagement: Ausrichtung der Organisationsabläufe auf Kundenwünsche und Kundennutzen.

- Einrichtung von Kundenbefragungen bzw. Austauschsettings mit den Alten.

Die Schaffung von kleinen, dezentral operierenden Einheiten mit Budgetverantwortung ist eine Schlüsselgröße für Organisationsentwicklung, da überschaubare Einheiten erst die Offenheit in der Pflegeinteraktion ermöglichen, die für individuelle Betreuung erforderlich ist. Die direkte Kommunikation im Team entlastet zudem die zentrale Verwaltung, kann die Erfordernisse und Ressourcen der Situation und der Personen besser diagnostizieren und dafür Raum schaffen; vorausgesetzt, die Teams lernen, sich selbst zu steuern – eine Qualifizierung, die von der Leitungsspitze zu fördern wäre.

Welche Rolle spielen dabei die Alten?

Alte Menschen, oder enger, in Kürze sterbende alte Menschen als Kunden zu betrachten ist eine Konstruktion von vielen möglichen. In vielen Fällen sind alte Menschen Kunden, und der Begriff „Kunde" ist sicherlich dann passend, wenn ein alter Mann in ein Kaufhaus geht, und sich ein neues Hemd kauft. In diesem Fall wird die Kundeneigenschaft durch seine Geschäftsfähigkeit konstituiert. Niemand würde allerdings auf die Idee kommen, die Verkäuferin als Altenpflegerin zu bezeichnen, wenn sie dem alten Mann beim Stiegensteigen hilft. Umgekehrt habe ich auch an keiner Stelle bemerkt, daß Heimhilfen oder Krankenschwestern als „Verkäuferinnen" bezeichnet würden. Natürlich hinkt der Umkehrschluß, da Altenpfleger und Altenpflegerinnen im Dienstleistungssektor und nicht im Handel operieren (auch ein Friseur würde nicht als Verkäufer bezeichnet werden); dennoch: Die Rollenkonfusion im Pflegeberuf ist schon von Grund auf beträchtlich, und sie nimmt durch die Anreicherung mit der „Kundenrolle" noch zu.

Dinslage (1983) identifizierte nicht weniger als 28 Rollenerwartungen, die an die Mitarbeiter helfender Gemeinschaften gerichtet werden: Helfer, Mutter, Vater, Freund, Kumpel, Vorbild, Mann/Frau, Erlöser, Bündnispartner, Fachmann, Verwahrer, Reparateur, Erzieher, Interessent, Mithelfer, Mitstreiter, Hilfesuchender, Lernender, Verwalter, Kontrolleur, Krisenmanager, Imagepfleger, Klientenwerber, Kostenverwalter, Buchhalter, Zahlmeister, Ökonom, Dokumentar/Berichter. Diese Rollen zu balancieren stellt eine große Anforderung an das Pflegepersonal dar, zumal sie in der Auswahl des Gegenübers nicht immer frei sind und wenig Möglichkeiten haben, Abneigungen oder Überforderungen zu äußern, wenn auf ein bewußtes „Matching" von Alten und Helfern kein Wert gelegt wird.

Ein anderes Problem des Konzeptes der Kundenorientierung besteht auch darin, ob sich die Alten die angetragene Rolle auch selbst zuweisen und ob es zu einer angemessenen Passung der Rollen in der Helfer-Alten-Beziehung kommt. Petzold (1997) sieht hier vor allem im gerontopsychiatrischen Feld und im Schwerstpflegebereich Barrieren, die in der Abwesenheit der Geschäftsfähigkeit der Alten und damit der Kundeneigenschaft liegen – was auch auf manche Sterbende zutrifft. Der Rollenkonflikt könnte dann produktiv aufgelöst werden, wenn sowohl der Helferstatus bzw. der Patientenstatus als auch der Dienstleister- bzw. Kundenstatus differenziert zum Ausdruck kommen können (vgl. Petzold 1997, S. 11f.).

Voraussetzung dafür ist wiederum eine „starke Organisationsseite", welche die Rahmenbedingungen für diese „Rollenspiele" zu schaffen hätte: Dezentralisierung und Profit-Center Verantwortung für die professionellen Dienstleister, Supervision und institutionalisiertes Feedback zwischen unterschiedlichen Systemteilen, flexible Darbietungsmodi der Pflege- und Betreuungsleistung („maßgeschneiderte Pflege"), individuell kombinierbare Dienstleistungspakete etc. Tut sie das nicht, so reduziert sich die Verschreibung von Kundenorientierung zu einer Neuauflage struktureller Gewalt: Mehr Belastung der Mitarbeiter, Sparen bei den Alten an persönlicher Zuwendung und Zeit, weil die Organisation keinen Anreiz und keinen

Raum zur bedürfnisadäquaten Deutung der Signale gibt, welche die Alten senden – insbesondere wenn die Signale nur mehr nonverbal und sehr leise sind („... der Kunde hat ja nicht gesagt, was er will ..., Kundenorientierung soll ja Selbständigkeit und Souveränität fördern, also habe ich nicht eingegriffen. ...").

Rollenflexibilität und institutionelle Voraussetzungen sind insbesondere in den neuerdings forcierten sog. „mehrgliedrigen" Einrichtungen erforderlich, also in Arrangements, in denen alte Menschen mit sehr unterschiedlich gelagerten und sich wandelnden Bedürfnissen leben: Heute noch Kundin, übermorgen nicht mehr geschäftsfähig und stark vom Urteil und der Unterstützung anderer Menschen abhängig.

Wie die Koexistenz dieser Rollen funktionieren kann, zeigt etwa das Beispiel des Wohn-Pflegekomplexes „Akropolis" der Stiftung Humanitas in Rotterdam. Die sog. „lebenslaufbeständigen" Wohnungen sind für unterschiedliche Bedürfnislagen und mit dem Ziel der maximalen Selbststeuerung der Alten, geschaffen. Um im Bild zu bleiben: Für unterschiedliche Kunden, Klienten und Patienten. Die Trennung der Trägerstruktur zwischen Wohnen und Pflege weist den Alten schon a priori einen privatrechtlichen Mieterstatus zu, der es verbietet, von „Altenheimbewohnern" zu sprechen. Mit dem „Konsum" von Pflege- und Betreuungsleistungen ist es ähnlich. Die Alten (von 55 bis 107 Jahre) definieren ihren Bedarf mit Unterstützung einer internen Case-Managerin, die mit den Alten und Angehörigen eine kontinuierliche Pflegeplanung und -evaluierung durchführt. Für alle Dienste gibt es transparente Preise und die konsumierten Einheiten werden auf schwarzen Brettern in den Zimmern aufgezeichnet, um das Kostenbewußtsein zu erhöhen. Neben der flexiblen, täglich an den Bedarf adjustierten Leistung der Grundpflege sollen psychische, geistige, spirituelle, ästhetische und sexuelle Bedürfnisse in Akropolis lebbar sein. Dabei geht es vor allem um Chaostoleranz in den täglichen Routinen, um die Architektur des Hauses und der Räume, um die Gartenanlage, um Ausstellungen und um gemischtgeschlechtliche Zimmer (Ehepaare müssen nicht getrennt wohnen, wie das in manchen Häusern noch praktiziert wird). Die große Palette an Zusatzangeboten wie Friseure, Fuß- und Schönheitspflege, Restaurants, Supermarkt ist auch für junge und alte „Laufkundschaft" aus der Umgebung geöffnet und verleiht dem Haus eine angenehme Offenheit. Sehr schwer pflege- und betreuungsbedürftige Alte werden in Einzelfällen, z. B. dort wo kein Partner oder Angehöriger dauerhaft mitbetreuen kann, aus der Privatwohnung in ein direkt an den Wohn-Pflegekomplex angeschlossenes Pflegeheim umgesiedelt und dort entweder temporär oder bis zum Tod gepflegt.

Ein Blick über die Einzelinstitution hinaus auf das weitere Feld der Altenbetreuung zeigt folgende Trends in der Übersetzung von Bedürfnissen in Organisationskategorien (s. ausführlich Schüller 1998):

- Bedürfnis- und ressourcenorientierte Pflege durch individuell kombinierbare Pflegepakete, variable Zusatzangebote, Tages- und Kurzzeitpflege.

- Traditionelle Pflege- oder Altenheime werden geöffnet: Für Laufkunden aus der Nachbarschaft, für Tages- und Kurzzeitpflegeklienten, für Angehörige und Freunde der Bewohner, für andere Anbieter (Kooperationen). Heime verlieren zunehmend den Charakter der „geschlossenen Anstalt".

- Um die Pflege und Betreuung in der Privatwohnung der Alten so lange wie möglich zu gewährleisten, entstehen Netzwerke zwischen Anbietern und Angehörigen, wobei sich häufig die Kompetenzgrenzen der Berufsgruppen verschieben (job enlargement). Die systematische Miteinbeziehung des privaten Netzwerkes in die Pflegeplanung und in die Teambesprechungen ist dabei ein Muß-Kriterium, besonders wenn es sich um schwerst pflegebedürftige oder sterbende Alte handelt.

- Neue Betreuungsarrangements vom Typ „Wohn-Pflege-Komplex" sehen die formale Trennung von Wohnen und Pflege als Beitrag zur Stärkung der Autonomie (Territorium/Kundeneigenschaft) der Alten.

- Einbeziehung der Alten in den Prozeß der Leistungserstellung (Selbstpflege, Nachbarschaftshilfe, Verrichtung von Hausarbeiten – selbständig oder Mithilfe).

- Raum geben für individuelle Entfaltung und für das Erleben von Gemeinschaft: unverplante Zeiten, in denen sich in der Gruppe spontane Aktivitäten oder gemeinsame Erlebnisse entfalten können statt Entertainment durch die Betreuer.

- Um die Alten in Kontakt mit sich selbst, ihren Bedürfnissen und Lebensentwürfen zu bringen, wird zunehmend mit Methoden der Lebensbilanzierung und -planung für junge Alte experimentiert (vgl. Houben 1994).

- Soziale Integration statt Medikamente und Dahinvegetieren: Experimente mit der Schaffung von Wohngruppen nach positiven Merkmalen wie Lebensstil (statt Krankheitsbild) zeigten die heilsame Wirkung von sozialer Integration: Weniger Medikamentenkonsum, weniger Dahinvegetieren, eine kürzere Sterbephase, ein klarerer Tod (vgl. Teunissen o.J.).

DIE DUNKLE SEITE: WIE KOMMT DAS STERBEN IN DIE ORGANISATION ?

Die dritte Hürde, die eine bedürfnisorientierte Altenbetreuung nehmen muß, betrifft die Ermöglichung menschenwürdigen Sterbens in der Organisation oder in der Privatwohnung der Alten. Ich möchte diesen Punkt entlang der Frage untersuchen, warum das Sterben Sache der Organisation sein könnte.

Aus ökonomischen Motiven: Daß mit dem Sterben Geld zu verdienen ist, zeigt beispielsweise der Sterbetourismus von Deutschland nach Holland. Die in der Grenzregion von Nijmegen wohnenden Deutschen zieht es aus Kostengründen scharenweise zu Verbrennungen und Urnenbestattungen – ihrer Toten – in die Niederlande (vgl. De Telegraaf v. 5.3.1997). Eine andere wirtschaftlich einträgliche Variante, die ebenfalls große Scharen von Lebenden attrahiert, ist der Besuch von Verbrennungsstätten wie Benares: Der Tod reizt zum Zuschauen und Erkunden der Gefühle, die angesichts des Todes aufkommen, und er reizt auch zum Geldausgeben, für Spenden, Devotionalien, Bootsfahrten am Ganges etc. Eine weitere, westlich-bizarre Form der Bewirtschaftung von Emotionen rund um den Tod ist die Urnenbestattung im Weltall, wie z. B. von einem niederösterreichischen Bestattungsinstitut sehr „kundenorientiert" angeboten. Aus diesen Überlegungen könnte man pointiert schlußfolgern, daß das Sterben in der modernen Pflegeorganisation künftig als „Produkt" angeboten werden könnte, als individuelle Sterbeinfrastruktur, als privat zu finanzierende Zusatzleistung in der Institution.

Das Sterben ist Sache der Organisation, weil es zum Leben der Alten gehört, welches sie zum Teil bereits in der Organisation gelebt haben und für dessen Begleitung sich die Organisation zuständig gemacht hat. In diesem Zusammenhang fällt auf, daß die Organisation der „hellen Seite" tendenziell mehr Beachtung findet, obwohl Altenbetreuung sehr wahrscheinlich mit Leiden und mit dem Tod in Berührung kommt. Die „helle Seite", wenngleich nicht immer bedürfnisorientiert organisiert, steht der oben diskutierten Machbarkeit – dem Inbegriff der Organisation – immer noch näher als der Tod und das Sterben. Die organisatorische Gestaltung berücksichtigt die „dunkle Seite", das Nicht-Machbare und das Nicht-Faßbare, wie schwer linderbares Leid oder das Sterben, weniger systematisch, überläßt es dem Zufall, es passiert. Zu organisieren ist allenfalls der Abtransport der Leichen, ein lösbares „logistisches Problem". Eine andere Variante des Umgangs mit dem Sterben in der Organisation ist dessen Herauslösung aus dem Gesamtbetreuungsgeschehen und das Verlagern an andere Orte, z. B.

in ein Hospiz (vgl. Heller 1994, S. 24). Damit wird das Sterben im Verhältnis zum Leben aufgewertet, das Natürliche wird mitunter glorifiziert, mit der Konsequenz, daß es in der Organisation einen ganz besonderen Stellenwert bekommt, oder die Organisation sich als solche schon auf den Tod und die Sterbebegleitung „spezialisiert" hat. Daraus entstehen Sterbeexperten und durch sie die Codices für das „gute Sterben" und für die „gute Sterbebegleitung". Der Normalsterbliche weiß wenig über den Tod und ist aufgrund dieses Erfahrungsdefizits möglicherweise auch weniger in Kontakt mit den eigenen Bedürfnissen im Zusammenhang mit dem eigenen Sterben: Sozialisiert, um die Organisation und ihre Spezialisten auch in den Tod eingreifen zu lassen (etwa 70% der Bundesbürger sterben in Institutionen, und nicht zu Hause, wie das früher üblich war; vgl. Schmitz-Scherzer 1992, S. 545).

Sehnsüchte zurück zum „normalen", d. h. in der Regel humanen Sterben werden aus diesen Entwicklungen heraus verständlich; sie gehen in zwei Richtungen: zu Hause sterben, begleitet von Angehörigen und/oder extramuralen Diensten oder menschenwürdigeres Sterben in der Institution. Für die Entwicklung der Sterbensräume in der Institution spricht, daß viele Pflegeheime sich schleichend zu Sterbeasylen entwickeln, da die Alten immer später in die Heime eintreten, eine Entwicklung, die angesichts der demographischen Entwicklung auch nicht abnehmen wird. Insofern kann eine Verdrängung des Geschehens nur noch mehr emotionale und seelische Bedürfnisse und „unerledigte Geschäfte" bei den Sterbenden und ihren Angehörigen hinterlassen, als wenn es einen Raum gibt, in dem das Abschiednehmen-Müssen anerkannt und sinnlich erfahren werden kann, wo Abschied genommen werden kann.

Die auf Sicherheit ausgerichtete Institution ist damit in der Regel überfordert. Die psychischen Prozesse der Beteiligten und die Unvorhersehbarkeit des Todes sind zu viele unbekannte Größen, um in die Routinen der Institution hineinzupassen. So unterschiedlich die Formen des Sterbens und der Sterbebegleitung gelagert sein mögen, zentral ist die Anforderung an die Organisation, diesen Raum für Unplanbares zur Verfügung zu stellen. Darin können sich Bedürfnisse entwickeln, abzeichnen und erfüllt werden. Um das Unplanbare nicht in organisationsbedrohendes Chaos ausarten zu lassen, sind, neben medizinischer und pflegerischer Expertise, ähnliche strukturelle Rahmenbedingungen erforderlich, wie für die Organisation der „hellen" Seite: Kleine, selbststeuernde Einheiten wie Case Teams auf der professionellen Seite und Bewohnergruppen auf der Altenseite. Zur Selbststeuerung notwendige Reflexionsphasen geben den am Prozeß beteiligten

Professionellen, Angehörigen und Sterbenden Orientierung und Sicherheit, weil schwer zu Begreifendes und unangenehme Gefühle artikuliert werden können. Sie sind aber auch der Ort, wo die „technische" Seite der Betreuung zu diskutieren und organisieren ist, zumal es auch noch Ansprüche von Lebenden – Bewohnern, Kollegen, der Heimleitung, der Umwelt etc. – gibt. Der letztgenannte Aspekt betrifft in erster Linie die professionellen Helfer, die durch diese kommunikative Absicherung das System – und seine Bezüge zur gesamten Organisation – leichter überblicken und steuern können, ohne damit zu viel „niederzuregeln".

Schließlich kann sich die Organisation die Frage stellen, was ein würdevoller Tod den Lebenden, den Mitbewohnern, den Angehörigen und den Helfern bringt: Ruhe vor den Geistern der Toten, weil die Toten einen Namen und einen Platz gefunden haben – vorausgesetzt, man glaubt an die Wirkung der Seelenkräfte oder hat deren kollektive Wirkungen erfahren. Die Toten erinnern an das eigene Leben und dessen Endlichkeit, was sowohl als Anlaß zum Verzweifeln oder zum Anpacken des eigenen Lebens dienen kann. In diesem Sinne wäre die Auseinandersetzung mit dem Tod auch als ökonomisches Handeln zu verstehen: Weniger Energien sind im Verleugnen gebunden, mehr Lebenskraft und Schaffenskraft stünde der Gemeinschaft als Arbeits- und Schöpfungskraft zur Verfügung. Energien, die übrigens direkt im Altenheim genützt werden könnten: Für einfühlsame Gespräche, Anteilnahme, Unternehmungen.

Den Tod näher in den Blick zu nehmen, wäre, so gesehen, eine weise Strategie der Organisation im Sinne eines Beitrages zu bedürfnisorientierter Altenbetreuung. Die Sterbenden und die Toten sind den Lebenden ruhig zuzumuten.

Literatur

Baltes, P.B. /Mittelstraß, J. (Hrsg.): Zukunft des Alterns und gesellschaftliche Entwicklung. Akademie der Wissenschaften zu Berlin. Forschungsbericht 5. Berlin/ New York: Walter de Gruyter 1992.

Baltes, P.B./Baltes, M.M.: Gerontologie: Begriff, Herausforderung und Brennpunkte. In: Baltes, P.B. /Mittelstraß, J. (Hrsg.): Zukunft des Alterns und gesellschaftliche Entwicklung. Akademie der Wissenschaften zu Berlin. Forschungsbericht 5. Berlin/New York: Walter de Gruyter 1992, S. 1-35.

Dinslage, A.: Rollengenie oder Erwartungsopfer? Zur Situation von Mitarbeitern in therapeutischen Gemeinschaften. In: Gruppendynamik 14/1983, S. 173-185.

Heller, A. (Hrsg.): Kultur des Sterbens. Bedingungen für das Lebensende gestalten. Freiburg i. Breisgau: Lambertus 1994.

Houben, P.P.J.: Autobiographical Approach in Intervention Research on Integral Innovations in Housing and Care for the Elderly. Delft: Manuskript 1994.

Kieser, A. (Hrsg.): Organisationstheorien. Stuttgart: Kohlhammer, 2. Auflage 1995.

Naegele, G./Tews, H.P.(Hrsg.): Lebenslagen im Strukturwandel des Alters. Opladen: Westdeutscher Verlag 1993.

Olbermann, E./Reichert, M.: Hochaltrigkeit und Strukturen gesundheitlicher und pflegerischer Versorgung. In: Naegele, G./Tews, H.P.(Hrsg.): Lebenslagen im Strukturwandel des Alters. Opladen: Westdeutscher Verlag 1993, S. 200-214.

Orem, D.E.: Strukturkonzepte der Pflegepraxis. Berlin: Ullstein Mosby 1997.

Petzold, H./Petzold, Ch./Rodriguez-Petzold, F.: „Kundenorientierung", Institution, Organisation – sozialpsychologische Kritik zu einer neuen Ideologie in Heimwesen und Pflege. In: Gruppendynamik 2/1998, S. 207-230.

Riley, M.W. /Riley, J.W. jr.: Individuelles und gesellschaftliches Potential des Alterns. In: Baltes, P.B. /Mittelstraß, J. (Hrsg.): Zukunft des Alterns und gesellschaftliche Entwicklung. Akaddemie der Wissenschaften zu Berlin. Forschungsbericht 5. Berlin/New York: Walter de Gruyter 1992, S. 437-459.

Roper, N./Logan, W.W:/Tierney, A.J.: Die Elemente der Krankenpflege. 4. Auflage Basel 1993.

Schmitz-Scherzer, R.: Sterben und Tod im Alter. In: Baltes, P.B. /Mittelstraß, J. (Hrsg.): Zukunft des Alterns und gesellschaftliche Entwicklung. Akademie der Wissenschaften zu Berlin. Forschungsbericht 5. Berlin/New York: Walter de Gruyter 1992, S. 544-562.

Schüller, A.: Das Neue für die Alten? Eine Untersuchung moderner Organisationsformen in der Altenbetreuung. Wien: Dissertation an der Wirtschaftsuniversität Wien, 1998.

Teunissen, W.: Andere Zorg voor Dementerenden. Van Instelling naar Zoorgonderneming (dt. Andere Pflege für Demente. Von der Anstalt zur Pflegeunternehmung.). Zeist, Holland (o.J.).

Thomae, H.: Veränderungen der Zeitperspektive im höheren Alter. In: Zeitschrift für Gerontologie, 1989/22, S. 58-66.

Walgenbach, P.: Institutionalistische Ansätze in der Organisationstheorie. In: Kieser, A. (Hrsg.): Organisationstheorien. Stuttgart: Kohlhammer, 2. Auflage 1995, S. 269-301.

Kann man Sterbebegleitung und Trauern lehren und lernen?

Zur Entwicklung von Qualifizierungsprogrammen in *Palliative Care*

Christian Metz

1. 'STERBEBEGLEITUNG' – EIN FRAG-WÜRDIGER ANSPRUCH

Seminare und Kurse zum Themenbereich 'Sterben, Tod und Trauer' stehen in der Erwachsenenbildung seit geraumer Zeit hoch im Kurs. Ist die explizite Beschäftigung mit dem Unausweichlichen eine not-wendige Reaktion auf einen lange verdrängten Notstand in Medizin und Pflege? Erwächst an den Grenzen des Machbaren ein alternatives Bewußtsein, eine neue Ethik, eine solidarische Gesellschaft? Oder ist der Umgang mit Sterben und Tod – als 'Talk-Show' - nur eine zeitgemäße Form von Verleugnung eben dieses unerfreulichen Kapitels menschlicher Existenz? Wird mit der Angst vor Entmündigung und Fremdbestimmung am Lebensende womöglich gar ein todsicheres Geschäft inszeniert? Welche Standpunkte und Optionen auch immer vertreten werden, es bleibt frag-würdig: (Wie) läßt sich ein Tabu zum Thema machen?

Eine Auseinandersetzung mit der eigenen und fremden Sterblichkeit, welche prinzipiell paradox und ambivalent erscheint, mag vielschichtig motiviert sein. Was früher oder später unausweichlich alle angeht, wollen immer mehr Menschen auch selbst angehen. Dazu bedarf es nicht eines künstlichen Betroffenheitsjargons: niemand muß sich ausweisen, befugt zu sein, von Sterben und Tod zu sprechen. Wir alle sind (immer auch) Betroffene: als (intra-/extra-/exfamiliale) Bezugspersonen, als Pflegende, Ärzte bzw. sonstwie im Gesundheits-/Krankheitswesen professionell Tätige, – oder/ und einfach als sterbliche Menschen.[1]

„Begleitet sterben – erfolgreich sterben"?!

Das weithin gängige Wort 'Sterbebegleitung' erscheint irreführend und begünstigt leicht die Illusion eines idyllischen Sterbens im medizinfreien Raum („high touch – low tech"). Eine solche Harmonisierung der existenziellen Randzonen („absolute Schmerzfreiheit", „Friede und Würde") er-

---

[1] Vgl. P. Fässler-Weibel, Die Pflegenden und Ärzte im Spannungsfeld zwischen Sterbendem, den eigenen Gefühlen und den Reaktionen der Angehörigen, in: Infokara Nr.1/1997, 4-8.

scheint dann wie garantiert – unter hohen moralischen Ansprüchen, die (selbst)überfordernd wirken und meist zu wenig die herrschenden Bedingungen der unterschiedlichen Organisationen im Gesundheitswesen wie auch der sozialen Beziehungslandschaften berücksichtigen. Eine weithin personalistische Bearbeitung von Sterben, Tod und Trauer als Randzonen der herrschenden Medizin (und Pflege?) wird das Anliegen der *Palliative Care* und internationalen Hospizbewegung jedoch kaum aus einem Schattendasein zu führen vermögen. *Palliative Care* darf nicht länger als bloßes Privat-Hobby besonders engagierter (professioneller wie ehrenamtlicher) Idealisten gelten. Die Bedingungen, unter denen Menschen in unserer Gesellschaft sterben, sind nicht länger als schicksalhafte Sachzwänge hinzunehmen. Die Möglichkeit, die letzte Zeit seines Lebens in vertrauter Umgebung, in einem Hospiz oder auf einer Palliativstation verbringen zu können, darf kein Glücksfall bleiben, kein exklusives „Luxus-Sterben". Doch wie kann der Brückenschlag von einer zunehmend bewußten und anspruchsvollen Bürgerbewegung zu einer entsprechenden berufsgruppen-übergreifenden Qualifizierung gelingen? Die Entwicklung und Implementierung einer (auch schulmedizinisch relevanten) palliativen Versorgung in den jeweiligen Einrichtungen (stationär, teilstationär, ambulant sowie insbesondere im Bereich der Geriatrie) ist vorrangig zu fördern. Wird doch gerade an den Grenzen des Lebens, wo der ganze Mensch (wieder) in den Blick kommt, wahrnehmbar, welche Herausforderungen sich prinzipiell im Gesundheitswesen stellen: hinsichtlich von Kommunikation und Kooperation, von ethischen Entscheidungsprozessen, von interdisziplinären Qualifizierungsprogrammen innerhalb der diversen Ausbildungsgänge aller im Dienste des Menschen tätigen Professionen (wie Pflege, Medizin, Psychologie, Seelsorge, Sozial- und anderen Gesundheitsberufen).

„Was alle angeht, können nur alle angehen."[2]

Die Parallelisierung von Tod und Geburt hat gute Gründe: vor Jahren haben immer mehr Menschen – insbesondere Frauen – damit begonnen, die Geburt zu ihrem Thema zu machen: Es wurden Geburts-Vorbereitungskurse veranstaltet, alternative Geburtsvorgänge – nicht zuletzt eine Verhäuslichung der Geburt – inszeniert, wo Frau/Mutter und Kind unter Einbeziehung des Partners/Vaters stärker als kundige Subjekte wahrgenommen werden wollten,

---

[2] Vgl. A. Heller (Hrsg.), Kultur des Sterbens. Bedingungen für das Lebensende gestalten. Freiburg/Br.1994.

statt dem objektiven Diktat der „heiligen Hygiene" oder einer krankheitsbezogenen, expertenorientierten Medizin unterworfen zu sein.

Gerade die internationale Hospizbewegung, die hauptsächlich im angelsächsischen Raum seit den 60er Jahre gewachsen ist, hat – als Basisbewegung – den Wunsch nach einem authentischen und menschenwürdigen Sterben ernst genommen und auf die perimortale Unzulänglichkeit des modernen Krankenhauses reagiert. In einer integrierenden Anstrengung der verschiedenen menschenbezogenen Berufe will der 'ganze Mensch' behandelt und begleitet sein. Mit diesem Ansatz hat sich Hospizarbeit immer auch als basisbezogene Bildungsarbeit verstanden, die eine Lebenshaltung vermitteln will, welche alle beteiligten Personen – insbesondere den sterbenden Menschen und seine Angehörigen – mit ihren Lebenswünschen und Bedürfnissen ernstzunehmen sucht. Dazu ist eine berufsübergreifende Kooperation und Kommunikation einzuüben, welche die Qualität einer Sterbe- und Trauerbegleitung fördert und einen wechselseitigen Lernprozeß eröffnet, wie er in etablierten Institutionen mit ihren hierarchischen Strukturen praktisch kaum möglich ist.

2. ELEMENTE UND KRITERIEN EINER ZUKUNFTSTRÄCHTIGEN QUALIFIZIERUNG IM BEREICH DER *PALLIATIVE CARE*

Die Entwicklung diverser Jahreslehrgänge und Semesterkurse zu „Lebens-, Sterbe- und Trauerbegleitung" hat innerhalb der vergangenen zehn Jahre in den meisten Bundesländern Österreichs einen reichen Schatz an Erfahrung gebracht. Die Entwicklung und Dokumentation von vergleichbaren Standards war eines der Hauptanliegen der diesjährigen 3. Internationalen Ausbildnerkonferenz in Salzburg.[3]

Als Bausteine und Entwicklungsschritte für eine konzeptuelle Bildungsarbeit im Bereich der palliativ-medizinischen Versorgung können – wie in Österreich nahezu in allen Bundesländern eingeführt – folgende zwei Seminarformen gelten:

(a) Ein- bis mehrtägige *Grundseminare*, welche noch keine Entscheidung zu einem (ehrenamtlichen) Engagement in Sterbe- und Trauerbegleitung voraussetzen sollten. Die Teilnahme sollte prinzipiell allen offen stehen,

---

[3] Der Dachverband Hospiz Österreich ist seit 1993 bemüht, die Vernetzung von Hospizinitiativen und Qualifizierungsmaßnahmen im österreichischen wie im deutschsprachigen Raum zu fördern.

die sich mit dem Themenkreis 'Krankheit, Sterben, Abschied, Tod und Trauer' auseinandersetzen möchten. Derartige Seminarangebote sind überwiegend *informationsorientiert* und nehmen u.a. folgende Themen auf: Idee und Praxis der Hospizbewegung; Dimensionen von Schmerz; Trauerverläufe; Kommunikation und Ethik am Lebensende; Ars moriendi (et vivendi!); Rechtliches (Patientenverfügung; Testament; Euthanasie etc.) u.v.m.

(b) Semester-Kurse (8-10 Abende sowie zwei Wochenenden), *zwei- und mehrsemestrige Lehrgänge (in Blockform mit insgesamt 150-200 Stunden)*: Solche längerfristigen Kursangebote wollen ein wechselseitiges Lernen anregen und sind daher stärker *erfahrungsbezogen* und *prozeßorientiert* angelegt. Die bemerkenswerte Vielfalt von Lebensalter, Biographien, Professionen, Motivationen gilt es als Chance zu einem Standpunkt- und Perspektivenwechsel zu nutzen. Eine zielorientierte Balance zwischen Erfahrungsbezug und Informationsvermittlung, von Praxisnähe und theoretischer Reflexion ist für die Gesamtheit wie für die jeweiligen Seminareinheiten des Kurses zu gewährleisten.

Die einzelnen Seminare sollen sich an folgenden Kriterien für die Qualifizierung in *palliative care* orientieren:

• Neben persönlichkeits- und erlebnisorientierten Inhalten (wie etwa eigene/ fremde Einstellungen und Umgangsweisen hinsichtlich Gesundheit und Krankheit, Leben und Tod; Krisen und einschneidenden Lebensveränderungen, Umgang mit Trauer und Trost vs. Vertröstung, u.a.m.) ist eine Vermittlung von Wissen und Kompetenzen situationsbezogen zu integrieren. Dazu sind Schlüsselthemen aufzunehmen wie Palliativpflege, Schmerztherapie und Symptomkontrolle, Herausforderungen des sozialen und organisationalen Kontextes (d. h. der familiären, ambulanten, stationären Versorgungssysteme und deren Schnittstellen), rechtliche und ethische Fragestellungen, Praxisübung in Kommunikation und Gespräch, Krisenintervention und *coping*, Rituale und Elemente einer zeitgemäßen 'palliativen Spiritualität' etc.[4]

• Die Auswahl der *Methoden* und *Medien* soll einem ganzheitlichen, personenzentrierten Lernprozeß zu entsprechen suchen und ein allzu leiter- bzw. expertenorientiertes, direktives Vorgehen prinzipiell in Frage stellen.

[4] Tyler,-Jennifer: Nonverbal communication and the use of art in the care of the dying. Pilgrims Hospice, Canterbury, England UK. Palliative-Medicine. 1998 Mar; Vol 12(2): 123-126. Lund,-Dale-A.; Caserta,-Michael-S: Future directions in adult bereavement research. Coll of Nursing, Gerontology Ctr, Salt Lake City, UT, USA. Omega:-Journal-of-Death-and-Dying. 1997-1998; Vol 36(4): 287-303.

• Im Vorfeld von längeren Qualifizierungsprogrammen werden (etwa im Rahmen eines Informations- und Auswahltages/-abends) mit den Kurs-Interessierten die selbst-/fremdeingeschätzte *Belastbarkeit* und *Motivation* kritisch-wohlwollend abzuklären sein, sowie die Frage, welcher Zeitpunkt und welches Zeitmaß für eine selbstbestimmte, verbindliche Teilnahme am Lern-Prozeß einer (teilnehmerbegrenzten) Gruppe angemessen wären.

• Als Voraussetzungen für ein ehrenamtliches Engagement sind – neben einer notwendigen psychisch-physischen Stabilität – Eigeninitiative und Kreativität für die vielfältigen Aufgaben unverzichtbar und somit in die Auswahlüberlegungen einzubeziehen.

• Eine Befähigung von ehrenamtlichen MitarbeiterInnen, welche in der Begleitung von Sterbenden und ihren Angehörigen tätig sein möchten, darf nicht mit einer psychotherapeutischen Selbsterfahrungsgruppe verwechselt werden. Geht es doch in der Hospizarbeit vorrangig um das reale Leben und Sterben des *anderen*: stirbt für die Umwelt („nur") ein Mensch, stirbt für den sterbenden Menschen die ganze Welt. In der Begegnung mit dem *anderen* gilt es diesen fundamentalen Unterschied wahrzunehmen und auszuhalten, – nicht durch scheinbares Verstehen und gutgemeintes Helfen zu verkürzen oder zu beschwichtigen. Die Unfaßbarkeit existentieller Grenzen entzieht sich esoterischen Spekulationen und Meditationstechniken. Diese Überlegung ist in die Gestaltung der Seminare einzubeziehen.

• Wünschenswert ist es, daß die Inhalte der Seminare immer an den Erfahrungen der Praxis in *Palliative Care* orientiert bleiben. Eine qualifizierte Praxis-Begleitung in Form von Supervision und Evaluation ist sicherzustellen. Sie trägt zugleich wesentlich zu einer informations- wie organisationsbezogenen Fort-/Weiterbildung bei.[5]

3. MODELLPROJEKT INTERDISZIPLINÄRE UND INTERPROFESSIONELLE PALLIATIVSEMINARE IM BEREICH DER GERIATRIE

Eine verstärkte Aufmerksamkeit für *interprofessionelles Lernen innerhalb des Arbeitskontextes der jeweiligen Organisationen* hat sich vornehmlich im Rahmen eines Modellprojektes im Geriatriezentrum am Wienerwald (GZW), Wien entwickelt.

---

[5] Vgl. A. Heller (Hrsg.), Kultur des Sterbens. Bedingungen für das Lebensende gestalten. Freiburg/Br.1994.

Setting

Zwischen September 1995 und Februar 1997 fanden insgesamt 14 dreitägige Seminare (jeweils eines für jede Abteilung) statt. Die Seminarleiter bearbeiteten mit jeweils 12 bis max. 15 Teilnehmenden aus allen auf der Station tätigen Berufsgruppen (Pflege- & Pflegehilfsdienst; Medizin; Psychologie; Ergo- und Physiotherapie; Sozialarbeit; Zivildienstleistende u.a.) spezifische Herausforderungen im Umgang mit Schwerstkranken, Sterbenden und deren Angehörigen.

Etwa eine Woche vor Seminarbeginn wurden in einem Vorgespräch die spezifischen Wünsche und Anliegen der jeweiligen Seminargruppe eingeholt. Die teilnehmer- und situationsorientierte Gestaltung der Seminare hat diese Vorinformationen allerdings zunehmend relativiert: Vorrangig war stets das „Hier und jetzt" von Fallbeispielen und Problemstellungen. Insgesamt haben (von Sept. 95 bis Februar 97) 176 MitarbeiterInnen an diesem Qualifizierungsprojekt teilgenommen – das sind mehr als 10% der gesamten am Krankenbett tätigen Mitarbeiterschaft.

Perspektivenwechsel

Instruktiv war der Vermittlungsversuch zwischen externer Perspektive und Expertise einerseits und den alltagsbezogenen Herausforderungen der jeweiligen Teilnehmergruppen andererseits. Dies hat sich auch in der Zusammensetzung des Leitungsteams widergespiegelt: eine in Palliativpflege erfahrene Hospiz- und Lehrschwester, ein im Bereich Geriatrie/Krankenhaus/*Palliative Care* kundiger Theologe, Psychotherapeut und Supervisor sowie jeweils eine in Palliativmedizin qualifizierte und in der Einrichtung langjährig tätige Ärztin.

Auswertung

Vier Wochen nach Seminarende erhielten die Teilnehmenden einen Befragungsbogen zum absolvierten Seminar. Der Datenrücklauf war mit über 80% außergewöhnlich hoch.

Die Evaluation der Feedbackbögen belegt den dringenden Bedarf nach weiteren derartigen Seminaren: 132 TeilnehmerInnen (=92% der abgegebenen Fragebögen) empfehlen das Seminar nachdrücklich weiter an KollegInnen.

Beim Reflexionstreffen nach Abschluß der Seminarreihe „Lebensbeistand für Sterbende" (9.4.97) mit der ‚Kollegialen Führung' des Geriatriezentrums sowie den 'Dualen Führungen' der Abteilungen sollte eine Resonanz des Weiterbildungsprojektes der Leitungsverantwortlichen eingeholt werden.

Nicht zuletzt aufgrund dieser Rückkoppelung ist dem Wunsch zahlreicher MitarbeiterInnen nach einer Fortsetzung und Implementierung der inter-professionellen Seminare im Rahmen der innerbetrieblichen Fortbildung zur Verbesserung der palliativen Versorgung (seit September 1997) von Seiten der Kollegialen Führung des Geriatriezentrums entsprochen worden.

Fallbezogenes supervisorisches Arbeiten mit erforderlichen Grundinforma-tionen zu *Palliative Care* und Palliativmedizin (Schmerztherapie, Symptom-kontrolle) durch ein interdisziplinäres Team (MedizinerIn; Pflegeperson; Psychotherapeut/Supervisor/Theologe) hat dazu beigetragen, durch einen kommunikativen Perspektivenwechsel die *andere* Person, Profession, Situa-tion (z. B. Patienten-/ Angehörigen-Standpunkte) in den Blick zu nehmen und so situationsbezogen den gemeinsamen Handlungsspielraum angesichts der jeweiligen Grenzen und Möglichkeiten besser auszuloten.[6]

4. ZUKUNFTSWEISENDE QUALIFIZIERUNGSPROGRAMME

Inwieweit die *Grenze* inhaltlich und methodisch als Schlüsselthema von *Palliative Care* aufgenommen werden kann, entscheidet über den Innova-tionsgrad künftiger Qualifizierungsprogramme.

Seit Beginn 1998 ist der 1. Österreichische Palliativlehrgang als Pionier-projekt in Entwicklung.[7] Dieser einjährige interdisziplinäre Lehrgang rich-tet sich vorwiegend an ÄrztInnen und Diplompflegekräfte mit mehrjähriger Berufserfahrung und bestehendem oder geplantem Praxisbezug zur Pallia-tivmedizin/Palliativpflege sowie an PsychologInnen, SeelsorgerInnen, So-zialarbeiterInnen und TherapeutInnen mit mehrjähriger Erfahrung in der Begleitung schwerkranker Menschen. Angezielt ist eine Intervention ins konkrete Praxisfeld der jeweiligen Institution, nicht zuletzt mittels Projekt-arbeit und angeschlossener Organisationsberatung. Im Interesse eines pra-xisrelevanten wechselseitigen Lernvorgangs ist die Teilnahme von zwei oder mehreren Personen, die verschiedene Aufgaben im gemeinsamen Be-rufsfeld haben, empfohlen (z. B. Stationsarzt/-ärztin mit Pflegeperson, bzw. Prakt. Arzt/Ärztin mit HauskrankenpflegerIn etc.).

---

[6] Vgl. C. Metz: Projekt und Auswertung der interprofessionellen Seminare 'Ster-bebegleitung' im GZW 1995/97. Wien 1997.
[7] Dieser Lehrgang findet als gemeinsames Projekt von Caritas Ausbildungszen-trum Wien, Dachverband Hospiz Österreich, Mundipharma Österreich im Kardinal König Haus Wien in 4 Seminarblöcken (insgesamt 13 Kurstage) statt.

Inzwischen wurden Erfahrungen mit einem weiteren Durchgang gemacht, die in einen internationalen Universitätslehrgang *Palliative Care* eingegangen sind (siehe den Beitrag von Fässler-Weibel et al. in diesem Band). Der Träger ist das Institut für interdisziplinäre Forschung und Fortbildung den Universitäten Klagenfurt, Wien, Innsbruck und Graz. Mittlerweile existieren Handbücher und Curricula zu Palliativmedizin und *Palliative Care* aus den jeweiligen beruflichen Zugängen.[8] Wünschenswert bleibt eine Vernetzung und qualitative Standardbildung innerhalb der palliativen Bildungslandschaft. Ein zukunftsweisendes Qualifizierungsprogramm in *Palliative Care*/Palliativmedizin wird wesentlich interdisziplinär, interprofessionell, international, interreligiös und interkulturell auszurichten sein.[9]

Offene Fragen und chronische Probleme provozieren die Entwicklung
Ein – fragmentarischer – Katalog von Zielsetzungen und inhaltlichen Leitlinien läßt vermuten, daß sich Sterbe- und Trauerbegleitung also doch „lernen" läßt. Dazu ist freilich der Versuchung jedes eindimensionalen Lernens (im Sinne einer „Spezialisierung zum professionellen Sterbebegleiter") sowie einem additiven „top-down-teaching" durch Experten („Sterbevirtuosen") zu widerstehen. Die Erfordernis einer persönlichkeitsbildenden Befähigung zum Nahesein in schweren Zeiten eröffnet einen lebenslangen, wechselseitigen Lernprozeß, der nicht nur durch Einführung von neuen Diplomen oder Titeln zu sichern ist. Doch gerade im Interesse einer Vermittlung und wechselseitigen Inspiration von Theorie und Praxis zugunsten der Betroffenen ist ein verstärktes Engagement in Lehre und Forschung angezeigt. Gibt es doch nichts Praktischeres als eine gute Theorie. *Palliative Care* ist als Grenz-Wissenschaft eine Provokation für die jeweiligen Pro-

---

[8] Vgl. S. Husebö / E. Klaschik, Palliativmedizin. Springer Berlin Heidelberg 1998.
E.Aulbert / D. Zech, Lehrbuch der Palliativmedizin. Stuttgart New York 1997.
M. Weisenberger-Leduc: Handbuch der Palliativpflege, Berlin 1997.
M. Müller / M.Kern / F.Nauck / E.Klaschik: Qualifikation hauptamtlicher Mitarbeiter. Curricula für Ärzte, Pflegende, Sozialarbeiter, Seelsorger in Palliativmedizin. Pallia Med Verlag Bonn 1997.
Weissman,-David-E.; Griffie,-Julie: Integration of palliative medicine at the Medical College of Wisconsin 1990-1996. Medical Coll of Wisconsin, Froedtert Hosp-East, Div of Hematology/Oncology, Milwaukee, WI, USA. Journal-of-Pain-and-Symptom-Management. 1998 Apr; Vol 15(3): 195-201.
[9] Lloyd-Jones,-G.; Ellershaw,-J.; Wilkinson,-S.; Bligh,-J.-G.: The use of multidisciplinary consensus groups in the planning phase of an integrated problem-based curriculum. Medical-Education. 1998 May; Vol 32(3): 278-282. Vgl. Fässler-Weibel et al. in diesem Band.

fessionen und Disziplinen sowie für die unterschiedlichen Organisationsformen in der Betreuung von schwerkranken Menschen und deren Angehörigen. Sie vermag praktisch und theoretisch wahrzunehmen, daß das *Besondere* das *Allgemeine* ist.
Eine patienten- und angehörigenorientierte Lern-Bewegung wird alle zumindest eines lehren: *Trauern und Sterben gehören zum Leben.*

LITERATUR

Aulbert E. / Zech, D., Lehrbuch der Palliativmedizin. Stuttgart New York 1997.

Fässler-Weibel, Peter, Die Pflegenden und Ärzte im Spannungsfeld zwischen Sterbendem, den eigenen Gefühlen und den Reaktionen der Angehörigen, in: Infokara Nr.1/1997, 4-8.

Heller, Andreas (Hrsg.), Kultur des Sterbens. Bedingungen für das Lebensende gestalten. Freiburg/Br.1994

Husebö, Stein / Klaschik, Eberhard, Palliativmedizin. Springer Berlin Heidelberg 1998.

Lloyd, Jones-G./ Ellershaw, J.; Wilkinson, S.; Bligh, J.-G.: The use of multidisciplinary consensus groups in the planning phase of an integrated problem-based curriculum. Medical-Education. 1998 May; Vol 32(3): 278-282

Lund, Dale-A./ Caserta, Michael-S: Future directions in adult bereavement research. Coll of Nursing, Gerontology Ctr, Salt Lake City, UT, USA. Omega:-Journal-of-Death-and-Dying. 1997-1998; Vol 36(4): 287-303.

Müller, Monika / Kern, Martina / Nauck, Friedemann / Klaschik, Eberhard, Qualifikation hauptamtlicher Mitarbeiter. Curricula für Ärzte, Pflegende, Sozialarbeiter, Seelsorger in Palliativmedizin. Pallia Med Verlag Bonn 1997.

Tyler, Jennifer, Nonverbal communication and the use of art in the care of the dying. Pilgrims Hospice, Canterbury, England UK. Palliative-Medicine. 1998 Mar; Vol 12(2): 123-126.

Weisenberger-Leduc, Monique, Handbuch der Palliativpflege. Berlin 1997.

Weissman, David-E./ Griffie, Julie: Integration of palliative medicine at the Medical College of Wisconsin 1990-1996. Medical Coll of Wisconsin, Froedtert Hosp-East, Div of Hematology/Oncology, Milwaukee, WI, USA. Journal-of-Pain-and-Symptom-Management. 1998 Apr; Vol 15(3): 195-201.

Der IFF-Universitätslehrgang Palliative Care

Peter Fässler-Weibel, Katharina Heimerl, Andreas Heller, Stein Husebö, Christian Metz, Hildegard Teuschl

Nachfolgend stellen wir das Konzept des IFF Universitätslehrgangs *Palliative Care* vor. Dieser Curriculumentwurf wurde von der interuniversitären Kommission (IUK – den Vetretungen der vier Trägeruniversitäten) des IFF beschlossen. Das österreichische Bundesministerium für Wissenschaft und Verkehr hat diesen Internationalen Universitätslehrgang mit Schreiben vom 7.9.1999 „nicht untersagt". Damit wird erstmals ein interdisziplinäres Qualifizierungsprogramm in Palliative Care auf universitärer Ebene angeboten.

PALLIATIVE CARE

Palliative Care ist eine im deutschsprachigen Raum sich langsam etablierende Praxis und Theorie, eine neue Grenz-Wissenschaft, eine Wissenschaft an der Grenze von Krankheit und Gesundheit, von Leben und Tod. Palliative Versorgung gilt Menschen, die an einer akutmedizinisch nicht heilbaren, fortschreitenden Erkrankung leiden. Die Lebenserwartung ist absehbar gering. Obwohl 'nicht mehr viel zu machen' ist, ist noch viel zu tun. Um den Übergang von Leben und Tod angemessen in den Blick zu nehmen und zu begreifen, müssen Grenzen gezogen und überschritten werden. Die Grenzen von Gesundheit und Krankheit, von Leben und Tod bedürfen Grenzüberschreitungen der Disziplinen, der Professionen, der Organisationen, Kulturen und Religionen. Angesichts der Veränderungen im Krankheitspanorama und des demographischen Aufbaus der Bevölkerung stellt sich auch die Frage, was Lebensqualität für Kranke ist und wie sie bis zuletzt gesichert werden kann. Bedingt durch tiefgreifende Veränderungen in den legislativen und ökonomischen Rahmenbedingungen erzwingt die wachsende Zahl der chronisch-degenerativ Erkrankten, der geronto-psychiatrischen PatientInnen und der Sterbenden neue, intelligentere und radikal patientenorientierte Versorgungsformen und Organisationen. Neuer Qualifizierungsbedarf wird erforderlich.

„*Palliative Care* bedeutet die aktive und umfassende Behandlung, Pflege und Begleitung von Patienten ab dem Zeitpunkt, da ihre Krankheit nicht mehr auf eine kurative (heilungsorientierte) Behandlung anspricht. Schmerzbehandlung und die Beherrschung weiterer Begleitsymptome, sowie die Linderung psychischer, sozialer und spiritueller Probleme gewinnen dann eine überragende Bedeutung. Hauptziel der Palliativmedizin und Palliativpflege ist daher die Verwirklichung der bestmöglichen Lebensqualität für den Patienten und seine Angehörigen. Sie unterstützt Leben und betrachtet Sterben als einen natürlichen Vorgang. *Palliative Care* legt also den Schwerpunkt auf Schmerz- und Symptomlinderung und integriert körperliche, psychische, soziale und seelisch/geistige Aspekte. Sie will damit sowohl den Patienten unterstützen, um ihm ein möglichst selbstbestimmtes Leben bis zum Tode zu ermöglichen, als auch seinen Angehörigen zur Seite stehen, damit sie mit Krankheit und Trauer besser zurechtkommen." (WHO-Report on *Palliative Care*)

I. PRINZIPIEN FÜR DIE ARBEIT IN DER PALLIATIVEN VERSORGUNG ZUR SICHERUNG DER LEBENSQUALITÄT

Radikale PatientInnen-Orientierung

Die Bedürfnisse, die Wünsche und die Autonomie der Betroffenen müssen zum Ausgangspunkt allen Handelns und aller Unterlassungen genommen werden. Es gilt individuell optimale Lebensqualität anzustreben und Bedingungen zu schaffen für ein gutes Leben und ein gutes Sterben bis zum Tod. Den betroffenen Bezugspersonen wird ein lebensfördernder Raum für den Ausdruck der Gefühle von Verlust und Trauer erschlossen.

Personen und Organisationen, die Dienstleistungen erbringen, müssen das eine Ziel verfolgen, die Lebensqualität der Betroffenen zu ermöglichen, zu sichern und in jeder Phase zu optimieren bzw. zu stabilisieren.

Intradisziplinarität

Angesichts wachsender Spezialisierung in den jeweiligen Disziplinen wird eine Verständigung innerhalb der Fächer notwendiger denn je. Unterschiedliche, teilweise kontroverse Positionen sind deutlich zu machen, miteinander auszutragen und zugunsten einer umfassenden Versorgung und eines intradisziplinären Diskurses zu nutzen.

Interdisziplinarität

Gerade in der letzten Lebensphase wird deutlich, daß die Versorgung des „ganzen Menschen" nicht aus einer Fachperspektive allein erfolgen kann. Der Mensch in seiner biologischen, psychischen, sozialen und spirituellen Verfaßtheit kann nur in einer kooperierenden Anstrengung aller beteiligten Disziplinen in den Blick kommen. Eine wichtige Voraussetzung für ein erfolgreiches interdisziplinäres Arbeiten ist die Relativierung der eigenen Sichtweise und die wertschätzende Anerkennung anderer. Die eigene Ergänzungsbedürftigkeit bildet ein Qualitätsmerkmal der Arbeit und der Sorge um den Menschen.

Interprofessionalität
Die betreuenden Fachkräfte stehen vor der Herausforderung, ihre Erfahrung, Kompetenz und Dienstleistung gemeinsam mit anderen Berufen (Medizin, Pflege, psychosoziale Berufe, Seelsorge, etc.), aber auch mit ehrenamtlichen MitarbeiterInnen abzustimmen, geeignete Modelle der Zusammenarbeit zu finden und zu erproben. Diese Aufgabe, nicht zuletzt auch die systematische Einbeziehung der Bezugspersonen und Angehörigen, erfordern geeignete Gesprächs-, Kommunikations- und Kooperationsformen und -strukturen.

Interorganisationalität und Organisationsentwicklung
Sich auf Qualität einzulassen bedeutet, bereit zu sein, an der Entwicklung der eigenen Organisation zu arbeiten. Es gibt keinen Dienst am Menschen ohne eine Dienstleistung an der Organisation. Die Professionellen haben eine Aufmerksamkeit für die Personen und für die strukturellen Rahmenbedingungen, für Strukturen, Prozesse und Abläufe zu entwickeln. Eigenes Handeln und Projekte mit Hilfe von Evaluation zu reflektieren sind hier ebenso unverzichtbare Elemente wie die Gestaltung von Kommunikationsstrukturen, der Aufbau von Wissensmanagement und das Bezugnehmen auf relevante Normen und Werte der Organisationen. Betreuungskontinuität erfordert ein Wissen und Umgehen mit der jeweiligen Logik des Versorgungskontextes. Die Steuerung von Ablaufprozessen, die Entwicklung eines Schnittstellenmanagements zwischen Hauskrankenpflege und Krankenhaus, zwischen Spital und Pflegeheim gehören zu den herausragenden Qualitätsindikatoren. Das Team bildet die Kerneinheit und die Drehscheibe der Betreuung. Teamaufbau und Teamentwicklung gehören systematisch betrieben.
Ambulante, teilstationäre und stationäre Versorgungseinrichtungen spielen eine wichtige Rolle und sollten ihre Angebote kooperativ mit den Betroffenen entwickeln. Lebensqualität heißt immer auch Betreuungskontinuität zwischen den Organisationen. Schnittstellen und Übergangsmanagement sind als Dienstleistung für die Personen zu organisieren.

Interreligiosität
In unserer multikulturellen Gesellschaft wird es immer wichtiger, sich auf Menschen unterschiedlicher weltanschaulicher, kultureller und religiöser Überzeugung zu beziehen. Das bedeutet auch, mehr zu verstehen von den kulturellen, religiösen und ethischen Konzepten über Leben, Sterben, Tod und „Danach", um entsprechend handeln zu können. Diesem Wissensauf-

bau und der Ausdifferenzierung der eigenen ethischen und spirituellen Haltung und der Verankerung von Ethik in Organisationen kommt eine wichtige Bedeutung zu.

Internationalität
Lernen heute heißt vor allem Grenzen überschreiten. Die Grenzen sind vielfältig. In anderen Ländern und Gesundheitsversorgungssystemen wird das zentrale Thema menschlichen Sterbens anders angegangen und aufgenommen. Aus diesen Unterschieden kann und soll gelernt werden zugunsten einer europäischen Perspektive und internationaler Standards.

Zielsetzung
Der Universitätslehrgang hat das Ziel, medizinische, pflegerische, psychosoziale, theologisch-ethische und organisationale Kompetenzen für die Weiterentwicklung in der palliativen Versorgung im deutschen Sprachraum produktiv zu generieren, zu nutzen und adäquate teamorientierte und klienten- bzw. patientenorientierte Versorgungsorganisationen mitzuentwickeln. Die Bedürfnisse der Betroffenen und ihrer Angehörigen sind zum Ausgangspunkt jeder Verbesserung und Qualitätsentwicklung der Dienstleistungen in der palliativen Versorgung zu nehmen.
Das Programm legt dabei gleichwertig Schwerpunkte auf theoretisch-methodische Fundierung der Arbeit aus einer interdisziplinären und interprofessionellen Perspektive, auf Erfahrungslernen an Praxisfällen sowie auf Reflexion und Erweiterung persönlicher und organisationaler Kompetenz. Durch diesen Lehrgang wird erstmals im deutschsprachigen Raum eine neue Grenz-Wissenschaft praktisch und theoretisch akademisch zugänglich gemacht.

II. ZULASSUNGSVORAUSSETZUNGEN

Der Lehrgang wird im deutschsprachigen Raum ausgeschrieben und richtet sich vorwiegend an ÄrztInnen, Pflegekräfte, PsychologInnen, SozialarbeiterInnen, SeelsorgerInnen und TherapeutInnen, Verwaltungs- und Leitungsfachkräfte der entsprechenden Versorgungseinrichtungen in der Altenbetreuung, in Pflegeheimen, in Krankenhäusern, im Hospiz, in Palliativeinheiten, die sich der Herausforderung stellen, ein menschenwürdiges Leben bis zuletzt zu ermöglichen. Die TeilnehmerInnen verfügen über ein abgeschlossenes Universitätsstudium oder eine andere gleichwertige Qualifikation. Sie

haben einen Praxisbezug, verantworten bzw. leiten Projekte oder Einrichtungen (Krankenhaus, Alten- und Pflegeheim, ambulante Versorgungseinrichtung, Palliativstation, Hospiz, Gesundheitspolitik, etc.) und sind mit der Qualitätsentwicklung in diesem Bereich befaßt.
Das Mindestalter ist das vollendete 25. Lebensjahr.
Über die Zulassung entscheidet die Lehrgangsleitung in einem entsprechenden Aufnahmeverfahren, welches einen Informationstag, ein persönliches Gespräch mit mindestens einem Mitglied der Lehrgangsleitung und einen mündlichen bzw. schriftlichen Entscheid über die Zulassung/Ablehnung beinhaltet. Im Rahmen dieses Verfahrens wird die Gleichwertigkeit von Qualifikationen entschieden und dokumentiert.
LehrgangsteilnehmerInnen sind als außerordentliche Studierende zuzulassen.

III. STRUKTUR UND INHALT

Der Universitätslehrgang ist berufsbegleitend, dauert 6 Semester und umfaßt ein Curriculum von 750 Unterrichtseinheiten, diese entsprechen 50 Semesterstunden.
Der Universitätslehrgang wird in Form von drei Modulen angeboten.

Modul 1 : Interdisziplinäre Grundlagen zu *Palliative Care*

Einführung in die interdisziplinären, fachlichen und wissenschaftlichen Zugänge von *Palliative Care*
(12 Semesterstunden)

Seminare/Fächer:	Pflicht Semesterstunden
Medizinisch-pflegerische, psychosoziale, ethisch-rechtliche Aspekte von Krankheit, Sterben, Tod, und Trauer	1
Krankheit als komplexer Zustand mit körperlichen, psychischen, sozialen und spirituellen Dimensionen, Symptomkontrolle und Schmerztherapie	2
Analyse und Einbeziehung der relevanten Umwelten wie Familiensystem, professionelles System, Gesundheitssystem und Gesellschaft	1
Kommunikation und Beratung im Umgang mit PatientInnen und Angehörigen	1
Rituale, Spiritualität in der Begleitung: zu Hause, im Hospiz, in der Geriatrie, im Akutkrankenhaus	1
Internationale Modelle von *Palliative Care*: zu Hause, im Hospiz, in der Geriatrie, im Akut-Krankenhaus	1
Multiprofessionelle Teamarbeit, Professionalität und Kollegialität, Selbsterfahrung	1
Praktikum	2
Reflexionsgruppe	2
Gesamt	*12*

Modul 2: *Palliative Care* und Professionen

Spezialisierung in fachlichen Kompetenzen von *Palliative Care*
(19 Semesterstunden)

Seminare/Fächer	Pflicht Semesterstunden
Schmerz, Schmerzkrankheit, Schmerzphysiologie, Schmerzmanagement, Schmerzforschung, Schmerztherapie	3
Allgemeine Symptombehandlung: Angst und Depression, Anorexie – Appetitlosigkeit, Dekubitus – Wundliegen, Diarrhoe – Durchfall, Dyspnoe – Atemnot, Epigastrisches Syndrom, Exsikkose – Dehydration, Harnwegssymptome, Hirnmetastasen, Ileus – Darmverschluß, Insomnia – Schlaflosigkeit, Kachexie – Kräfteverfall, Konvulsionen – Krampfanfälle, Mundpflege, Nausea und Vomitus, Obstipation – Verstopfung, Pruritus – Juckreiz, Pyrosis – Sodbrennen, Verwirrungszustände, u.a.m.	3
Spezielle Behandlungsformen im interdisziplinären Konzept: Grundlagen palliativer chirurgischer Therapie Palliative Strahlentherapie, palliative internistisch-onkologische Tumortherapie, palliativmedizinische Behandlungsprobleme bei AIDS, spezielle Probleme in der gerontopsychiatrischen Behandlung und der Pflege Demenzkranker, Pharmakologische Methoden	3
Rehabilitation in der Palliativmedizin: Bewegungstherapie, physikalische Therapie, Ergotherapie, Kunst- und Musiktherapie	3
Psychosoziale Aspekte: Kommunikation; Familiensystem, Begleitung sterbender Kinder und Jugendlicher und ihrer Familien, *Palliative Care* und Psychologie / Psychotherapie, Selbsterfahrung im Umgang mit Krankheit, Sterben, Tod, Verlust und Trauer	3
Palliative Care und Spiritualität, interkultureller und interreligiöser Umgang mit Sterben, Tod und Trauer *Palliative Care* und Ethik	3
Palliative Care und Recht	1
Gesamt	*19*

Modul 3: *Palliative Care* in Organisationen

Aufbau der Kompetenz, in den eigenen Organisationen *Palliative Care* zu etablieren bzw. qualitativ weiterzuentwickeln.
(19 Semesterstunden)

Seminare/Fächer	Pflicht Semesterstunden
Qualitätsentwicklung in der palliativen Versorgung	2
Kooperation zwischen Professionellen- und Laiensystemen	1
Vernetzung ambulanter und stationärer palliativer Versorgung	2
Patientenorientierung in verschiedenen Kontexten von *Palliative Care*	2
„Menschenwürdiges Sterben" – Lernen an und aus internationalen Modellen	1
Wissensmanagement, Weiterbildung und Beratung	1
Forschung, Evaluation und Öffentlichkeitsarbeit	2
Ablauforganisation des Sterbens – Tod – Aufbahrung	1
Das Team als operative Kerneinheit der palliativen Versorgung	2
Informations- und Kommunikationsmanagement mit Angehörigen und Patienten	2
Interreligiöse Zugänge zu Sterben, Tod und „Danach"	1
Praktikum	1
Reflexionsgruppe	1
Gesamt:	*19*

Die Seminare werden in der Regel als Blöcke außerhalb der Universitätsstandorte durchgeführt; Arbeitsgemeinschaften werden von den regionalen Gruppen organisiert. Die Praktika finden in Absprache mit der Kursleitung in unterschiedlichen Kontexten verschiedener Länder statt. Das Blocksystem ist notwendig, um den berufsbegleitenden Charakter zu berücksichtigen.

4. Abschlußprojekt und -arbeit

Im Lehrgang wird von den TeilnehmerInnen eine wissenschaftliche Abschlußarbeit verfaßt, die ein Projekt aus dem jeweiligen Berufs- und Organisationskontext bzw. eine wichtige Frage zu diesem Themenkomplex bearbeiten und weiterentwickeln soll. Die Betreuung dieser wissenschaftlichen Arbeit wird im Rahmen des Lehrgangs sichergestellt; auch hier werden kollegiale und kooperative Arbeitsformen unterstützt und etabliert.

5. Zusätzliche Lehrveranstaltungen

Im Interesse eines umfassenden Programms des Universitätslehrganges, welches aktuelle Entwicklungen in der Praxis und Theorie von *Palliative Care* berücksichtigen soll, können gemäß den organisatorischen und budgetären Möglichkeiten zielgruppenorientierte Zusatzseminare durchgeführt werden.

IV. EVALUATION

Es wird eine Evaluation sowohl des Universitätslehrganges als auch der einzelnen Lehrveranstaltungen durchgeführt werden.

V. LEITUNG, ORGANISATION, KOOPERATION

Die IUK setzt auf Vorschlag von *IFF- Palliative Care und Organisationales Lernen* eine Lehrgangsleitung für den Internationalen Universitätslehrgang *Palliative Care* ein, die für die Planung, Durchführung und begleitende Evaluation des Internationalen Universitätslehrgangs *Palliative Care* verantwortlich ist.

Die Lehrgangsleitung fällt die zu treffenden Entscheidungen einstimmig und bestimmt nach Maßgabe des Studienplanes das jährliche Programm der Lehrveranstaltungen.

Die Lehrgangsleitung hat die Befugnis, Lehrbeauftragte für die Lehrveranstaltungen zu bestellen.

Die Organisation und Verwaltung erfolgt am *IFF - Palliative Care und Organisationales Lernen*.

Die Lehrgangsleitung bestimmt die Zusammensetzung der Prüfungskommission.

Der Internationale Universitätslehrgang *Palliative Care* wird in Kooperation mit dem Dachverband Hospiz Österreich, der Caritas Wien und anderen Kooperationspartnern durchgeführt.

VI. FINANZIERUNG

Die Kosten für die Teilnahme an Einzelseminaren und am Internationalen Universitätslehrgang *Palliative Care* ergeben sich aus dem Finanzplan. Es gelten die Bestimmungen des Hochschultaxengesetzes.

VII. PRÜFUNGSORDNUNG

Für den Lehrgangsabschluß und die allfällige Verleihung des Grades eines *Masters of Advanced Studies (Palliative Care)/MAS* sind die erfolgreiche Teilnahme an den im Studienplan vorgeschriebenen Pflicht- und Wahlpflichtveranstaltungen und die positive Beurteilung der Abschlußarbeit erforderlich.

Die kommissionelle Prüfung besteht aus einem Prüfungsgespräch mit der Prüfungskommission, in welcher der/die KandidatIn ausgehend von den Thesen der schriftlichen Arbeit die Aneignung der Inhalte der Pflicht- und Wahlpflichtfächer nachweist.

Die Leistungen der TeilnehmerInnen in den einzelnen Lehrveranstaltungen werden durch die Lehrveranstaltungsleiter beurteilt und durch Zeugnisse beurkundet.

Den AbsolventInnen wird gemäß § 26 (1) UniStG nach Maßgabe einer Verordnung des Bundesministers für Wissenschaft der akademische Grad „Master of Advanced Studies/MAS (*Palliative Care*)" verliehen. Die Prüfungskommission ist identisch mit der Lehrgangsleitung und ist für die Anerkennung von Prüfungsleistungen zuständig. Es gelten die Bestimmungen des § 59 UniStG.

VIII. ANWENDUNG UND ÜBERGANGSBESTIMMUNGEN

Der Studienplan ist für Studierende, die den Internationalen Universitätslehrgang *Palliative Care* ab dem Sommersemester 2000 beginnen, anzuwenden.

IX. APPELLATION

Appellationsinstanz ist die Institutsleitung des IFF.

INTERNATIONALER UNIVERSITÄTSLEHRGANG *PALLIATIVE CARE* ZUR
ERLANGUNG DES TITELS EINES MASTERS OF ADVANCED STUDIES
(*PALLIATIVE CARE*)/*MAS*

(Grafische Übersicht)
Die Module sind dem individuellen und professionellen Lernweg entspre-
chend frei kombinierbar und werden in Kooperation mit internationalen
Partnern weiterentwickelt.

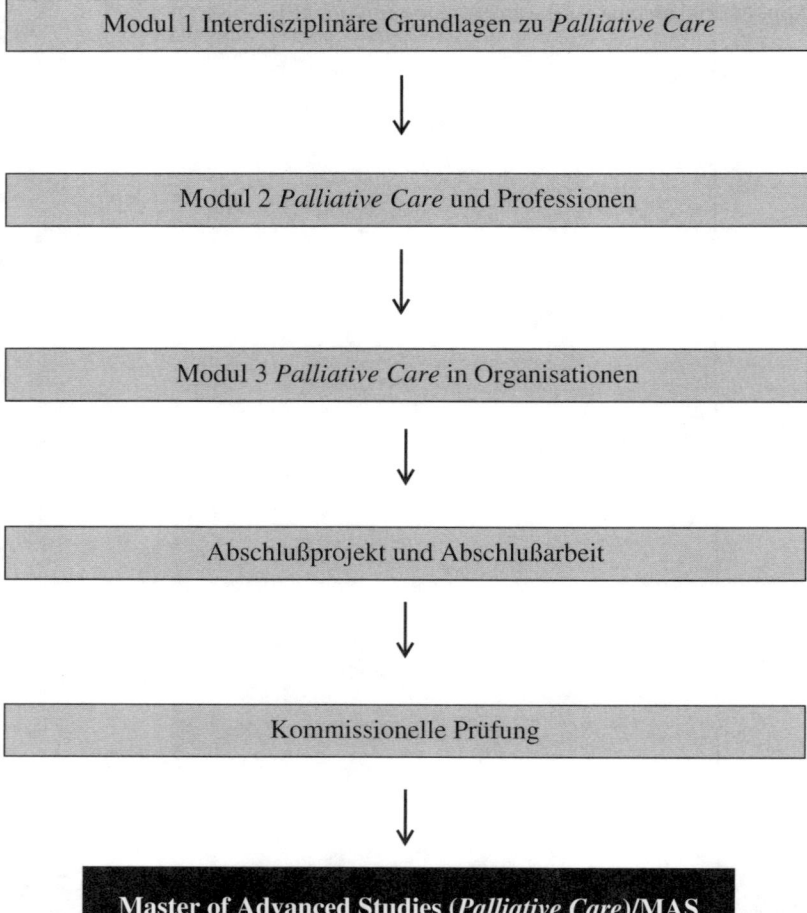

Die Autorinnen und Autoren

Hans Bartosch, Pfarrer und Diakonie, 1994-1998 Wissenschaftler, Krankenhauspfarrer in der Kaiserswerther Diakonie, 94-98 Fortbildungsreferent und Altenheimseelsorger bei der Diakonie Düsseldorf

Angelika Blume, Dr. med., seit 1985 im geriatrischen Bereich tätig, 1989 im GZW, heute stationsleitende Oberärztin. Seit ca. sieben Jahren Ausrichtung auf die Begleitung geriatrischer Patienten bis zum Tod, Angehörigenbetreuung, Sterben dementer Patienten und Schmerztherapie. Referentin im Ausbildungszentrum der Caritas und in der Kardinal König Akademie für Palliative Care

Peter Fässler-Weibel, Paar- und Familientherapeut in eigener Praxis, Leiter der Stiftung „Begleitung in Leid und Trauer", Konsiliarius an den Kantonsspitäler Winterthur und St. Gallen, Ressortleiter Psychologie für Großereignisse und Katastrophen im Zivilen Stadtführungsstab Winterthur, Lehrbeauftragter am Heilpädagogischen Institut der Uni Freiburg, Konsulent am IFF

Katharina Heimerl, Dr. MPH, Medizin, Gesundheitswissenschaft, IFF – Palliative Care und Organisationales Lernen, Wien, Lehrbeauftragte am IFF, wissenschaftliche Mitarbeiterin am Institut für Pflege- und Gesundheitssystemforschung, Patientenorientierung, Systemische Evalution und Organisationsentwicklungsforschung

Andreas Heller, Ao. Univ.-Prof. Dr. MA, Theologie, Ethik, Sozialwissenschaft und Organisationsentwicklung, Leiter der IFF-Arbeitsgruppe Palliative Care und Organisationales Lernen, Organisationsberater

Stein Husebö, Dr. med., Arzt, Anästhesie und Palliativmedizin, Leiter des nationalen Forschungs- und Fortbildungsprojektes: Palliativmedizin für alte Menschen am Bergen Röde Kors Sykehjem, Norwegen. Mitbegründer der europäischen Gesellschaft Palliative Care, Gastprofessor am IFF

Marina Kojer, Dr. med. Dr. phil., Psychologie- und Medizinstudium in Wien. 1980 Stationsärztin, später Oberärztin im GZW (damals Pflegeheim Lainz); seither intensive Auseinandersetzung mit Ethik, Schmerztherapie, Begleitung von Sterbenden. 1989 Vorstand der 1. Med. Abteilung. 1995-1997 Leiterin des „Modellversuchs Sterbebegleitung". 1995 Leiterin der Schmerzambulanz.

Christian Metz, Dr., Theologe und Psychotherapeut, Supervisor und Trainer im Bereich Krankenhaus und Geriatrie; wissenschaftlicher Mitarbeiter, Trainer und Berater am IFF (Palliative Care und Organisationales Lernen, Koordination des IFF-Universitätslehrganges Palliative Care)

Bettina Sandgathe Husebö, Dr. med., Chefärztin am Bergen Röde Kors Sykehjem, Norwegen, Ärztin für Anästhesie und Intensivmedizin. Mitarbeiterin im nationalen Projekt: Palliativmedizin für alte Menschen. Langjährige Erfahrungen im Palliativzentrum Malteserkrankenhaus, Bonn. Internationale Publikationen und Vorlesungen zu diesem Thema.

Andrea Schüller, Dr. Mag., Sozial- und Wirtschaftswissenschaftlerin, Assistentin am Institut für Organisation und Materialwirtschaft (Supply Management) an der Wirtschaftsuniversität Wien, arbeitet als Trainerin und Beraterin im NPO-Bereich. Forschungsschwerpunkte: Innovationen und institutioneller Wandel in der Altenbetreuung. Mitglied der Österreichischen Gesellschaft für Gruppendynamik und Organisationsberatung i.A.

Elisabeth Seidl, Dr. Univ.-Doz., Psychologie, Soziologie, Pflegewissenschaft, Leiterin der Abteilung Pflegeforschung am Institut für Pflege- und Gesundheitssystemforschung an der Johannes Kepler Universität Linz, Gastprofessorin am IFF, Pflegedirektorin und Schulleiterin am Rudolfinerhaus

Hildegard Teuschl cs, Mag. phil., Sozialarbeit, Erwachsenenbildung und Gesprächspsychotherapie, Mitglied der Caritas Socialis, 1966-1998 Leiterin des Caritas Ausbildungszentrums für Sozialberufe in Wien, Aufbau und Ausbau der Hospiz-Bewegung in Österreich, Leitung internationaler Sozialprojekte, seit 1998 Leiterin der Kardinal König Akademie in Wien.

Georg Zepke, Mag., Psychologie, Gruppendynamik und Organisationsberater i.A. Organisationsentwicklungsforschung, wissenschaftlicher Mitarbeiter in der Arbeitsgruppe Systemsteuerung und Organisationsentwicklung des IFF

Hildegund Zimmermann-Seitz, Dipl.-Psych., Dipl.-Volksw., Psychologie, Volkswirtschaft, Therapie, Training, Coaching und Beratung, arbeitet seit langem als Unternehmensberaterin in Profit-Organisationen und in NPO-Bereich, langjährige Konsulentin am IFF